国家卫生健康委员会“十三五”规划教材配套教材
全 国 高 等 学 校 配 套 教 材
供基础、临床、预防、口腔医学类专业用

中医学
学习指导与习题集

第3版

主　　编　陈金水　李　锋

副 主 编　范　恒　徐　巍　金　红　吴天敏

编　　者（以姓氏笔画为序）

毛　兵（四川大学华西临床医学院）
刘克林（西南医科大学）
杜广中（山东大学齐鲁医学院）
李　锋（空军军医大学西京医院）
吴天敏（福建医科大学附属第一医院）
吴喜利（西安交通大学第二附属医院）
辛效毅（新疆医科大学第一附属医院）
张　杰（中国医科大学附属第一医院）
陈金水（福建医科大学附属第一医院）
陈泽雄（中山大学附属第一医院）
范　恒（华中科技大学同济医学院附属协和医院）
林圣远（福建医科大学附属第一医院）
金　红（湖南师范大学医学院）
贾爱明（大连医科大学附属第二医院）
徐　巍（哈尔滨医科大学附属第一医院）
凌江红（上海中医药大学附属曙光医院）
舒长兴（九江学院医学部）
谢　甦（贵州医科大学附属医院）
薛　霁（吉林大学第二医院）
戴幸平（中南大学湘雅医院）

学术秘书　林圣远（兼）

人民卫生出版社

图书在版编目（CIP）数据

中医学学习指导与习题集 / 陈金水，李锋主编. --
3 版 . -- 北京：人民卫生出版社，2019
全国高等学校五年制本科临床医学专业第九轮规划教材配套教材
ISBN 978-7-117-28781-4

Ⅰ. ①中… Ⅱ. ①陈… ②李… Ⅲ. ①中医学 – 高等学校 – 教学参考资料 Ⅳ. ①R2

中国版本图书馆 CIP 数据核字（2019）第 175446 号

中医学学习指导与习题集
第 3 版

主　　编： 陈金水　李　锋
出版发行： 人民卫生出版社（中继线 010-59780011）
地　　址： 北京市朝阳区潘家园南里 19 号
邮　　编： 100021
E - mail： pmph @ pmph.com
购书热线： 010-59787592　010-59787584　010-65264830
印　　刷： 三河市君旺印务有限公司
经　　销： 新华书店
开　　本： 787 × 1092　1/16　**印张：** 21
字　　数： 551 千字
版　　次： 2008 年 5 月第 1 版　2019 年 9 月第 3 版
2020 年12月第 3 版第 2 次印刷（总第10次印刷）
标准书号： ISBN 978-7-117-28781-4
定　　价： 45.00 元

前言

本书为国家卫生健康委员会“十三五”规划教材、全国高等学校五年制本科临床医学专业第九轮规划教材《中医学》(第9版)的配套教材。根据教材体系规划要求，为满足教学资源的多样化，实现教材系列化、立体化建设，促进深入学习教材内容而编写的。编写内容紧扣教材要求，坚持三基、五性、三特定的原则，重点突出对中医基础理论知识要点的掌握及临床综合运用能力的培养，为临床诊疗打下初步的基础。

本书以《中医学》(第9版)规划教材内容为依据，凝练各章节的重点、难点，明确要求掌握、熟悉、了解的内容，加强课程内容的针对性训练，突出实际应用能力的培养。练习题设有填空题、判断题、选择题、名词解释、问答题五个部分，并附有参考答案。其中选择题A型题为单项选择题，选择正确或最佳的唯一答案。B型题为配伍选择题，备选答案在前，试题在后；每组若干题，每组题均对应同一组备选答案，每题只有一个正确答案；每个备选答案可重复选用，也可不选用。X型题为多项选择题，每题的备选答案中有2个或2个以上正确答案，少选或多选均为错误。

本书适合全国高等学校临床医学专业学生学习中医及相关教师和读者参考。

由于时间仓促，水平有限，书中错误和缺点在所难免，敬请各院校师生和广大读者提出宝贵意见，以便进一步修改、提高。引用相关的文献恕无法一一列举，此处一并敬致谢忱。

编者

2019年7月12日

目录

上篇……1
第一章　导论……1
第一节　中医学的历史沿革……1
第二节　中医学理论体系的基本特点……4
第三节　中医学的认知与思维方法……5
第四节　中医学与西医学的比较与结合……6
第二章　中医学的哲学思想……12
第一节　元气论……12
第二节　阴阳学说……14
第三节　五行学说……19
第三章　藏象学说……30
第一节　概述……30
第二节　脏腑……31
第三节　精、气、血、津液、神……36
第四节　体质……40
第四章　病因病机……49
第一节　病因……50
第二节　病机……51
第五章　四诊……59
第六章　辨证……71
第一节　八纲辨证……71
第二节　脏腑辨证……73
第三节　六经辨证……78
第四节　卫气营血辨证……80
第七章　防治原则与治疗方法……88
第一节　防治原则……88

第二节 治法 …… 91

中篇 …… 97
第一章 中药 …… 97
第一节 中药概述 …… 97
第二节 中药分类及常用中药 …… 99
第二章 方剂 …… 121
第一节 方剂的基础知识 …… 121
第二节 方剂的分类及常用方剂 …… 122
第三章 针灸学基础 …… 141
第一节 经络学说 …… 142
第二节 腧穴 …… 144
第三节 十四经脉 …… 145
第四节 经外奇穴 …… 159
第五节 针灸法 …… 159
第六节 针灸治疗 …… 162
第七节 其他疗法 …… 164

下篇 …… 189
第一章 内科常见病证 …… 189
第一节 感冒 …… 189
第二节 咳嗽 …… 191
第三节 喘证 …… 192
第四节 心悸 …… 194
第五节 胸痹 …… 196
第六节 不寐 …… 198
第七节 痴呆 …… 200
第八节 胃痛 …… 202
第九节 泄泻 …… 203
第十节 便秘 …… 205
第十一节 胁痛 …… 207
第十二节 黄疸 …… 209
第十三节 中风 …… 211
第十四节 眩晕 …… 213
第十五节 头痛 …… 214

第十六节 水肿 …… 216
第十七节 淋证 …… 217
第十八节 遗精 …… 219
第十九节 郁证 …… 220
第二十节 血证 …… 222
第二十一节 消渴 …… 223
第二十二节 痰饮 …… 225
第二十三节 汗证 …… 226
第二十四节 肥胖 …… 228
第二十五节 内伤发热 …… 230
第二十六节 痹证 …… 232
第二十七节 腰痛 …… 233
第二十八节 痿证 …… 235
第二章 其他常见病证 …… 237
第一节 月经不调 …… 237
第二节 闭经 …… 241
第三节 痛经 …… 243
第四节 崩漏 …… 244
第五节 带下病 …… 246
第六节 妊娠恶阻 …… 248
第七节 恶露不尽 …… 250
第八节 缺乳 …… 251
第九节 疳积 …… 253
第十节 瘾疹 …… 254
第十一节 痈 …… 255
第十二节 湿疮 …… 257
第三章 肿瘤 …… 259

参考答案 …… 263
上篇 …… 263
第一章 导论 …… 263
第二章 中医学的哲学思想 …… 265
第三章 藏象学说 …… 270
第四章 病因病机 …… 274
第五章 四诊 …… 275

第六章 辨证 ······ 279
第七章 防治原则与治疗方法 ······ 280
中篇 ······ 283
第一章 中药 ······ 283
第二章 方剂 ······ 287
第三章 针灸学基础 ······ 291
下篇 ······ 298
第一章 内科常见病证 ······ 298
第二章 其他常见病证 ······ 315
第三章 肿瘤 ······ 323

上　篇

第一章
导　论

【内容提要】

中医学是我国优秀传统文化的重要组成部分,它是具有独特理论风格和丰富诊疗经验的传统医学体系。本章主要介绍了中医学的起源;中医学理论体系和学科的发展;中医学摄生与预防思想及其成就;中医学的学科优势与发展;中医学理论体系的主要特点及其认知和思维方法;中西医结合的研究进展等内容。

【学习目标】

1. 掌握　中医学理论体系的主要特点及认知和思维方法,掌握四大经典的主要贡献。
2. 熟悉　金元四大家及其主要学术主张,温病学的主要贡献。
3. 了解　中医学的起源及中医学理论体系的形成与发展史。

【内容要点】

中医学是以中医药理论与实践经验为主体,研究人类生命活动中健康与疾病转化规律及其预防、诊断、治疗、康复、保健的综合学科。

中医学是中华民族在长期的生产实践和生活中,逐渐积累不断发展而形成的具有独特理论风格和丰富诊疗经验的传统医学体系。它属于生命科学范畴,涵盖了自然科学和社会科学两部分内容。它具有科学、系统、完整的理论体系,是我国优秀传统文化的一个重要组成部分。

第一节　中医学的历史沿革

一、中医学的起源

中医学的起源,经历了从原始社会至东周春秋时期的漫长岁月。中医学知识如其他各门自然科学一样,从开始起便是由生产方式所决定的。我们的祖先在谋求生存和生活、生产实践中不断摸索，逐步积累了原始的医药卫生知识，总结出与疾病作斗争的经验，逐渐形成了医疗理性认识，经过反复验证，不断更新、创造和发展，形成了中华民族特有的传统医药理论体系。

二、中医学理论体系的形成与发展

中医理论体系的形成与发展大致经历了五个阶段：

1. 春秋战国、两汉时期——中医理论体系的萌芽和奠基阶段

在此期间相继问世的《黄帝内经》《难经》《伤寒杂病论》和《神农本草经》等四大医学典籍是中医学理论体系初步形成的标志。其中《黄帝内经》和《难经》奠定了中医学理论体系的基础；《神农本草经》奠定了中药学理论体系的基础；《伤寒杂病论》奠定了中医学辨证论治理论体系的基础。

2. 两晋隋唐时期——中医学理论体系充实、融合和临床学科发展阶段

中医理论的不断充实，分支学科在分化中日趋成熟，实用临证医药著作激增，医学教育、医政制度和中外医药交流有较大发展。《脉经》《诸病源候论》《新修本草》《针灸甲乙经》《肘后救卒方》《备急千金药方》《外台秘要》《颅囟经》《刘涓子鬼遗方》《仙授理伤续断秘方》《经效产宝》等重要著作相继问世。

3. 宋、金、元时期——学术争鸣、理论突破、流派纷陈阶段

临床经验不断总结升华，各专科日趋成熟，专科体系相继确立，涌现出一些新的学派，开始研究处方、成药、经络腧穴的规范化。出现了病因学专著《三因极一病证方论》、法医学专著《洗冤集录》、儿科学专著《小儿药证直诀》等重要著作。被后世誉为“金元四大家”的“寒凉派”刘完素、“攻下派”张从正、“补土派”李杲和“滋阴派”朱震亨是当时卓有成就的学派代表。

4. 明清时期——综合集成和深化发展阶段

明清时期对中医学理论和经验进行综合整理，综合集成和深化发展趋势主要体现在藏象理论、病源学、温病学、本草学及一批专家专著，中西医学的汇通思潮逐步萌芽，但相对于西医学其发展相对缓慢。大批集成性医学全书、丛书、类书涌现，如《景岳全书》《医宗金鉴》等。温病学派的崛起，是此时期重大创新和突破。此时期的代表人物和著作有李时珍《本草纲目》、吴又可《温疫论》、吴瑭的《温病条辨》、王清任《医林改错》等。

5. 近现代——中医药学在坎坷发展中孕育着新的腾飞

随着西方科技文化的大规模传入、社会制度的重大变革，中西方文化激烈碰撞与交融，中医学受到西医学的巨大冲击。一方面继续整理、汇总前人的中医学成就，一方面注重临床实践，以开放的学习态度吸收最新的现代医学成果，主张中西医汇通，如张锡纯的《医学衷中参西录》；一些中医流派逐渐成熟壮大，形成了中医学“一源多流”的格局。另一方面，对中医“科学性”的质疑也甚嚣尘上，中医学遇到前所未有的困扰和挑战，出现过国粹主义、虚无主义、改良主义等不同观点和态度。

新中国成立以来，国家高度重视和大力支持中医药发展。中医药与西医药优势互补，相互促进，共同维护和增进民众健康，已经成为中国特色医药卫生与健康事业的重要特征和显著优势。中医药深入参与到中国特色的基本卫生保健中，作出巨大贡献。古老的中医学在国家一系列方针政策的扶持和指引下，发展规模、发展水平和发展能力稳步提升，在社会发展中的地位和作用愈加重要。中医药振兴发展迎来了天时、地利、人和的历史性机遇，孕育着新的腾飞。

三、中医学的摄生、预防医学思想及其成就

养生又称“摄生”，是中医预防医学思想的体现，它主要阐述人体要顺应自然规律、增强体质、

预防疾病以及病后调理、防病复发,而达到延年益寿的理论和方法。其特点是从整体上突出了“不治已病治未病”的中心思想,大致分为未病先防和既病防变两个方面。中医学尤其强调通过养精神、畅情志、调饮食、练形体、慎房事、适寒温等方法手段,以使精气充沛,气机条达,气血运行通畅,脏腑功能健运,达到防病治病的目的。在此方面中医学成就斐然,如重视日常的情志、饮食、起居和劳逸对健康的影响,导引等方法的发明,对疫疠的“人痘接种法”和隔离等措施,对疾病传变的及早处置,等等。

四、中西医结合研究成果及进展

鸦片战争后,西医在我国也得到了很大发展,出现了中西医并存的局面。我国的中西医结合科技工作者,经历了几十年奋斗,将中西医药理论与实践有机地结合起来,相互扬长避短,取得了举世瞩目的成就。下面仅列举若干中西医结合卓有成效的研究成果介绍如下。

1. 辨病与辨证相结合的研究与应用
2. 热毒证与清热解毒法的研究
3. 血瘀证与活血化瘀法的研究
4. 急腹症与通里攻下法的研究
5. 恶性肿瘤的中西医结合治疗
6. 青蒿素的发明与疟疾的治疗
7. 砷制剂治疗白血病
8. 针刺镇痛原理的研究与应用

五、中医药走向世界

中医药发祥于中华大地,在不断汲取世界文明成果、丰富发展自己的同时,也逐步传播到世界各地,成为中国与世界各国开展人文交流、促进东西方文明交流互鉴的重要内容,成为中国与各国共同维护世界和平、增进人类福祉、建设人类命运共同体的重要载体。

六、中医学的展望

1. 中医理论——亟须重新认识及阐发　中医学中许多合理而深刻的观念,对当今以及今后的医学工作者都有着重要的意义,可以在这些方面进一步深入、系统、超前地进行研究、阐发、探索,提炼出有现实指导价值的合理观念和思想,以期为中医学自身的发展提供指南,并为世界医学方向的调整提供思路和借鉴。中医学理论的继承和创新是中医学生存之本、生命之源,也是其不断发展的内在要求和原动力。

2. 中医临床——众多优势有待发扬　中医临床有众多优势,在长期实践中积累下丰富的知识,是人类医学中极其珍贵的共同财富。诸多成就说明了中医学临床的内容极为丰富,其发展前景十分广阔,众多优势有待发扬。

3. 拓展新领域——未来中医学发展的更大空间　中医学在现代化的方向上,随着学术交流的逐步深入,学术视野不断开阔,研究活动日益活跃,研究水平显著提高,中医学从多学科的视角挖掘出新的科学内涵,拓展出新的领域,有着很大的发展空间。

历史和现状表明,中医学确实是一个伟大的宝库,独特的价值决定了其发展潜力巨大、发展空间广阔。继承和弘扬中医学,使之更好地发扬光大,与现代健康理念相融相通,造福广大人民群众,促进健康中国建设,中医学的未来将会更加辉煌。

第二节 中医学理论体系的基本特点

中医学理论体系的基本特点,主要体现在整体观念、恒动观念和辨证论治三个方面。

一、整体观念

(一) 整体观念的含义

整体是构成事物的诸要素的统一体,是由其组成部分以一定的联系方式构成的。整体观念是对事物和现象的统一性、完整性和联系性的认识。整体观念着眼于人体的整体功能及整体反应能力,并成为中医方法论和认识论的核心。

(二) 整体观念的主要内容

1. 人体是一个有机的整体　形体结构上,构成人体的脏腑器官在结构上是相互关联、不可分割的。人体以五脏为中心,通过经络系统,把六腑、五体、五官、九窍、四肢百骸等全身组织器官有机地联系起来,并通过精、气、血、津液等的作用,构成一个表里相联、上下沟通、密切联系、协调共济、井然有序的统一整体。生理功能上,一方面各脏腑发挥着自身的功能,另一方面脏腑功能之间又有着相辅相成的协同作用和相反相成的制约作用。精、气、血、津液、神等是脏腑功能活动的基础,又依赖于脏腑功能活动而产生。形体结构和生命基本物质的统一,形神的统一,都反映了功能与形体的整体性。病理变化上,脏腑之间相互影响,任何局部的病变都可能引起全身的反应,整体功能的失调也可反映于局部。某一脏腑通过表里、五行生克、气血津液影响其他脏腑的功能。诊断治疗上,当对疾病进行分析判断时,把局部病理变化与整体病理反应有机地统一起来。由于各脏腑、组织、器官在生理、病理上存在着相互联系和影响,在诊断疾病时,就可以通过五官、形体、色脉等外在的变化来了解和判断内脏病变,从而做出正确的诊断,并从脏腑之间、脏腑与组织之间的关系入手,着眼于调节整体功能的失调,采取综合治疗,而不仅限于局部病变的处理。

2. 人与自然环境的统一性　人类生活在自然界中,自然界存在着人类赖以生存的必要条件。因此,自然界的寒、温、暑、湿、燥、火的运动变化,必然会直接或间接地影响人体,而机体则相应地产生生理和病理上的反应,故曰:"人与天地相应也"(《灵枢·邪客》)。《素问·四气调神大论》说:"阴阳四时者,万物之终始也,死生之本也。逆之则灾害生,从之则苛疾不起。"人生活在自然界,应顺应自然,而不是违背自然的规律。

3. 人与社会环境的统一性　社会是以一定物质生产活动为基础而相互联系的人类共同体,是生命系统的一个组成部分。人不单是生物个体,而且是社会中的一员,具备社会属性。社会环境不同,可造成个体的身心功能与体质的差异。心理因素与社会环境密切联系在一起,称之为社会-心理因素。中医学历来强调人与自然、社会的和谐统一,重视社会-心理因素,即情志因素对健康和疾病的影响。故《素问·上古天真论》说:"精神内守,病安从来?"

综上所述,中医的整体观念,是中国古代哲学天人合一的整体观在中医学中的应用和发展,是中医学在临床实践中观察和探索人体与自然界关系所得出的认识,也是中医诊疗疾病时所必备的思想方法,它贯穿于中医学的生理、病理、诊断、治疗、防病、养生之中,并对现代环境科学、认识和治疗身心疾病以及解决天人对立的生态失衡,均有重要的指导意义。

二、恒动观念

(一) 恒动观念的含义

恒动,就是不停地运动、变化和发展。中医学认为:一切物质,包括整个自然界,整个人体,都处于永恒而无休止的运动之中,“动而不息”是自然界的根本规律。

(二) 恒动观念的主要内容

1. 生理上的恒动观　人体脏腑器官的生理活动都是处于永恒无休止的运动变化之中。自然界生化万物有赖于恒动不休,人体生命活动也有赖于恒动不休。“升降出入,无器不有”(《素问·六微旨大论》)。人体生、长、壮、老、已的生命活动过程就是一个升降出入气化作用的动态平衡过程,都是生理上的恒动观的体现。

2. 病理上的恒动观　中医学病理上的恒动观,表现为邪气伤人,非常则变,五脏相通,病变互传,移皆有次。从病因作用于机体到疾病的全过程始终处于不停的动态变化中;其病理变化多表现为一定的阶段性,都是病理上的恒动观。

3. 疾病防治的恒动观　人体的一切病理变化,都是机体脏腑、阴阳、气血津液失去平衡协调,即阴阳偏盛偏衰的结果。中医学主张未病先防、既病防变的思想,就是以运动的观点去处理健康和疾病的矛盾,调整人体的偏盛偏衰,使之保持机体生理活动的动态平衡,体现了运动是永恒的、静止是相对的恒动观念。

三、辨证论治

辨证论治,包括辨证和论治两大方面。

辨证的关键是“辨”。所谓“辨”,有审辨、甄别等意思;所谓“证”,有“证候”“证据”之意,“证”是机体在疾病发展过程中某一阶段的病理概括,反映了疾病某一阶段的病因、病位、性质以及邪正关系和发展趋势,揭示了疾病的本质。辨证则是从整体观念出发,将望、闻、问、切四诊所收集的病史、症状和体征等资料,依据中医理论,进行综合分析,辨清疾病的病因、病位、性质以及邪正关系等,从而概括、判断为某种性质的证。论治,是根据辨证的结果,选择和确立相应的治疗原则和治疗方法的过程,也是研究和实施治疗的过程。

辨证是确定治则和治法的前提和依据,论治则是在辨证的基础上,确定治疗原则,选择治疗的具体手段和方法。

第三节　中医学的认知与思维方法

所谓中医学的认知和思维方法,是指诸如四诊、治法、针法、灸法等具体操作方法而言的理性思维方法。认知是指一般认识活动或认识过程,认知过程是对客观世界的认识和察觉,包括感觉、知觉、记忆、思维、注意等心理活动。思维是指理性认识过程,是人脑对客观事物能动的、间接的和概括的反映。

一、中医学认知方法的主要特点

中医学的认知和思维方法,具有多元化、多层次的特点,如擅于哲学与类比思维,重于宏观与整体研究,强于捕获灵感和顿悟,长于逻辑思维、抽象能力和概括能力等,其内容丰富,具有中国传统文化特有的科学思维风格,具有复杂性科学思维的特征。

二、具有中医特色的认知方法

(一) 司外揣内

司外揣内,是指通过事物的外在表向,以揣测分析其内在变化的认知和思维方法,又称为“以表知里”。古代学者认为:“有诸内,必形诸外。”

(二) 援物比类

援物比类又称“取象比类”,是运用形象思维,根据被研究对象与已知对象在某方面的相似或类同,从而认为两者在其他方面也有可能相似或类同,并由此推测被研究对象某些性状特点的认知和思维方法。

(三) 心法和顿悟

心法,是指在研究过程中,对某些问题殚心思忖,反复琢磨,终于心领神悟,获得独到见解的一种认知方法。顿悟,与逐渐理解相对而言,指对某问题苦思冥想突然独有所悟,它与通常所说的“灵感”相通。因此,心法与顿悟是衡量医家创造性思维能力强弱的一个重要标志。

(四) 试探和反证

试探,是指对复杂的对象先作一番考察,尝试性地提出初步设想,采取一些措施,然后根据实践结果,再作适当调整,完善修改原设想,以决定下一步措施的一种逐步接近的认知方法。反证,是指从结果来追溯或推测原因并加以证实的一种逆向的认知方法。

除上述方法之外,注重整体直观而忽略还原分析,强调事物间的相互联系而疏于具体形质研讨,侧重于动态描述而弱于静态细究等,都是中医认知和思维过程中的方法论特点。

第四节 中医学与西医学的比较与结合

中医学与西医学都是历代先贤在劳动创造中不断积累经验的基础上发展而来的预防和治疗疾病的知识体系。然而,中西医学却是在东方与西方不同的地域、相异的文化背景下发生、发展和成熟起来的,二者在认知方法、理论体系、诊疗体系的基本属性和特征方面具有很大的差异。

一、中医学与西医学基本属性及特点的比较

(一) 归纳与分析

中医采用的认知方法是司外揣内、归纳演绎,在阴阳五行理论指导下,对所观察到的人体生理与病理现象在进行横向的取象比类之后判定其本质,采用文哲属性的语言进行提炼和总结,形成中医学特有的理论范畴。西医采用的认知方法则是深入的纵向分析,直接探讨生理与病理现象的原因和机制,采用科学属性的语言进行描述和分析,建立现代医学的逻辑概念体系。

(二) 宏观与微观

中医学的整体观念决定了其认识人体生理与病理现象的宏观性。中医学着眼于从宏观上把握生理与病理现象的性质及其变化,任何发生在局部的病理现象,也被看作是整体的病理反映在局部的表现。西医则偏重于从微观入手,以还原论为指导,对医学现象不断进行深入细致的剖析,从物化的角度去把握人体生理与病理的现象和实质。

（三）抽象与具体

中医学司外揣内、演绎推理的认知方法，再加上阴阳五行等哲学概念和范畴融入其理论体系，富有抽象性。与西医概念和术语直观、间接、具体的描述形成鲜明的对照。

（四）功能与结构

演绎推理的认知方法，使得源于观察结构的中医脏腑概念逐渐功能化。无论是人体五脏六腑的生理现象还是病理变化，中医强调的是脏腑的功能是否正常、气血的运行是否调和、阴阳是否平衡。而西医的理论则可以说是建立在结构的基础之上，依赖于肉眼观察所见或借助仪器设备的观察与检测，即使论及功能也是以结构为基础的功能。

（五）辨证与辨病

中医的诊断主要是辨证，西医的诊断是辨病。如将二者结合起来进行诊断，则能更全面地反映出疾病的性质，有利于提高疗效。

二、中医学的优势和中西医学的互补性

（一）中医学的优势

中医药在历史发展进程中，兼容并蓄、创新开放，形成了独特的生命观、健康观、疾病观、防治观，实现了自然科学与人文科学的融合和统一，蕴含了中华民族深邃的哲学思想。

1. 综合性　数千年的不断探索和积累，中医学形成了综合性强而多姿多彩的维护健康、防病治病的有效措施和方法，中医养生和防病实践早已与国人日常生活融为一体。

2. 强调人本思想和个体化诊治　强调因人、因时、因地制宜，强调个体化诊治，在临床上具体体现为“辨证论治”。

3. 注重自身内因、重在调整状态　中医学始终把调整人体内在功能状态和调解阴阳平衡放在养生保健与防病治病的核心地位。完整地体现了治病与养生的有机结合。

4. 实用性　既能切实解决实际问题，又具简、便、廉、验、安全、持久等优势。

5. 诊疗手段的非损伤性及安全性　中药的炮制减毒、方剂的君臣佐使搭配，针灸、推拿、外敷、熏熨等非药物疗法，无不体现出中医学这方面努力的成就。

6. 丰富的积累　数千年传承有序的中医学积累了浩若烟海的医学典籍。

（二）中西医学的互补性

中医学独特的思维方式、理论体系和丰富的实践经验，在学术发展中吸收了现代科技的成果，也包括西医学的成果，不断传承、创新，同时也对西医的发展进步发挥了有益的影响。

中医学认为疾病产生的主要原因是人体气血脏腑功能的失衡，用辨证求本的方法，发掘正气潜能、自稳自主自调节，恢复动态平衡、稳态、和合态，重新达到“阴平阳秘”的健康状态。西医对病因、病理、病位的物质性指标把握精确细致，通过对抗、消除性为主的治疗，去除致病因素，干预致病环节。

中西医结合领域的一项重大进步就是将西医辨病与中医辨证结合起来进行诊治，这两种从不同角度、不同层面认识疾病本质和治疗规律的诊治方法具有明显的互补性，使医生在制定诊疗计划时能整体与局部兼顾、宏观和微观并调，治疗措施更具针对性和选择性。

西医治疗急症更具快速取效、针对性强等特点。中医的长处在于治疗疾病的缓解期、慢性病、亚健康等方面。一般来说，西药的化学成分与结构清楚，作用机制明确，常对患病机体明确的靶点或某一方面有显著的干预作用；而中药复方中更多的是分子结构不清楚的众多化学成分，它们通过多环节、多靶点、多途径的协同而发挥综合的治疗作用，作用机制不十分

明确。

随着社会的发展和生活方式的变化,传统中医药学的光芒在新的时期更加灿烂。究其原因,传统中医药学有其独特的理论体系和丰富的医疗实践,在医学模式转化和疾病谱改变的今天大有可为,显示出不可替代、不可或缺的优越性。

【练习题】

一、填空题

1. “中医药学凝聚着深邃的________和中华民族几千年的________及其________,是中国古代科学的瑰宝,也是打开中华文明宝库的钥匙。”

2.《素问·四气调神大论》中“圣人不治________治________,不治已乱治未乱”的描述,体现了中医学深刻的________思想内涵。

3. 被后世誉为“金元四大家”的医家是“寒凉派”________、“攻下派”________、“补土派”________和“滋阴派”________。

4. 汉代________吸收前人“导引”的精华,模仿________、________、________、________、________等动物的动作,创造了“五禽戏”。

5. ________是中医诊断疾病、治疗疾病的基本方法,是中医理论的基本特点之一。

6. 中医学在研究人体的生理功能、病理变化、诊断与治疗等方面,均注重人与________的统一性,形成了中医特有的________整体观。

二、判断题(正确的以“√”表示,错误的以“×”表示)

1. 两汉时期“诸子蜂起,百家争鸣”,其中包括主要研究养生和医药的“医家”,也被称为“方技家”。与中医理论密切相关的几种哲学思想,如元气论自然观、阴阳五行学说等已具雏形。 ( )

2. 砭石是我国最早原始的外科医疗工具。 ( )

3.《伤寒杂病论》包括《素问》和《灵枢》两部分,遵循以六经辨证的原则治疗外感热病,以脏腑辨证的原则治疗杂病。 ( )

4.《黄帝内经》《难经》《伤寒杂病论》和《新修本草》等医学典籍的相继问世,标志着中医理论体系的初步形成。 ( )

5. 朱震亨倡导火热论,治病以寒凉,后人称之为寒凉派。 ( )

6. 司外揣内又称为“以表知里”。 ( )

7. 中医学理论体系的基本特点是整体观念、天人合一、恒动观念。 ( )

三、选择题

[A 型题]

1. 中医理论体系的萌芽和奠基阶段是( )

A. 春秋战国至两汉　　B. 两晋隋唐

C. 宋、金、元　　D. 明清

E. 近代

2. 我国现存最早的药物学专著是( )

A.《本草纲目》　　B.《本草拾遗》

C.《山海经》
D.《新修本草》
E.《神农本草经》

3. 以下关于中医学发展史的叙述正确的一项是(　　)
A. 明代叶天士创立了“戾气”学说,开创温病学进而发展成为一门独立学科
B. 近代对中医“科学性”的质疑也甚嚣尘上,出现过国粹主义、虚无主义、改良主义等不同观点和态度
C. 世界上最早的药典是宋代的《新修本草》
D. 王叔和的《医林改错》总结了公元3世纪以前的脉学知识,标志着古代脉法进入全新的发展时期
E. 宋代宋慈的《洗冤集录》是我国最早的伤科学专著

4. 中医学和西医学相比,最重视(　　)
A. 辨病论治
B. 辨证论治
C. 异病同治
D. 已病防病
E. 扶正祛邪

5. 正式确立辨证论治法则的典籍是(　　)
A.《黄帝内经》
B.《难经》
C.《伤寒杂病论》
D.《神农本草经》
E.《诸病源候论》

6. 中医学理论体系发展过程中学术争鸣的时期是(　　)
A. 战国及两汉
B. 两晋、隋、唐
C. 宋、金、元
D. 明、清
E. 近现代

7. 我国政府颁布最早的药典是(　　)
A.《中华人民共和国药典》
B.《本草纲目》
C.《神农本草经》
D.《新修本草》
E.《本草拾遗》

8.《医林改错》的作者是(　　)
A. 王清任
B. 张仲景
C. 吴有性
D. 刘完素
E. 张锡纯

9. 根据取象比类,肝属五行中的(　　)
A. 木
B. 火
C. 土
D. 金
E. 水

10. 不是金元四大家的医家是(　　)
A. 刘完素
B. 王清任
C. 李杲
D. 张从正
E. 朱震亨

11. 中医整体观念的内涵是(　　)

A. 人体是一个有机的整体,人与自然界的统一性
B. 人与社会环境的统一性
C. 人与自然界的统一性
D. 同病异治,异病同治
E. 因时、因地、因人制宜

[B 型题]

12 ~ 13 题共用备选答案
A. “先治未病者,见肝之病,知肝传变,当先实脾。”
B. “恬淡虚无,真气从之,精神内守,病安从来。”
C. “圣人不治已病治未病。”
D. “上知天文,下知地理,中知人事。”
E. “天人合一。”

12. 体现“既病防变”的预防医学思想的是( )
13. 强调预防医学的思想是( )

[X 型题]

14. 奠定中医学理论体系的主要标志是秦汉时期成书的几部医学典籍,包括( )
A.《黄帝内经》 B.《难经》
C.《神农本草经》 D.《伤寒论》
E.《金匮要略》

15. 中医学整体观念的主要内容包括( )
A. 人是一个有机的整体 B. 大自然是一个有机的整体
C. 人与天地相应 D. 人与社会环境的统一性
E. 人可适应自然环境的变化

16. 恒动观念的主要内容包括( )
A. 人是一个恒动的机体 B. 病理上的恒动观
C. 生理上的恒动观 D. 疾病防治的恒动观
E. 人的生命在于运动

17. 中医学的认知和思维方法包括( )
A. 司外揣内 B. 注重整体研究
C. 援物比类 D. “有诸内,必形于外”
E. 心法与顿悟

18. 属于金元时代的医学家有( )
A. 张仲景 B. 朱震亨
C. 李杲 D. 张从正
E. 刘完素

四、名词解释

1. 中医学 2. 整体观念 3. 辨证 4. 论治
5. 司外揣内 6. 恒动观念 7. 异病同治 8. 同病异治
9. 疠气

五、问答题

1. 试述你怎样认识中医的科学性。
2. 试述整体观念的主要内容。
3. 试述恒动观念的主要内容。
4. 为什么说人是一个有机的整体?

第二章
中医学的哲学思想

【内容提要】

元气论和阴阳五行学说是我国古代认识自然并解释自然的世界观和方法论，也是中医学哲学思想的核心组成。本章讲述元气论、阴阳学说、五行学说的基本概念，气、阴阳、五行的相互关系及其在中医学之中的应用。

中医学以中国古代哲学的元气论、阴阳学说、五行学说为世界观和方法论，以"气、阴阳、五行"的不同特征，诠释人体脏腑结构与生理功能，病证发生与发展变化、疾病防治规律及人体与外环境的关系；元气论、阴阳学说、五行学说成为中医学理论体系的重要组成部分。

【学习目标】

1. 掌握　气、阴阳、五行的基本概念与基本特征；掌握元气论、阴阳学说、五行学说的基本规律。
2. 熟悉　气化、阴阳消长转化、五行生克乘侮关系；熟悉中医学运用元气论、阴阳与五行学说解释人体结构、脏腑生理功能、病证传变并指导疾病的辨证和治疗。
3. 了解　划分事物阴阳属性与五行归类等中医学的哲学思想内容。

【内容要点】

气体现物质世界的本原。万物变化皆因气，气是阴阳对立的统一体，物质世界通过阴阳二气的相互作用，不断地发生、发展、运动变化着；人之生属气之聚，气与医学相结合并应用于中医学之中，形成了中医学的元气论。阴阳学说是中国古代朴素的对立统一论，以元气论为基础，中医学运用阴阳学说构建中医学自身科学观与方法论，阐述生命的起源与本质，机体的生理功能、病理变化、病证辨治规律。五行学说是中国古代朴素的系统论，中医学以五行学说系统论的观点，探索事物的运动变化及其相互关系，揭示人体健康、病证及其辨治规律。

第一节　元　气　论

元气论认为世界的一切现象皆源于气、世界的一切事物皆属气的不同形态。元气论应用于中医学之中,成为中医学认识生命活动现象的世界观和方法论,即中医元气论。

一、元气论的主要内容

(一) 气的基本概念

1. 气的概念 气泛指自然界任何现象、具有物质与精神双重性,即物质现象与精神现象,气是物质与精神混沌的、统一的状态。

2. 气的分类 有"气""元气"和"精气"之分。

气是极细微的物质、属构成世界万物的本原。

元气是产生和构成世界万物的原始物质,即原气。中医学认为人体之元气是人体生命动力的源泉,分为元阴之气与元阳之气,其发源于肾,包括"命门",由先天之精化生,赖后天之精不断滋养,藏于脐下之"丹田",借"三焦"通路输布全身,推动脏腑组织活动。

精气是无法看到的极细微的精粹物质,是构成人体生命和精神的物质,亦称"精","精者,气之精者也"。

(二) 气的基本特征

1. 气是构成天地万物的本原 气以弥散"无形"和聚合"有形"的形式存在。

"无形"指气不占有固定空间、不具备稳定形态的存在形式,属气的弥散状态;松散、弥漫、活跃、多变,无垠的宇宙空间充满着无形之气,"无形"属气的最基本存在形式,故有"太虚无形,气之本体"之说。

"有形"指气占有各种相对固定空间、保持相对稳定形质特点的物体之中的存在形式,属气的聚合状态;凝聚一体、结构紧凑、相对稳定、不甚活跃的物体,肉眼清晰所见的各种具体性状的物体,都属"有形"之列,均是气聚合而成的结果。

"无形"与"有形"处于相互转化状态,"无形"之气聚合可成有形之物,"有形物"中之气也可离而复归弥散,无形之气与有形之物均是气的不同存在方式。

2. 气是运动不息的物质 气的运动变化促成了自然界一切事物的纷繁变化。天地之气的升降出入,引发了天地间的千变万化。

气的运动具有普遍性。自然法则之新陈代谢过程的实现,都是气运动变化的结果。

气的运动取决于自身所固有的"阴与阳"两个方面的相互作用。"阳"主升、浮、动、散、排斥等,"阴"主降、沉、静、聚、吸引等;阴阳之间时刻进行着相互渗透、彼此推荡、胜负来回、屈伸交替的运动变化,气自身内在的阴阳平衡与交替决定着气的运动,而不依赖于外界的推动。

3. 气是感应的中介 气是自然感应现象中起中介作用的物质;相距甚远的物体,在气的中介下彼此能相互感应,如阳燧取火于日、月盈亏而有潮汐一样,皆以气参与其间产生自然感应。

气的中介作用实现人与自然界的和谐统一,即天人相应。气既参与日月、昼夜、季节、气候交替变换,又调节人体生理功能与病理过程,通过气的中介影响人类与自然界的活动变化。

4. 天地精气化生为人 宇宙万物皆由精或气构成,人是宇宙万物之一,自然由天地阴阳之气交合而化生。人生由天地阴阳精气凝聚,人死复散为气,人之生死皆因气之聚散。

(三) 气化和形气转化

1. 气化 泛指气作用所产生的变化。元气论认为万物的生成与变化皆缘于气,在气的作用下,事物出现形态、性能、表现形式的各种变化,这均属"气化"的结果。

2. 形气转化 指形与气间的相互转换变化。无形之气转化为有形之物、有形之物转化为无形之气、气与气之间的转换、形与形的转换即不同事物间的相互转化。自然界形气转化井然有序、永无休止。

3. 气化的类型

一为"化"。化指气的渐进、缓和、不明显的运动，致使发生量多少的改变，即"量变"。

二为"变"。变指气的激进、剧烈、明显的运动，致使发生根本性的质改变，即"质变"。

二、元气论对中医学形成与发展的影响

中医学运用古代哲学的"气一元论"思想，逐渐形成了中医学理论体系基础的元气论，据此创建中医学的方法论，借以阐述生命科学的基本问题。

(一) 说明生命过程的物质性与运动性

元气论认为气维系着生命活动的全过程，即人生命始于气聚、终于气散。人的各种生命活动、精神心理感觉(感觉、思维、情志等)也由气的运动所产生。气在体内的"升、降、出、入"运动发挥着畅达气机、协调功能、推动血运、布散精微、排泄废物等作用，使得生命活动得以正常进行。气的运动促进了人体生长发育，使生命充满活力；随着气的运动衰弱，人亦渐渐衰老；气的运动停止则生命终结。

气的运动也参与精神、意识、思维等心理活动。

(二) 诠释人体的整体性与联系性

元气论认为气构成了人体有形的组织器官，且弥散于躯体组织器官之间，周流不息、无所不至；无形之气贯通于有形的组织之间，使各部分密切关联，形成统一的整体。

局部变化可影响至整体，整体变化也可反映于局部；外在变化反映内在脏腑功能活动改变，内在脏腑功能改变亦可反映在体表。

气属人体整体之本、联系之根，完善了中医学的整体观念。

(三) 解析人体的生理现象和病理过程

元气论之"气"解释人体的生命活动与生理现象，气是机体能量之源，运行于全身，推动激发着全身组织器官的功能活动；气又遍布周身，具有抗御外邪、控摄机体阴液类物质外泄作用；机体代谢全过程与相关功能活动均属气的运动所产生。

机体气充沛，运行协调正常，则功能活动健全、抗病能力强，整体处于协调旺盛的健康状态。气有虚实之变或运行失常，致使整体或部分脏腑功能活动亢奋或减弱，则易为邪气所侵而罹病。

因气而生的本脏病变可以影响至他脏，因气而变的他脏病变也可波及本脏；调节内在脏腑功能活动，可治体表病变；注重调气促进机体康复，有效地指导中医学临证辨治。

第二节　阴阳学说

阴阳学说认为：世界是阴阳二气对立统一的结果，通过阴阳二气的相互作用，促成了事物的发生并推动着事物的发展变化。中医学借助阴阳学说阐明生命的起源和本质，人体脏腑结构、生理功能和病理变化，疾病诊断、治疗和预防的根本规律。阴阳学说是中医学理论体系的哲学基础和重要组成部分，贯穿于中医学理论体系的全过程，有效指导着中医学临床实践。

一、阴阳学说的基本概念

(一) 阴阳的概念

阴阳是对自然界相互关联的事物或现象、或事物内部相互关联的两个方面对立双方的属性

概括。

阴阳最初涵义指日光的向背，向日光为阳、背日光为阴。

阴阳是自然界的普遍规律，事物的纲领，变化的由来，生长消亡的根本，无穷变化的起始。《素问·阴阳应象大论》指出，"阴阳者，天地之道也，万物之纲纪，变化之父母，生杀之本始，神明之府也"。

(二) 事物的阴阳属性

通过抽象、比类、推演法，具有"向阳"或"火"特性的事物或现象归属性"阳"，具有"背日"或"水"特性的事物或现象归属性"阴"。

阴和阳的基本特征：以运动的、外向的、上升的、温热的、明亮的、积极的、进取的、刚强的、无形的、亢奋的属"阳"的范畴；以静止的、向内的、下降的、寒冷的、晦暗的、消极的、退守的、柔弱的、有形的、抑制的属"阴"的范畴。

(三) 阴阳属性的特点

1. 阴阳的抽象性　阴阳代表相互对立而又相互关联的两方面的属性，而不是某一特定的事物或现象，属抽象的概念。

2. 阴阳的普遍性　自然界存在着相互对立又相互关联的事物和现象，宇宙间一切相关的事物和现象均可用阴阳加以概括：阳性积极、进取、刚强，凡具有这些特性的事物和现象以阳的属性概括；阴性消极、退守、柔弱，凡具有这些特性的事物和现象以阴的属性来概括。

在自然界：天气清轻为阳、地气重浊为阴，水寒润下为阴、火热炎上为阳；运动事物属阳、静止事物属阴，蒸腾汽化的运动状态属阳、凝聚成形的静息状态属阴，古有"阳化气，阴成形"之说。

在人体：具有推动、温煦、兴奋等作用的物质与功能属阳，具有凝聚、滋润、抑制等作用的物质与功能属阴。阴阳无处不在。

3. 阴阳的相关性　划分事物或现象的阴阳属性，必须满足双方相互关联又相互对立的基本条件，如天与地、白昼与黑夜、晴天与阴雨，温热与寒冷、升与降、明与暗等。

4. 阴阳的相对性　事物的阴阳属性划分取决于阴阳双方性质、位置、趋势等方面的比较，不是绝对的、恒定不变的，而是相对的、可变的。比较对象、时间、范围改变，比较结果随之发生改变。

5. 阴阳的可分性　自然界任何相互关联的事物或现象都可概括为阴阳两大类，而事物内部又可分为阴和阳两个方面，每一事物内部的阴或阳的任何一方又可再分阴阳。

昼夜：白昼为阳、黑夜为阴，而属阳的白昼再分阴阳，则上午太阳渐升属阳中之阳、下午日落西山属阳中之阴；将属阴的黑夜再分阴阳，则上半夜夜色渐重为阴中之阴；下半夜东方渐白为阴中之阳。

人体脏腑：五脏藏精气属阴、六腑传化物属阳；五脏中，心肺在膈上属阳、肝脾肾在膈下属阴；脏中再分阴阳，心有心阴、心阳之分，肾有肾阴、肾阳之别。《素问·阴阳离合论》载："阴阳者，数之可十，推之可百，数之可千，推之可万，万之大，不可胜数，然其要一也。"

阴阳所具有的抽象性、普遍性、相关性、相对性、可分性特点，对揭示客观事物和现象的本质及其运动规律具有普遍的指导意义。

二、阴阳学说的主要内容

(一) 阴阳的对立制约

阴阳的对立指阴阳的属性相反，阴阳的制约指属性相反的阴阳双方相互约束的强弱变换的制约关系，表现为以下两方面。

1. 阴阳相互对立　自然界一切相互关联的事物和现象都存在着相互对立的阴阳两方，如天与地、上与下、内与外、动与静、升与降、出与入、昼与夜、明与暗、寒与热、虚与实等。

2. 阴阳相互制约　阴阳双方彼此相互牵制、约束的制约关系，通过制约维持着“阴平阳秘”状态。

自然界四季（春、夏、秋、冬）之温、热、凉、寒的气候变化，春夏温热是因春夏阳气上升，抑制了秋冬寒凉之阴气；秋冬寒冷是因秋冬阴气的上升，抑制了春夏温热之阳气。

自然界阴阳相互制约，万物始终处于运动之中，生物才有“生长化收藏和生长壮老已”之变化。人体的生理活动如常进行，缘于机体阴阳的相互制约、始终维持动态平衡之果；白天阳气盛、阴气弱，阳主动、阴主静，故白天人精神振奋；夜间阴气盛、阳气弱，故夜晚人精神困倦。

阴阳的相互制约也表现为阴阳的任何一方太过或不足，引起对方的减弱或亢盛，即太过者使对方减弱，不足者导致对方相对亢盛。疾病的发生、转化、痊愈的过程，就是抗病能力（正气）与致病因素（邪气）相互对抗、相互制约的过程；“阳胜则阴病、阴胜则阳病”体现阴阳的对立制约关系；在治病过程中，运用阴阳对立制约关系，采取以静制动 / 以动制静，或以阴制阳 / 以阳制阴的应对措施，使阴阳趋于动态平衡，病祛身愈。

（二）阴阳的互根互用

阴阳互根互用指相互对立的事物或现象之间，始终存在着相互依赖、相互为用的关系，表现为以下两方面。

1. 阴阳相互依存　阴阳彼此均以对方的存在为存在前提，任何一方都不能脱离对方而单独存在。上为阳、下为阴，没有上也就无所谓下，没有下也就无所谓上；左为阳、右为阴，没有左就无所谓右，没有右也就无所谓左；热为阳、寒为阴，没有热就无所谓寒，没有寒也就无所谓热等。

2. 阴阳的相互为用　阴阳之间相互资生、相互促进的关系，即阴生阳、阳生阴。《淮南子·天文训》称：“阳生于阴，阴生于阳。”

精与气是构成人体和维持机体生命活动的最基本物质，精是体内液态精华物质、有形属阴，气是含有巨大能量运行不息的极精微物质、无形属阳；精是气的化生本原、能量的化生基础，谓之“阳依存于阴并化生于阴”；没有精则不能化生气，能量的产生有赖于精的分解，故精亏则气少。气是精的功能体现、化精的动力源泉，谓之“阴依存于阳而又化生于阳”；没有气则难以生精，精华物质的合成以消耗能量为代价，故气少则不能生精。

气与血亦是构成人体和维持机体生命活动的基本物质，气为阳、血为阴。气为血之帅，能生血、运血、统血，故气运行正常有序，有助于血的生成和运行；血为气之母，能载气、养气，故血旺盛促气充分发挥功能。“精与气”“气与血”均存在着阴阳的互根互用关系。

阴阳互根互用的关系失常，阴阳的任何一方虚弱，不能资助另一方，必然导致另一方不足，出现阴阳互损的病理变化；甚者一方趋于消失，致使另一方失去存在前提，呈现“孤阳”或“孤阴”的“阴阳离决”状态，这意味着人体的“精气乃绝”，生命即将终止。

（三）阴阳的消长平衡

阴阳消长指阴阳运动中量的变化，消为“减少、消耗”，长为“增多、增长”，阴阳双方始终处于减弱或增强的运动变化之中，主要表现为以下两方面。

1. 阴阳消长　表现为阴阳双方你强我弱或我强你弱，基本形式有阳消阴长、阴消阳长。

一年四时气候变换，由夏至秋及冬，气候由炎热渐转凉变寒，即是“阳消阴长”的过程；从冬至春及夏，气候由寒冷渐转暖变热，即是“阴消阳长”的过程。人体生理活动中，各种营养物质（阴）的化生，又必然消耗一定的能量（阳），这是“阳消阴长”的过程；各种功能活动（阳）的发挥，必然消耗一定的营养物质(阴),这是“阴消阳长”的过程。

2. 阴阳皆长与阴阳皆消　表现为阴阳双方的我强你强或你弱我弱,基本形式为阴阳俱长、阴阳俱消。

气血是人体基本物质,气属阳、血属阴。气能生血,气虚日久,化血功能衰退,阳损及阴,可出现气血两虚;血虚日久,气生化无源,阴损及阳,亦可出现气血两虚;即谓阴阳皆消。以补气则可生血、阴随阳长,以养血当可益气,阳随阴长;即谓阴阳皆长。

阴阳的消长仅是阴阳运动变化的一种形式,阴阳的此消彼长和此长彼消,是建立在阴阳对立制约基础上的盛衰变化(量变);而阴阳的皆消和皆长,是建立在阴阳互根互用基础上的强弱变化(量变)。

阴阳的消长运动稳定在一定限度、一定时间、一定范围内,保持着相对的、动态平衡。

只有“阴消阳长”而无“阴长阳消”,或仅有“阳消阴长”而无“阳长阴消”,则破坏阴阳的相对平衡,形成阴阳偏盛或偏衰的阴阳失调病态。如此,则自然界非其时而有其气,意味着自然灾害的发生;在人体则是病态。

(四) 阴阳的转化

阴阳转化指一切事物或现象对立的双方,在一定条件下,向各自相反方转变的运动方式。阴阳发生由“化”至“极”的量变到质变,转向相反方。

中医学认为阴阳转化的条件为“重”或“极”,有“重阴必阳,重阳必阴”“寒极生热,热极生寒”之说。“重”和“极”指事物发展到极限或顶点,原表现以阴(或阳)为主的事物有可能转化为表现以阳(或阴)为主的事物,如寒“极”则向热转化,热“极”则向寒转化。

三、阴阳学说在中医学中的应用

阴阳学说贯穿于中医学理论体系整体,据此说明人体结构、生理功能、病证演变规律,指导临床辨证论治。

(一) 说明人体的组织结构

中医学以阴阳学说的方法划分作为有机整体之人的组织结构。按机体部位:上部为阳、下部为阴,体表为阳、体内为阴。按胸背:背部为阳、胸部为阴,胸部为阳、腹部为阴。按四肢,外侧为阳、内侧为阴。按脏腑,六腑为阳、五脏为阴;按五脏:心肺居胸为阳、肝脾肾居腹为阴;而心有心阴、心阳,肾有肾阴、肾阳之分。

(二) 解释人体的生理功能

阴阳学说认为人体的生理活动赖以阴阳互相制约、互相促进并协调平衡,以阴阳平衡维持着机体的正常生理功能,即“阴平阳秘”。

1. 解释机体组织(物质)与功能基本关系　中医学以“阴精(物质)与阳气(功能)”的运动变化概括人体生理活动。营养物质(阴)是功能活动(阳)的动力源泉,而功能活动(阳)又促进营养物质(阴)的化生。《素问·阴阳应象大论》载“阴在内,阳之守也;阳在外,阴之使也”,说明物质属阴居于内、为属阳的功能而守,功能属阳现于外、为属阴的物质所遣,阴阳分居内外、各司其职。

2. 解释生命活动的基本形式　阳主升、阴主降,而阴阳之中复有之阴阳;阳中之阴则降,阴中之阳则升;人体阴与阳的升降交互运动,即是阴阳的升降出入,气的升降出入是人体生命活动的基本形式,升降出入正常,即生命活动正常;升降出入失常,则生命活动异常。

人体生理活动的“物质与功能”的运动变化、阴与阳升降出入交互运动,必须依赖于机体阴阳平衡。阴阳失调则疾病发生,阴阳分离、升降出入停止,则生命活动终结。《素问·生气通天论》载“阴平阳秘，精神乃治，阴阳离决，精气乃绝”。

（三）阐明人体的病理变化

阴阳学说认为各种病因导致机体阴阳失衡，出现阴阳偏盛或偏衰而发病，即谓“阴阳乖戾，疾病乃起”。阴阳失调表现为以下四种形式。

1. 阴阳偏盛　盛即亢奋、过胜之意，偏盛指外邪（阳邪/阴邪）侵犯，邪气并于阴或阳，使其偏于亢奋，以邪气盛、正气未伤为特征的病理状态。此类证候属实证，包括阳偏盛和阴偏盛。

阳偏盛：功能亢奋或热量过剩，出现阳热亢盛之高热、汗出、面赤、脉数等表现，即“阳盛则热”的实热证。

阴偏盛：脏腑组织功能抑制或障碍，温煦气化不足，出现阴寒至盛之形寒肢冷、面白腹胀、泻下清稀、脉沉等表现，即“阴盛则寒”之实寒证。

2. 阴阳偏衰　衰即衰减、不足之意，偏衰指阴或阳一方低于正常水平，以正气虚弱为特征的病理状态。此类证候属虚证，包括阴偏衰和阳偏衰。

阳偏衰：阳气不足。温煦功能低下。不能制约阴，则阴相对偏亢而出现面色苍白、畏寒肢冷、神疲倦卧、自汗、脉微等“阳虚则寒”之象，即虚寒证。

阴偏衰：机体阴液不足。无力制约阳，则阳相对偏亢而出现颧红潮热、盗汗咽燥、五心烦热、脉细数等“阴虚则热”之象，即虚热证。

3. 阴阳互损　指阴阳互根互用关系失调而出现的病理变化。阴阳之任一方亏虚或功能减退，不能资助另一方或促进其化生，必然导致另一方的虚衰或功能减退，阴阳偏衰至一定程度时，便会出现“阳损及阴、阴损及阳”的阴阳互损状态。

阳损及阴：体内阳气虚弱到一定程度，无力化生阴液，出现阴液亏虚。

阴损及阳：体内阴液亏虚到一定程度，不能滋养阳气，导致阳气亦虚。

4. 阴阳转化　在一定条件作用下，不同的病理状态可能向相反的方向转化。在一定条件作用下，阳热实证可转化为阴寒虚证，如外感阳热之邪，高热至极，突然出现四肢冰凉之虚脱证，由阳热实证转化为阴寒虚证；阴寒虚证可转化为阳热实证，如外感寒证。失治误治可致寒邪入里化热，寒证转化为热证；“寒极生热、热极生寒”“重阴必阳、重阳必阴”即属此类病理变化，而“重”和“极”是转化的必备条件。

（四）指导疾病的辨治用药

中医学认为阴阳失调是疾病发生、发展变化的基本病机。疾病的临床表现固然错综复杂，且千变万化，但均可概括于“阴阳”之中。《素问·阴阳应象大论》载“善诊者，察色按脉，先别阴阳”。

1. 指导临床辨证　临床以“阴阳”归纳病位（表、里）、病性（寒、热）、病势（虚、实）；表、热、实属阳，里、寒、虚属阴；以阴阳作为总纲，紧扣疾病本质，执简驭繁，有效地指导临床辨证。

2. 确立基本治则　调整阴阳是临床基本治则，以“补其不足、泻其有余”，恢复阴阳的相对平衡；阴阳学说指导疾病治疗，体现于“确立治则和归纳药物性能”两方面。

(1) 泻其有余：调治阴阳偏盛（实证）的基本原则，即实则泻之。阴或阳一方偏盛，机体正气尚未损及，治应损其有余；“阳盛则热”应治热以寒，以寒凉药泻其阳热，即“热者寒之”；“阴盛则寒”应治寒以热，以温热药温散其阴寒，即“寒者热之”。“热者寒之”与“寒者热之”均属临床阴阳偏盛实证的治疗原则，亦称“实则泻之”。

(2) 补其不足：调治阴阳偏衰（虚证）的基本原则，即虚则补之。机体阴（液）或阳（气）的一方偏衰，正气不足，治应补其不足。“阴虚内热”治宜“滋阴壮水”，即“阳病治阴”，但不宜寒凉之药直折虚热；“阳虚外寒”治宜“温阳益火”，即“阴病治阳”，但不宜辛温之药发散虚寒。“滋阴壮水”或“温阳益火”

均属阴阳偏衰虚证的治疗原则，亦称“虚则补之”。

3. 辨识药物性能　中医学以阴阳概括药物的性味和功能，作为临床用药的依据。药物性能取决于药物气性味和升降浮沉，而药物的“气、味、升降浮沉”可用阴阳属性归纳。

(1) 归纳药性：药物有四性，寒、热、温、凉，亦称“四气”。能减轻或消除热证的药物（如黄芩、栀子），其性属寒或凉，寒与凉性药属阴；能减轻或消除寒证的药物（如附子、干姜），其性属温或热，温与热性药属阳。

(2) 辨别药味：药物有五味，辛、甘（淡）、酸、苦、咸，亦称“五味”。辛、甘、淡味药属阳，酸、苦、咸味药属阴。药味不同，功效差异较大。《素问·至真要大论》载“辛甘发散为阳，酸苦涌泄为阴，咸味涌泄为阴，淡味渗泄为阳”。

(3) 分析升降浮沉：升指上升，降指下降，浮指浮散，沉指重镇。具有升阳发表、祛风散寒、涌吐、开窍等功效上行向外的药物，其性升浮属阳；具有清热泻下、利尿、重镇安神、潜阳息风、消导积滞、降逆收敛等功效下行向内的药物，其性沉降属阴。

(五) 指导疾病预防

中医学认为保持机体的阴阳平衡与自然界阴阳变化协调一致，即能防病延年。人生存于自然界，顺一年四时，调节阴阳，可使机体健康，并能预防疾病的发生；反之，不适应四时阴阳变化，致使机体阴阳失调，，极易导致疾病的发生。《素问·四气调神大论》载：“夫四时阴阳者，万物之根本也。所以圣人春夏养阳，秋冬养阴，以从其根。”明确指出春夏季节注意保养阳气，以为秋冬之用；秋冬季节注意维护阴液，以为春夏所需；便是防病摄生的根本。

第三节　五 行 学 说

五行学说按照木、火、土、金、水的性质和特点将自然界的一切事物和现象归纳为五大系统，借助五行生克制化的法则，维系和推动着客观世界事物的运动变化；五行学说对中医学理论体系的形成有着巨大的推动作用。

一、五行学说的基本概念

(一) 五行的基本概念

“五”指木、火、土、金、水五种基本物质元素，“行”指五种物质元素的行列、次序及运动变化。“五行”指木、火、土、金、水五种基本物质元素及其运动变化。

(二) 五行学说的基本概念

五行学说是研究五行特性、归类方法及生克制化规律，以阐释自然界万物相互关系和运动变化、探求自然规律的自然和方法论，中医学运用五行学说阐述机体脏腑生理、病理变化，局部与局部、局部与整体之间的有机联系，机体与外界环境的和谐统一，指导临床辨证和治疗。

二、五行学说的主要内容

(一) 五行的特性

木的特性：“木曰曲直。”“曲直”指以树干曲曲直直地向上、向外伸长舒展的生发姿态，借以类比具有生长、升发、条达、舒畅等特性的事物及现象，即具有此类特性的事物或现象归属“木”的范畴。

火的特性：“火曰炎上。”“炎上”指火具有温热、升腾、向上的特征，具有温热、升腾等特性的事物或现象归属“火”的范畴。

土的特性：“土爰稼穑。”“稼”指播种，“穑”指收获，“稼穑”指土地可供人们播种和收获农作物，具有生化、承载、受纳特性的事物或现象归属“土”的范畴。

金的特性：“金曰从革。”“从”意顺从、服从，“革”意革除、改革、变革；金具有能柔能刚、变革、肃杀的特性，引申为肃杀、潜降、收敛、清洁之意；具有此类性能的事物或现象归属“金”的范畴。

水的特性：“水曰润下。”“润下”指水具有滋润和向下的特性，具有寒凉、滋润、向下、静藏等特性的事物或现象归属“水”的范畴。

可以看出，五行学说中的五行特性，虽来源于木、火、土、金、水五者的具体观察，古人将其运用于对一切事物五行属性的总概括，它早已超脱各自原本的涵义，而具更为广泛、更抽象的意义。

(二) 事物的五行归类

五行学说根据五行特性，类比事物和现象的性质、特点、作用特性，以划分事物的五行属性，类比归类的主要方法有直接与间接之分。

1. 直接归类法（取象类比法） 取象即采取事物的形象（指事物的性质、作用、形态），类比即具有共同特征的个体集合。方位配五行，五脏配五行。

2. 间接推演法（推演络绎法） 自然界许多事物无法以直接归类法纳入五行之中，鉴于此，古人运用间接推演法归类。四季配五行，脏腑配五行。

(三) 五行的生克乘侮关系

五行学说以五行间的相生与相克、相乘与相侮关系，探索自然界的事物或现象的发生、发展，阐释事物或现象之间、或内部自我调控机制。

1. 五行相生 “生”即资生、助长、促进之意；五行相生指木、火、土、金、水之间存在着有序的递相资生、助长、促进的关系。

五行相生的次序：木生火、火生土、土生金、金生水、水生木。五行相生关系链之任何一行均存在“生我与我生”两方面。“生我者”为我母，“我生者”为我子；以“木”为例，“生我者”是水，“我生者”是火，则水是木之“母”，而火是木之“子”。五行相生关系亦称母子关系。

2. 五行相克 “克”即抑制、制约、约束和削弱之意；五行相克指木、火、土、金、水之间存在着有序的递相克制和制约的关系。

五行相克的次序：木克土、土克水、水克火、火克金、金克木。五行相克关系链之任何一行均存在“克我与我克”两方面。“克我者”为我“所不胜”，“我克者”为我“所胜”；以“木”为例，“克我者”是金，则金是木“所不胜”，“我克者”是土，则土为木“所胜”；五行相克关系亦称所不胜所胜关系。

3. 五行制化 制即制约、克制之意，化即生化、变化之意；五行制化指五行间具有生中有制、制中有生的生克协调关系。没有生，就没有事物的发生发展；没有克（制），就不可能正常协调发展。

生中有制：五行间相互资生，同时又相互克制。以“木”为例，水生木、木生火，而水又克火，维持三者间的协调平衡。

制中有生：五行间相互制约克制，同时又相互资生促进。以“木”为例，金克木，木克土，而土又能生金，维持三者间的协调平衡。

4. 五行乘侮 乘即太过，侮即欺侮、恃强凌弱之意；五行乘侮指五行相克太过或不及的异常变化。

(1) 相乘：五行间相克太过的异常变化，亦称倍克。相乘次序与相克同，即木乘土、土乘水、水乘火、火乘金、金乘木。

(2) 相侮：五行间反向克制的异常变化，亦称反克。相侮次序与相克反，即木侮金、金侮火、火侮水、水侮土、土侮木。

五行相乘、相侮发生的原因不外乎两方面：一行过弱（不及）、一行过强（太过）。以“木”为例，木弱，被其所不胜金乘、受其所胜土侮；木强，乘其所胜土、侮其所不胜金。相乘是相克过度（太过）、相侮是反克，相乘与相侮同时伴见。相生与相克是五行正常的资生和制约关系，属自然界正常现象、机体的生理状态。相乘与相侮是五行相克关系异常表现，自然界异常现象、机体病理状态。

三、五行学说在中医学中的应用

（一）说明脏腑的生理功能及其相互关系

五行学说广泛地应用于中医学对人体脏腑构成、生理功能及其相互关系的认识，形成以五脏为核心，外联六腑及对应体、华、窍和四肢百骸的中医学藏象整体系统。

1. 说明五脏的生理功能　中医学依据五行学说之五行属性，比照五脏功能特点，将脏腑分属五行，以五行来说明五脏的生理特性。

木性曲直，枝叶条达，具有向上、向外、生长、舒展的特性，肝禀性喜条达舒畅，恶抑郁遏制，故肝属木，主疏泄。

火性温热，其势炎上，具有蒸腾、热烈的气势，心“禀阳气”推动血行，温煦全身，故心属火，主血脉。

土性生化、承载、受纳，具有化生万物的特性，脾性为后天之本，运化水谷，故脾属土，主运化。

金性柔刚并济、变革肃杀，具有肃杀、潜降、收敛的特性，肺主宣降，故肺属金，主气司呼吸，朝百脉治节，通调水道。

水性滋润、向下，具有寒凉、滋润、向下、静藏特性，肾主水，司封藏，故肾属水，主藏精，司二便。

五行学说将自然界五方、五时、五气、五味、五色与人体脏腑功能相联系，以同一“行”事物的“同气相求”特性，体现人体与自然的统一性与关联性。

2. 阐释五脏的相互关系　中医学运用五行的生克关系，揭示五脏生理功能及其相互的内在联系，中医学认为人体五脏功能是互相关联的，而非孤立的，即五脏间存在相互资生、相互制约的关系。

五脏相互资生关系：肝生心、心生脾、脾生肺、肺生肾、肾生肝。

五脏相互制约关系：肝克脾、脾克肾、肾克心、心克肺、肺克肝。

（二）阐释脏腑病理传变

1. 相生关系的传变　病变顺着或逆着五行相生的次序传变。包括“母病及子”和“子病及母”。

(1) 母病及子：病变由母脏累及子脏，亦称“顺传”。

(2) 子病及母：病变由子脏波及母脏，亦称“逆传”，又称“子盗母气”。

2. 相克关系的传变　病变顺着或逆着五行相克次序的传变，包括“相乘”与“相侮”。

(1) 相乘：相克太过或被克不及的病理传变。

(2) 相侮：逆着相克次序的病理传变，即反克的病理传变。

（三）指导疾病辨证

五行学说认为，人体五脏与五色、五音、五味、脉象有其五行分类归属的联系，临床疾病辨证，以“望、闻、问、切”四诊所收集资料，联系五行生克乘侮的变化规律，推断病位、病情及其传变趋势。

（四）指导临床治疗

1. 指导控制疾病的传变　病变过程中，一脏之病常可波及他脏而使疾病发生传变。

2. 确定治则与治法 中医学借助五行学说的生克乘侮关系确定临床治则与治法。

(1) 根据相生规律确定治则：脏虚证采用“补母脏”原则，脏实证采用“泻子脏”原则。滋水涵木法调补肝肾阴虚，清心泻肝法调治心肝火盛。

(2) 根据相生规律制定治法：根据“虚则补其母”原则制定治法。滋水涵木(滋肾养肝 / 滋补肝肾)法治疗肝肾阴虚证，培土生金(补脾养肺)治疗肺脾气虚证，益火补土(温阳健脾)治疗脾肾阳虚之证，肝旺泻心治疗心肝火旺之证。

(3) 根据相克规律确定治则：五行相克异常表现的三种形式，包括相克太过、相克不及、反克。依据五行相克规律，确定“抑强与扶弱”治则，重在制强、弱者易于平复。

抑强：适于相克太过即相乘的病理状态；肝(木)气太过，横犯脾胃(土)，出现肝脾不调、肝胃不和之证，即木旺乘土之证，以抑强的“疏肝或平肝”法为治疗原则。

扶弱：适于相克不及即相侮的病理状态；肝(木)虚郁滞，脾(土)失健运，出现木不疏土之证，自然以扶弱的“和肝兼运脾”为治疗原则。

(4) 根据相克规律确定治法：依据“抑强”与“扶弱”的原则制定治法。

抑木扶土：以疏肝 / 平肝兼健脾法治疗肝旺脾虚即木旺乘土之证，据此建立的疏肝健脾法、平肝和胃法、调理肝脾法。

培土制水：以温脾行水法治疗脾虚不运、水湿泛滥、水肿胀满之证，借助“培土制水”原则，建立敦土利水法、温肾健脾法。

泻南补北(泻火补水)：以泻心火兼滋肾水治疗肾阴不足、心火偏旺，水火不济、心肾不交之证。

中医学运用元气论、阴阳学说和五行学说认识人体脏腑结构与生理功能，解释机体病理状态与病证变化，指导临床辨证，确定治则治法，辨识中药性味功效，指导临证选药组方，以系统的观点与方式调治人体自身平衡，以整体的理念与模式调节人与自然、人与社会的平衡。

【练习题】

一、填空题

1. 中医学以中国古代哲学，即________、________和________作为构建其医学体系的科学方法，并使之成为中医学理论体系的重要组成部分。

2. 气是中国古代哲学中最重要的、最基本的范畴，体现________的本原，有________、________、________之分。

3. 气的运动取决于气自身所固有的________和________两个方面的相互作用。

4. 阴阳学说指运用阴阳________的关系，阐释物质世界一切事物和现象所具有的相互对立、相互依存及其消长变化规律的学说。

5. 阴阳是对自然界相互关联的事物或现象、或事物内部相互关联的两个方面对立双方________的概括。

6. 阴阳具有的________性、________性、________性、________性、________性的特点，对揭示客观事物和现象的本质及其运动规律，具有普遍的指导意义。

7. 阴阳相互对立指自然界一切相互关联的事物和现象，都存在着________和________的两个方面，亦称阴阳“相反”。

8. 人体之阴主宁静和抑制，阴偏盛则脏腑组织功能抑制增强，出现阴寒至盛的病理表现，故称

“________”；人体之阳主温煦和兴奋，阳偏盛则脏腑功能亢奋或热量过剩出现阳热亢盛的病理表现，故称“________”。

9. 阴阳偏胜的治疗原则是________，即________；阴阳偏衰的治疗原则是________，即________。

10. 五行学说认为宇宙间的一切事物均由________、________、________、________、________五种基本元素组成。天地万物的运动秩序都要遵守五行________、________，即________的法则，维系和推动着客观世界的生存和发展。

11.《尚书·洪范》概括五行特性为：“水曰________，火曰________，木曰________，金曰________，土爰________”。

12. 五行学说将脏腑分别归属于五行：肝属________、心属________、脾属________、肺属________、肾属________，以五行特性说明各脏的生理功能特点。

13. “见肝之病，则知肝当传之于________，故先实其________”。此即肝有病，木旺每易乘________，故常应先健________护胃，防其传变。

14.《素问·阴阳应象大论》提出：“阴在内，________；阳在外，________”。

15. 阳邪盛而导致的实热证，则________；阴邪盛而导致的寒实证，则________；二者均属实证，应________。

16. “益火之源、以消阴翳”治法适应于________证，《黄帝内经》称为“________”。

17. “壮水之主、以制阳光”治法适应于________证，《黄帝内经》称为“________”。

18. 五行相乘的顺序与________一致；五行相侮的顺序与________相反，相侮又称________。

19. 心火之气有余，既可乘袭________，又可反侮________；心火之气不足，既可被________相乘，又为________所侮。

20. 用五行学说说明脏腑的病理关系：脾病传肾是______，影响心是________，影响肝是________，影响肺是________。

21. 抑木扶土法是________与________相结合治疗________的一种治法，又称________法，________法，________法。

22.《类经图翼·运气上》提出：“造化之机，不可无________，亦不可无________，无生则________，无制则______。”

23. 引起乘侮的原因有________和________两个方面。

24.《素问·宝命全形论》载“木得金而________，火得水而________”。

25. 依据五行学说，脏腑间的疾病传变可分为________和________两个方面。

26. 五行相生关系的传变，包括________和________两个方面。

27. 五行相克关系的传变，包括________和________两个方面。

28. 根据五行相生规律确定治则：虚则________、实则________。

29. 依据五行相克规律，确定的治则是________和________。

30. 根据相生规律确定的常用治法有________，________，________。

二、判断题（正确的以“√”表示，错误的以“×”表示）

1. 中医学认为气维持着生命活动的全过程，气的运动还参与了精神、意识、思维等心理活动形式。（　　）

2. 凡与“向阳”“火”的特性相类似的事物或现象统归于“阴”的范畴；凡与“背阳”“水”的特性相类似的事物或现象统归于“阳”的范畴。（　　）

3. 阴阳属性的划分，一定是在相互关联的事物或现象之间，或者同一事物内部对立双方之间。

不相关的事物或现象不能分阴阳。（ ）

4. “阳气根于阴，阴气根于阳，无阴则阳无以生，无阳则阴无以化。”（ ）

5. 五行相生次序是：木生土、土生水、水生火、火生金、金生木。（ ）

6. 相侮指相克太过或被克不及而为病。（ ）

7. 五行相克次序是：木克土、土克水、水克火、火克金、金克木。（ ）

8. 一年季节归属五行的“春、夏、长夏、秋、冬“依次出现，生物对应“生、长、化、收、藏”变化。（ ）

9. 五行相生为事物发展变化的正常现象，而相克则为异常变化。（ ）

10. 五行乘侮可同时伴见，均为相克的病理现象。（ ）

11. 当土过度虚弱时，则不仅木来乘土，而且水也因土之衰弱而侮之。（ ）

12. 五行之中，凡具有生化特性者，大都属木类。（ ）

13. 五行之间“所胜”与“所不胜”的关系，即是相乘关系。（ ）

14. 肾病影响到肝，即是“母病及子”。（ ）

15. 五行中，土为木之所不胜，金为木之所胜。（ ）

16. 心火之气有余，既可乘肺金，又可反侮脾土。（ ）

17. 心火之气不足，势必导致肝木乘心火、肾水反侮心火。（ ）

18. “益火补土”法临床多指温心阳以暖脾土。（ ）

19. 悲为肺志，属金；怒为肝志，属木，所以怒胜悲。（ ）

20. “木火刑金”为火乘金。（ ）

三、选择题

[A 型题]

1. 阴或阳的任一方低于正常水平的病理状态称之为（ ）
A. 阴阳偏盛　B. 阴阳偏衰　C. 阴阳消长
D. 阴阳互损　E. 阴消阳长

2. 阳虚到一定程度时，因阳气不足、无力化生阴液，进一步出现阴液亏虚的现象，称为（ ）
A. 阴损及阳　B. 阴阳互损　C. 阴阳协调
D. 阴阳转化　E. 阳损及阴

3. “寒极生热、热极生寒”“重阴必阳、重阳必阴”所指的病理情况是（ ）
A. 阴阳偏盛　B. 阴阳偏衰　C. 阴阳平衡
D. 阴阳转化　E. 阴阳互损

4. 阴虚不能制阳而导致阳相对偏盛的虚热证，治宜补阴以制阳，此即（ ）
A. 阳病治阴　B. 阴病治阳
C. 实者泻之　D. 虚者补之
E. 寒者热之

5. 药物的四性是（ ）
A. 甘苦辛咸　B. 升降浮沉
C. 寒热温凉　D. 升降出入
E. 君臣佐使

6. 秋季在五行中属于（ ）
A. 木　B. 火　C. 土

D. 水　　E. 金

7. 五行相生次序是(　　)

A. 木生火,火生土,土生金,金生水　　B. 木生土,土生金,金生火,火生水

C. 水生金,金生土,土生火,火生木　　D. 木生土,土生金,金生火,火生水

E. 木生火,火生金,金生水,水生木

8. 阴阳属性的征兆是(　　)

A. 动静　　B. 水火　　C. 上下

D. 晦明　　E. 寒热

9. 属中医学一般思维方法的是(　　)

A. 整体观念　　B. 阴阳学说

C. 五行学说　　D. 精气学说

E. 比较、演绎、类比

10. "天地之道也,万物之纲纪,变化之父母,生杀之本始,神明之府也"是指(　　)

A. 阴阳　　B. 水火　　C. 男女

D. 左右　　E. 上下

11. "血气之男女也。"是指

A. 天地　　B. 阴阳　　C. 水火

D. 左右　　E. 上下

12. "动极者镇之以静,阴亢者胜之以阳"说明阴阳的(　　)

A. 交互感应　　B. 对立制约　　C. 互根互用

D. 消长平衡　　E. 相互转化

13. "阴者,藏精而起亟也;阳者,卫外而为固也"说明阴阳的(　　)

A. 制约　　B. 交感　　C. 消长

D. 平衡　　E. 互用

14. "无阳则阴无以生,无阴则阳无以化"说明阴阳的(　　)

A. 交互感应　　B. 对立制约　　C. 互根互用

D. 消长平衡　　E. 相互转化

15. 根据阴阳属性的可分性,五脏中属于阴中之阳的脏是(　　)

A. 心　　B. 肺　　C. 肝

D. 脾　　E. 肾

16. 根据阴阳属性的可分性,五脏中属于阳中之阴的脏是(　　)

A. 心　　B. 脾　　C. 肝

D. 肺　　E. 肾

17. 根据阴阳属性的可分性,五脏中属于阳中之阳的脏是(　　)

A. 心　　B. 肺　　C. 肝

D. 脾　　E. 肾

18. 根据阴阳属性的可分性,五脏中属于阴中之至阴的脏是(　　)

A. 心　　B. 肺　　C. 肝

D. 脾　　E. 肾

19. 根据阴阳属性的可分性,五脏中属于阴中之阴的脏是(　　)

A. 心　　B. 肺　　C. 肝
D. 脾　　E. 肾

20. 根据阴阳属性的可分性,一日之中属于阴中之阴的是(　　)
A. 上午　　B. 下午　　C. 前半夜
D. 后半夜　　E. 以上均非

21. 根据阴阳属性的可分性,一日之中属于阳中之阴的是(　　)
A. 上午　　B. 下午　　C. 前半夜
D. 后半夜　　E. 以上均非

22. 根据阴阳属性的可分性,一日之中属于阴中之阳的是(　　)
A. 前半夜　　B. 后半夜　　C. 上午
D. 下午　　E. 以上均非

23. 可用阴阳互根互用来解释的是(　　)
A. 阳胜则阴病　　B. 阳病治阴　　C. 阴损及阳
D. 重阴必阳　　E. 阴虚则阳亢

24. “阳病治阴”的方法适用于(　　)
A. 阳损及阴　　B. 阳盛伤阴　　C. 阴虚阳亢
D. 阳气暴脱　　E. 阳虚阴盛

25. “阴病治阳”的方法适用于(　　)
A. 阴胜阳虚　　B. 阳胜阴虚　　C. 阴虚阳亢
D. 阳虚阴盛　　E. 阴阳两虚

26. 以补阴药为主,配伍补阳药的治法属于(　　)
A. 阴中求阳　　B. 阳中求阴　　C. 阴病治阳
D. 阳病治阴　　E. 以上均不是

27. “脾”属土,采用的归类法是(　　)
A. 取象比类法　　B. 推演络绎法　　C. 以表知里法
D. 试探法　　E. 反证法

28. “亢则害,承乃制”说明五行间的(　　)
A. 相生　　B. 相克　　C. 相乘
D. 相侮　　E. 制化

29. “见肝之病,知肝传脾”,以五行之间的相互关系指(　　)
A. 木疏土　　B. 木克土　　C. 木乘土
D. 木侮土　　E. 土侮木

30. 脾病传肾属(　　)
A. 相生　　B. 相克　　C. 相乘
D. 相侮　　E. 母病及子

[B型题]

31 ~ 33 题共用备选答案
A. 肾　　B. 心　　C. 肺
D. 脾　　E. 肝

31. 五脏相互资生关系中,心生(　　)

32. 五脏相互资生关系中，肝生（　　）
33. 五脏相互资生关系中，肺生（　　）

34 ~ 36 题共用备选答案

A. 肺　B. 肾　C. 脾
D. 肝　E. 心

34. 五脏相互克制关系中，脾克（　　）
35. 五脏相互克制关系中，肾克（　　）
36. 五脏相互克制关系中，心克（　　）

37 ~ 38 题共用备选答案

A. 相生　B. 相乘　C. 相侮
D. 子盗母气　E. 母病及子

37. 肺病及肾，属于（　　）
38. 肺病及心，属于（　　）

39 ~ 40 题共用备选答案

A. 寒者热之　B. 热者寒之　C. 阳病治阴
D. 阴病治阳　E. 滋阴扶阳

39. "益火之源，以消阴翳"指（　　）
40. "壮水之主，以制阳光"指（　　）

［X 型题］

41. 下列相关事物或现象，其阴阳属性归类正确的是（　　）
A. 体表属阳，体内属阴　B. 功能属阳，物质属阴　C. 气属阴，血属阳
D. 亢奋属阴，抑制属阳　E. 脏属阴，腑属阳
42. 阴阳属性的特征包括（　　）
A. 普遍性　B. 抽象性　C. 相对性
D. 可分性　E. 绝对性
43. 阴阳之间的相互关系论述正确的是（　　）
A. 无限可分性　B. 相互转化　C. 互根互用
D. 对立制约　E. 消长平衡
44. 阴阳运动的结果有（　　）
A. 互根互用　B. 对立制约　C. 阴消阳长或阳消阴长
D. 阴阳皆消或阴阳皆长　E. 处于动态平衡
45. 五行学说用于指导临床治疗的具体体现为（　　）
A. 指导控制疾病的传变　B. 确定治则治法
C. 指导脏腑用药和针灸取穴　D. 帮助纠治精神情志病变
E. 预测疾病的传变
46. "木"性具有的特征包括（　　）
A. 生长　B. 升发　C. 条达

D. 舒畅　　E. 升腾

47. “火”性具有的特征包括(　　)

A. 向上　　B. 曲直　　C. 温热

D. 升腾　　E. 升发

48. “土”性具有的特征包括(　　)

A. 生化　　B. 承载　　C. 受纳

D. 温热　　E. 润下

49. “金”性具有的特征包括(　　)

A. 条达　　B. 肃杀　　C. 潜降

D. 收敛　　E. 润下

50. “水”性具有的特征包括(　　)

A. 受纳　　B. 寒凉　　C. 滋润

D. 向下　　E. 静藏

51. 中医学运用五行学说(　　)

A. 解释生理现象　　B. 解释病理传变　　C. 指导疾病诊断

D. 说明人体结构　　E. 指导临床治疗

52. 根据五行相克关系确立的治法为(　　)

A. 抑木扶土　　B. 益火补土　　C. 泻南补北

D. 培土制水　　E. 滋水涵木

53. 依据阴阳归纳药物的性味是(　　)

A. 寒凉属阴　　B. 温热属阳　　C. 咸甘发散为阳

D. 酸苦涌泄为阴　　E. 淡味渗泄为阳

54. 阴阳学说认为阴和阳(　　)

A. 统一是相对的、暂时的　　B. 对立是绝对的

C. 既可以孤立存在,又可相辅相成　　D. 统一是永恒的、不变的

E. 对立是相对的、暂时的

55. 阴阳互损的含义包括(　　)

A. 阴消阳长　　B. 阴阳偏胜　　C. 一方虚损不足导致对方受损

D. 阴阳俱消　　E. 阴阳对立制约

四、名词解释

1. 气化　　2. 精气　　3. 阴阳　　4. 阴阳偏盛

5. 阴阳偏衰　　6. 阴阳互损　　7. 泻其有余　　8. 补其不足

9. 阴病治阳　　10. 阳病治阴　　11. 五行制化　　12. 相生相克

13. 相乘相侮　　14. 母病及子　　15. 抑木扶土

五、问答题

1. 气的基本特征有哪些?

2. 元气论对中医学有哪些主要影响?

3. 阴阳属性的基本特征有哪些? 如何理解阴阳的可分性?

4. 如何理解阴阳的对立制约?

5. 如何理解阴阳的互根互用?

6. 如何理解阴阳的相互消长？
7. 试述阴阳学说在中医学的应用。
8. 试述五行生克制化的主要内容及其意义。
9. 试述五行学说在中医学的应用。
10. 简答阴阳学说与五行学说在中医学应用的关系。

第三章
藏 象 学 说

【内容提要】

中医学正常人体观，主要包括藏象学说、经络学说、体质学说，它们分别是相对独立而完整又相互联系的理论体系。本章主要涉及藏象学说和体质学说，经络学说列入针灸学基础章节。

藏象学说是研究藏象的概念内涵，各脏腑的形态结构、生理功能、病理变化及其与精、气、血、津液、神之间的相互关系，以及脏腑之间、脏腑与形体官窍及自然社会环境之间的相互关系的理论体系。藏象学说以脏腑为基础，以五脏为中心。藏象学说是中医学关于人体生理病理的系统理论，也是中医学理论体系的核心内容。

【学习目标】

1. 掌握　藏象的基本概念和藏象学说的主要内容，五脏、六腑、奇恒之腑的生理功能。
2. 熟悉　五脏的系统连属，精、气、血、津液、神的主要生理功能。
3. 了解　脏腑之间及精、气、血、津液、神之间的相互关系，体质学说的主要内容。

【内容要点】

本章主要涉及藏象学说和体质学说。藏象学说以脏腑为基础，以五脏为中心，研究各脏腑的形态结构、生理功能、病理变化及其与精、气、血、津液、神之间的相互关系，以及脏腑之间、脏腑与形体官窍及与自然社会环境之间的相互关系。体质学说主要阐述体质的基本概念与分类，体质的生理学基础与形成因素，以及体质学说的应用。

第一节　概　　述

藏象学说，是以脏腑的形态、生理病理及其相互关系为研究目标的理论体系。

一、藏象的基本概念

藏,是指藏于人体内的脏腑器官,即内脏。象,即征象、形象,其涵义有二:一指脏腑器官的形态结构;二指脏腑的生理功能活动和病理变化表现于外的征象。藏象,是指人体内脏腑的生理功能活动和病理变化反映于外的征象。

二、藏象学说的主要内容

藏象学说的主要内容包括两方面。一是研究各脏腑组织器官的形态结构、生理功能、病理变化及其相互关系;二是研究精、气、血、津液、神的生理功能、病理变化及其相互关系,以及它们与脏腑之间的关系。

脏腑,是内脏的总称,按其生理功能特点,可分为三类。五脏,即心、肺、脾、肝、肾,多为实质性脏器,其共同的生理功能主要是化生和贮藏精气,故"满而不能实"。六腑,即胆、胃、小肠、大肠、膀胱、三焦,多为中空管腔性脏器,其共同的生理功能主要是受盛和传化水谷,故"实而不能满也"。奇恒之腑,即脑、髓、骨、脉、胆、女子胞,其形态似腑,多为中空有腔的脏器;其功能似脏,贮藏精气。

三、藏象学说的主要特点

(一) 以五脏为中心的整体观

1. 以五脏为中心的人体自身的整体性。

2. 五脏与自然环境的统一性。

(二) 从"象"来考察"脏"的功能活动

机体外部的各种表现与内脏的功能活动存在着相互的联系。藏象学说着重对人体进行整体的观察,通过分析人体反映于外部的临床表现即征象,来认识内脏的生理功能和病理变化。

第二节 脏 腑

一、五脏

(一)心

1. 心的主要生理功能

(1) 心主血脉:是指心气推动血液在脉中循行,周流全身,发挥营养和滋润作用。心、脉、血共同构成一个循环于全身的系统,以心气充沛、血液充盈、脉道通利为基本条件,其中心气起着主导作用。心主血脉包括心主血和心主脉两个方面。

主血:心主血的基本内涵,是指心气能推动血液运行,以输送营养物质于全身脏腑形体官窍;心主血的另一内涵是心有生血的作用,即"奉心化血"。

主脉:是指心气推动和调节心脏的搏动和脉管的舒缩,使脉道通利,血流通畅。

心主血脉的功能是否正常,可以通过四征象即面色、舌色、脉象及心胸部感觉进行观察。

(2) 心主神志:又称心主神明或心藏神。神,有广义和狭义之分。广义之神,是指整个人体的生命活动及其外在表现;狭义之神,是指人的意识、思维等精神活动。

心主血脉和心主神志之间有着密切关系。血液是神志活动的主要物质基础,心神必须得到心血的濡养才能正常工作;心主神志,主宰整个生命活动,心主血脉的功能受心神的主宰。

2. 心的系统连属

(1) 心在志为喜：是指心的生理功能与情志的“喜”有关。

(2) 心在体合脉，其华在面：心合脉，是指全身的血脉都属于心。其华在面，是指心脏气血的盛衰，可以从面部的色泽变化显露出来。

(3) 心在窍为舌：是指通过对舌的观察，可以了解心主血脉和心主神志的生理功能状态。

(4) 心在液为汗：是指心与汗液的生成和排泄关系密切。由于汗为津液所化生，血与津液同出一源，而血又为心所主，故有“心为汗之液”“血汗同源”之称。

(二) 肺

1. 肺的主要生理功能

(1) 肺主气，司呼吸：肺主气，包括主呼吸之气和一身之气两个方面。

主呼吸之气：是指肺是体内外气体交换的场所。通过肺的呼吸，吸入自然界的清气，呼出体内的浊气，实现体内外气体的交换。

主一身之气：是指肺具有主持、调节全身之气的作用。一方面体现在宗气的生成；另一方面体现在对全身气机的调节。

司呼吸：是指肺为人体主司呼吸运动的器官，具有呼吸功能。肺主呼吸之气和一身之气，实际上是隶属于肺的呼吸功能；肺司呼吸的功能，又有赖于肺的宣发和肃降运动，呼即宣发，吸即肃降。

(2) 肺主宣发和肃降：肺主宣发，是指肺气具有向上升宣和向外周布散的作用。肺主肃降，是指肺气具有向内向下清肃通降和使呼吸道保持洁净的作用。

(3) 肺通调水道：又称肺主行水，是指肺气的宣发和肃降运动对体内水液的输布、运行和排泄起着疏通和调节的作用。由于肺为华盖，位于高位，故称“肺为水之上源”。

(4) 肺朝百脉，主治节：肺朝百脉，是指全身的血液通过百脉会聚于肺，经肺的呼吸，进行体内外清浊之气的交换，然后再将富含清气的血液通过百脉输送至全身。肺朝百脉的作用，是助心行血。

肺主治节，是指肺具有治理调节全身各脏腑组织生理功能的作用。主要体现在四个方面，一是司呼吸，主呼吸之气；二是主一身之气，调节气机；三是朝百脉，助心行血；四是通调水道，调节津液代谢。

2. 肺的系统连属

(1) 肺在志为悲忧：是指肺的功能与情志的“悲”“忧”有关。

(2) 肺在体合皮，其华在毛：皮毛，包括皮肤、汗腺、毫毛等组织，为一身之体表，依赖于肺所宣发的卫气和津液的温养、润泽，是机体抵抗外邪的第一屏障。

(3) 肺在窍为鼻：鼻和喉是呼吸的通道，与肺相连，故称鼻为肺之外窍，喉为肺之门户。鼻的通气、嗅觉与喉部的发音等功能，都必须依赖肺气的宣发作用和津液的滋养。

(4) 肺在液为涕：涕，即鼻涕，是鼻窍的分泌物，有润泽鼻窍的作用。鼻为肺窍，鼻涕由肺精所化，经肺气的宣发作用布散于鼻窍。

(三) 脾

1. 脾的主要生理功能

(1) 脾主运化：是指脾具有把饮食水谷转化为水谷精微，并将精微物质吸收转输至全身的生理功能。包括运化水谷和运化水液两个方面。

运化水谷：是指脾对饮食物的消化吸收并转输其水谷精微的功能。水谷精微是人自出生之后维持生命活动所需要的营养物质的主要来源，也是生成气血的主要物质基础，所以说脾为后天之本，气血生化之源。

运化水液:是指脾对水液的吸收、转输和布散作用,又称为运化水湿。

(2)脾气主升:是指脾气的运动特点,以上升为主,具体表现为升清和升举内脏两个方面。

升清:是指脾气上升,将水谷精微上输于心、肺、头目,通过心肺的作用化生气血,以营养濡润全身。

升举内脏:是指脾气上升能起到维持内脏位置的相对恒定,防止其下垂的作用。

(3)脾主统血:是指脾具有统摄、控制血液在脉中正常运行,以防止逸出脉外的生理功能。脾主统血的作用是通过气摄血来实现的。

2. 脾的系统连属

(1)脾在志为思:是指脾的生理功能与情志的"思"有关。

(2)脾在体合肌肉,主四肢:脾胃为气血生化之源,人体的肌肉、四肢都需要脾所运化的水谷精微来营养滋润,才能使肌肉发达、丰满健壮,四肢轻劲有力。

(3)脾在窍为口,其华在唇:脾开窍于口,是指人的食欲、口味与脾主运化的功能有密切关系。其华在唇,是指口唇的色泽,可以反映脾气功能的盛衰,并与全身的气血是否充足有关。

(4)脾在液为涎:口津,即唾液。涎为唾液中较清稀的部分,由脾气化生并转输布散。

(四)肝

1. 肝的主要生理功能

(1)肝主疏泄:是指肝具有疏通、畅达全身气机,使气通而不滞、散而不郁的生理功能。肝为"刚脏"。肝主疏泄的功能主要表现在四个方面。

调畅气机,维持血液和津液运行:气机,即气的升降出入运动。肝主疏泄的中心环节是调畅气机。肝主疏泄的功能正常,则气机调畅,气血和调,经络通利,脏腑组织器官的功能活动正常有序。肝主疏泄的功能失常,称为肝失疏泄,其病理变化可分为两个方面。一是肝疏泄功能减退,疏泄不及,肝气郁结。二是肝疏泄功能亢进,疏泄太过,肝气上逆。此外,肝主疏泄的作用也是维持血液运行和津液运行的一个重要因素。

助脾升胃降及胆汁分泌排泄:一方面,脾气以升为健,胃气以降为和,脾胃的升降与肝的疏泄功能密切相关。另一方面,饮食物的消化吸收还要借助胆汁的分泌与排泄,胆汁来源于肝,胆汁的分泌与排泄有赖于肝气的疏泄功能。

条达情志:情志,是指人类精神活动中以反映情感变化为主的一类心理过程。正常的情志活动主要依赖于气血的正常运行,肝主疏泄,调畅气机,维持血液的运行,所以肝条达情志的作用是以调畅气机的功能为基础。

调节生殖功能:男子的排精、女子的排卵和月经来潮与肝的疏泄功能密切相关。由于肝气的疏泄功能对女子的生殖功能尤为重要,故有"女子以肝为先天"之说。

(2)肝主藏血:是指肝具有贮藏血液、调节血量及防止出血的功能。其生理意义有以下三个方面。

贮藏血液:肝贮藏充足的血液,化生和涵养肝气,既可以濡养自身,又可以制约肝阳而维持肝的阴阳平衡;可以濡养肝之形体官窍,使其发挥正常的生理功能;为经血之源,是女子月经来潮的重要保证,对女子的生殖功能也十分重要。

调节血量:肝贮藏充足的血液,可根据生理需要调节人体各部分血量的分配,尤其是对外周血量的调节起着重要作用,故有"人卧血归于肝"之说。肝调节血量的功能是以肝贮藏血液为前提。

防止出血:肝主藏血,有防止出血的作用。肝藏血失职,引起各种出血,称为肝不藏血。

肝为藏血之脏,血为阴,故肝体为阴;肝主疏泄,其气主升主动,其作用属阳,故肝用为阳。因此有肝“体阴用阳”之说。

2. 肝的系统连属

(1) 肝在志为怒：是指肝的生理功能与情志的“怒”有关。

(2) 肝在体合筋，其华在爪：筋，即筋膜，包括肌腱和韧带，附着于骨而聚于关节。全身筋膜有赖于肝血的滋养。爪，即爪甲，包括指甲和趾甲，乃筋之延续，“爪者，筋之余”。

(3) 肝在窍为目：目，又称“精明”，为视觉器官，具有视物功能。目之所以能视物，有赖于肝气的疏泄和肝血的濡养。

(4) 肝在液为泪：泪，由肝精、肝血所化。肝开窍于目，泪从目出，故泪为肝之液。

(五) 肾

1. 肾的主要生理功能

(1) 肾藏精：是指肾具有贮存、封藏精气的生理功能。精，是构成人体和维持机体生命活动的最基本物质，是脏腑形体官窍功能活动的物质基础。精，就其来源而言，有先天之精、后天之精之分。先天之精来源于父母，是禀受于父母的生殖之精，与生俱来，藏于肾中。出生之前，先天之精是构成胚胎发育的原始物质，是形成生命的本原，是生命之源；出生之后，先天之精则是人体生长发育和生殖的物质基础。故称肾为“先天之本”。后天之精来源于饮食水谷，由脏腑之精产生。即人出生后从饮食物中所摄取经脾胃化生的水谷精微，转输至各脏腑而化为脏腑之精，再经脏腑代谢平衡后的剩余部分，贮藏于肾。先天之精和后天之精相互依存，相互为用。肾中精气的生理功能主要体现在以下两个方面。

主生长发育和生殖：是指人体的生长、发育和生殖与肾藏精的生理功能密切相关，是肾中精气的生理作用。

为脏腑之本：是指全身各脏腑的功能及精气血津液各物质的新陈代谢，皆依赖于肾中精气的生理作用。肾阴肾阳又称为“五脏阴阳之本”，维护着机体各脏腑阴阳的平衡。

(2) 肾主水：是指肾具有主持和调节人体津液代谢的生理功能，又称为肾的气化作用。故“肾者水脏，主津液”。

(3) 肾主纳气：是指肾具有摄纳肺所吸入的自然界之清气，保持吸气的深度，防止呼吸表浅的生理功能。肾主纳气，实际上是肾的封藏作用在呼吸运动中的具体体现。若肾主纳气的功能减退，摄纳无权，则出现呼吸表浅、呼多吸少、动则气喘等病理表现，称为“肾不纳气”。

在肾的上述生理功能中，肾藏精是其最基本的功能。因此，在认识肾的各种功能时，必须把肾藏精的功能作为最根本的功能来理解和把握。

2. 肾的系统连属

(1) 肾在志为恐：是指肾的生理功能与情志的“恐”有关。

(2) 肾在体合骨，生髓，其华在发：肾在体合骨、生髓，是指肾精具有促进骨骼生长发育和滋生骨髓、脑髓和脊髓的作用。肾藏精，精生髓，髓居于骨腔之中而称骨髓，以滋养骨骼，故肾主骨生髓；脊髓上通于脑而聚集，髓聚而成脑，故“脑为髓之海”。“齿为骨之余”，齿与骨同出一源，亦由肾中精气所充养。肾之华在发，肾藏精，精化血，血养发，“发为血之余”。

(3) 肾在窍为耳和二阴：肾开窍于耳，是指耳的听觉功能依赖于肾中精气的充养。二阴，指前阴和后阴，前阴是指尿道口和外生殖器，有排尿和生殖的功能；后阴是指肛门，有排泄粪便的功能。肾司二阴，是指肾与尿液的生成和排泄、粪便的排泄及生殖功能密切相关。

(4) 肾在液为唾：唾，为口津（即唾液）中较稠厚的部分，为肾精所化，有润泽口腔、滋润食物及滋养肾精的功能。

二、六腑

六腑,是胆、胃、小肠、大肠、膀胱、三焦的总称(表3-1)。“六腑以通为用,以降为顺”。

表3-1　六腑主要生理功能简表

六腑	主要生理功能
胆	①贮存和排泄胆汁:胆为“中精之府”“清净之府”“中清之府” ②主决断:胆具有判断事物、作出决定的作用
胃	①主受纳,腐熟水谷:胃有接受和容纳饮食物,初步消化,变成食糜的作用。胃为“太仓”“水谷之海” ②主通降,以降为和:胃向下通降运动,胃以通畅下降为顺
小肠	①主受盛和化物:小肠接受经胃初步消化的食糜,即受盛作用;并在小肠内对食糜进一步消化,化为精微和糟粕两部分,即化物作用 ②泌别清浊:泌,即分泌;别,即分别;清,指水谷精微和津液;浊,指食物残渣和部分水液。泌别清浊,是指小肠将经过胃初步消化后的食糜,分为清浊两部分。清者由小肠吸收,浊者下送大肠、下输膀胱
大肠	传化糟粕:大肠接受小肠泌别清浊后下移的食物残渣,吸收其中多余的水液,形成粪便,经肛门排出体外
膀胱	贮存和排泄尿液
三焦	(1)六腑之三焦:①运行水液。②通行元气 (2)部位之三焦:上焦“如雾”,中焦“如沤”,下焦“如渎”

三、奇恒之腑

奇恒之腑,包括脑、髓、骨、脉、胆、女子胞六个脏器组织(表3-2)。

表3-2　奇恒之腑主要生理功能简表

奇恒之腑	生理功能
脑	主宰生命活动;主宰精神活动;主宰感觉运动
髓	充养脑髓;滋养骨骼;化生血液
骨	贮藏骨髓;支持形体
脉	血之府;阻遏血液逸出脉外
胆	贮存和排泄胆汁;主决断
女子胞	主月经;主孕育胎儿

四、脏腑之间的相互关系

(一)脏与脏之间的相互关系

1. 心与肺　心主血脉,肺主气而司呼吸。心与肺之间的相互关系,主要表现为气与血的关系。气为血帅,血为气母,心肺生理功能的相互配合是气血正常运行的保障。

2. 心与脾　心主血,脾生血;心主行血,脾主统血。心与脾的关系,主要表现在血液的生成和运行方面。

3. 心与肝　心主行血，肝主藏血；心主神志，肝主疏泄而条达情志。心与肝的关系，主要表现在血液运行和精神情志两个方面。

4. 心与肾　心与肾之间的关系，主要表现为心肾相交，又称为“水火既济”。心在五行属火，位居于上而属阳；肾在五行属水，位居于下而属阴。从阴阳、水火的升降理论来说，在下者以上升为顺，在上者以下降为和。心与肾之间的水火、阴阳的动态平衡失调，称为心肾不交。

5. 肺与脾　肺司呼吸而摄纳清气，脾主运化而化生水谷之精气；肺主行水，脾主运化水液。肺与脾的关系，主要表现在气的生成和津液代谢两个方面。“脾为生痰之源，肺为贮痰之器”。

6. 肺与肝　肺主肃降，肝主升发。肺与肝的关系，主要表现在气机升降方面。肺气以肃降为顺，肝气以升发为宜，肝升肺降，升降协调。

7. 肺与肾　肺通调水道，肾主水；肺主呼吸，肾主纳气。肺与肾的关系，主要表现在津液代谢和呼吸运动两个方面。“肺为气之主，肾为气之根”。

8. 肝与脾　肝主疏泄，脾主运化；肝主藏血，脾主生血统血。肝与脾的关系，主要表现在消化吸收和血液调控两个方面。

9. 肝与肾　肝藏血，肾藏精；肝主疏泄，肾主封藏；肝属木而肾属水，肝为水之子，肾为木之母。肝与肾的关系，主要表现在精血同源（亦称“肝肾同源”“乙癸同源”）、藏泄互用和阴阳互资互制三个方面。

10. 脾与肾　脾为后天之本，肾为先天之本；脾主运化水液，肾主水。脾与肾的关系，主要表现在后天先天和津液代谢两个方面。

（二）腑与腑之间的相互关系

六腑，包括胆、胃、大肠、小肠、膀胱、三焦，其生理功能是以传化水谷、输布津液为特点。六腑之间的相互关系，主要体现于饮食物的消化吸收、津液的输布和废物的排泄等方面。由于六腑传化水谷，需要不断地受纳、消化、传导和排泄，虚实更替，宜通而不宜滞，故有“六腑以通为用”之说。六腑病变，多表现为传化不通，故在治疗上又有“腑病以通为补”之说。

（三）脏与腑之间的相互关系

脏与腑之间的相互关系，实际上就是脏腑阴阳表里关系。脏属阴，腑属阳；脏为里，腑为表。一脏一腑，一阴一阳，一里一表，相互配合，并有经络互相络属，从而构成了脏与腑之间的密切联系。即心与小肠相表里，肺与大肠相表里，脾与胃相表里，肝与胆相表里，肾与膀胱相表里。

第三节　精、气、血、津液、神

精、气、血、津液是构成人体和维持人体生命活动的基本物质，是脏腑生理活动的物质基础，也是脏腑生理活动的产物。神是人体一切生命活动及其外在表现的统称，以精、气、血、津液为物质基础，又对这些物质起着调节作用。

一、精

（一）精的基本概念

人体之精可分为广义之精和狭义之精。广义之精，是指人体一切精微物质，包括气、血、津液、生殖之精以及水谷精微等。狭义之精，是指生殖之精，由肾闭藏。精是构成人体和维持人体生命活动的最基本物质。

(二) 精的生成

1. 先天之精　先天之精禀受于父母，是构成胚胎的原始物质，与生俱来。即指父母遗传的生命物质。

2. 后天之精　后天之精来源于水谷，脾通过运化将饮食水谷变为水谷之精，再转输至各脏腑而化为脏腑之精，是人出生后赖以维持生命活动的精微物质。

(三) 精的功能

1. 繁衍生命。

2. 濡养作用。

3. 化血化气化神。

二、气

(一) 气的基本概念

人体之气，是人体内活力很强、运行不息的极精微物质，是构成人体和维持人体生命活动的基本物质。中医学的气概念，既有物质属性，又有功能属性。

(二) 气的生成

人体之气，来源于父母的先天之精气、饮食物中的水谷之精气和存在于自然界的清气，通过肾、脾胃和肺等脏腑功能的综合作用而生成。

(三) 气的功能

气的生理功能主要有以下五个方面。

1. 推动作用　是指气具有激发和促进作用。

2. 温煦作用　是指阳气发挥温煦人体的作用。

3. 防御作用　是指气具有护卫肌表、防御外邪入侵和祛除病邪的作用。"正气存内，邪不可干""邪之所凑，其气必虚"。

4. 固摄作用　是指气对体内液态物质的固护、统摄和控制作用以防止其无故流失，以及气对脏器位置的固护作用。

5. 气化作用　气化是指通过气的运动而产生各种变化。气化作用的过程，实际上就是体内新陈代谢的过程，是物质转化和能量转化的过程，具体表现在精、气、血、津液各自的新陈代谢及其相互转化。

(四) 气的运动

气的运动，称为气机。

1. 气的运动形式

(1) 气运动的基本形式：可以归纳为升、降、出、入四种基本形式。升，是指气行向上；降，是指气行向下；出，是指气行由内而外；入，是指气行由外而内。升降出入是机体生命活动的基本规律。气的升降出入运动之间的协调平衡，称为"气机调畅"。

(2) 脏腑之气的运动规律：升降出入也是脏腑之气的运动规律，机体生命活动的具体体现。脏腑之气的运动规律，既体现了脏腑生理活动的特性，也表现了脏腑之气运动的不同趋势。

2. 气机失调的表现形式　气的运动失常、升降出入之间失去协调平衡，称为"气机失调"。气机失调有多种表现，例如气滞、气逆、气陷、气脱、气闭，临床上常以"调理气机"为治疗原则。

(五) 气的分类

1. 元气　又名"原气""真气"，是人体最根本、最重要的气，是人体生命活动的原动力。元气由肾中所藏的先天之精所化生,并得到后天水谷之精气的滋养补充,其主要生理功能有两个方面,一是推动和调节人体的生长发育和生殖功能;二是激发全身脏腑经络、形体官窍的生理活动。

2. 宗气　是积于胸中之气,属后天之气的范畴。宗气在胸中积聚之处,称为"气海",又名为"膻中"。宗气由肺从自然界吸入的清气和脾胃从饮食物中所化生的水谷之精气相互结合而成,其主要生理功能有两个方面,一是走息道以司呼吸,二是贯心脉以行气血。

3. 营气　是行于脉中而具有营养作用的气。营气主要来自脾胃运化的水谷精微,由水谷精微中的精华部分所化生。其主要生理功能有两个方面:一是化生血液,成为血液的组成成分之一;二是营养全身。

4. 卫气　是行于脉外而具有防御作用的气。卫气主要来自脾胃运化的水谷精微,由水谷精微中的剽悍滑利部分所化生。其主要生理功能有三个方面:一是防御外邪;二是温养全身;三是调控腠理。

三、血

(一) 血的基本概念

血,即血液,是循行于脉中的富有营养的红色液态物质,是构成人体和维持人体生命活动的基本物质。

(二) 血的生成

血,主要由营气和津液所组成。营气和津液都来源于脾胃化生的水谷精微;肾精也是化生血液的基本物质,主要通过骨髓和肝脏的作用而实现。

(三) 血的功能

1. 营养滋润全身。
2. 神志活动的主要物质基础。

(四) 血的运行

血液的正常运行与五脏的生理功能皆相关,但与心、肺、肝、脾四脏的关系尤为密切,心主血脉,肺朝百脉,脾主统血,肝主疏泄,肝主藏血。

血液运行具体表现在推动力和固摄力这两种力量的协调配合。心气的推动、肺气的宣降、肝气的疏泄,是推动血液运行的重要因素;脾气的统摄和肝气的藏血,是固摄控制血液运行而不逸出脉外的重要因素。

四、津液

(一) 津液的基本概念

津液,是机体一切正常水液的总称,包括各脏腑组织器官的内在体液及其正常的分泌物;津液,是构成人体和维持人体生命活动的基本物质。

(二) 津液的生成、输布与排泄

津液代谢,又称水液代谢,包括津液的生成、输布和排泄。津液代谢依赖于诸多脏腑功能的协调配合,其中以脾、肺、肾尤为重要。

1. 津液的生成　津液来源于饮食水谷,其生成主要与脾、胃、小肠、大肠等脏腑的生理功能有关。胃受纳腐熟饮食水谷;小肠泌别清浊,小肠主液;大肠主津;胃、小肠、大肠所吸收的水谷精微和水液,输送至脾,经脾运化而为津液,然后通过脾气的转输而布散全身。

2. 津液的输布　津液的输布,主要依靠脾、肺、肾、肝和三焦等脏腑生理功能的综合协调作用来完成。

3. 津液的排泄　津液的排泄途径主要有汗液、呼气、尿液和粪便。

(三) 津液的功能

1. 滋润濡养。

2. 化生血液。

3. 调节机体阴阳平衡。

4. 排泄代谢产物。

五、神

(一) 神的基本概念

人体之神,可分为广义之神和狭义之神。广义之神,是指人体一切生命活动及其外在表现的统称。狭义之神,是指人的意识、思维、情志等精神活动。

(二) 神的生成

精、气、血、津液是神产生的物质基础,而血液是神志活动的主要物质基础。

肝、心、脾、肺、肾五脏皆藏神,由五脏内所藏的精、气、血、津液化生,称为五神,分别为魂、神、意、魄、志。

(三) 神的功能

1. 主宰生命活动。

2. 调节脏腑生理功能。

3. 调节精、气、血、津液。

六、精、气、血、津液、神的相互关系

(一) 气与血的相互关系

1. 气为血之帅

(1) 气能生血:是指气参与并促进血液的生成,是血液生成的动力。所以临床上治疗血虚病证时,在使用补血药的同时常配以补气药,旨在补气生血。

(2) 气能行血:是指血的运行有赖于气的推动。气行则血行,气滞则血瘀。所以临床上治疗血液运行失常病证,常配以补气、理气药物。

(3) 气能摄血:是指气对血液具有统摄和固摄作用,使血循行于脉中而不致外逸。气能摄血,主要是通过脾统血的功能来实现。所以临床上治疗这些出血病证,使用补气药,旨在益气以摄血。尤其在发生大出血的危重证时,应用大剂补气药物以摄血。

2. 血为气之母

(1) 血能载气:是指血为气的载体,气存于血中,依附于血而不致散失,赖血之运载而达全身。所以,大出血时,气亦随之涣散,而出现“气随血脱”的危重病证。

(2) 血能养气:是指气的充盛及其生理功能的发挥离不开血液的濡养。所以,临床上血虚患者常兼有气虚表现。

(二) 气与津液的相互关系

1. 气能生津　是指气是津液生成的动力。所以临床上治疗津液不足的病证,常采用补气生津之法。

2. 气能行津　是指津液的输布、排泄等代谢活动,有赖于气的生理功能和气的运动。气行则

水行，气停则水聚。所以临床上治疗“气不行水”或“气不化水”这些病证，常以补气法、行气法与利水法并用。

3. 气能摄津　是指气的固摄作用控制着津液的分泌和排泄，使体内津液量保持相对恒定，以维持津液的代谢平衡。所以临床上常采用补气方法以控制津液的过多外泄。

4. 津能载气　是指津液是气运行的载体之一。因此，津液的丢失，必定导致气的耗损。当大汗、大吐、大泻等津液大量丢失时，气也随之丧失，而出现“气随津脱”的危重病证。

（三）精、血、津液的相互关系

1. 精血同源　精与血都由水谷精微化生和充养，化源相同；肾藏精，肝藏血；精能生血，血能化精。精与血的这种化源相同又相互资生的关系，称为“精血同源”。

2. 津血同源　血与津液，都来源于脾胃化生的水谷精微，都具有滋润濡养作用。两者来源相似，皆属于阴，又相互渗透转化，所以称为“津血同源”，又有“血汗同源”之说。

血液由营气和津液组成，行于脉中。若失血过多，脉中血少，脉外津液注入脉内，导致脉外津液不足，称为“耗血伤津”，故“夺血者无汗”。若津液大量耗损，脉外津液严重不足，血中的津液渗出脉外，导致血脉空虚、血液浓稠，称为“津枯血燥”，故“夺汗者无血”。

（四）精、气、神的相互关系

精、气、神，为人身“三宝”。

1. 精气相关　精能化气，气能生精、摄精、行精，精与气相互资生，相互依存。

2. 精神互用　精是生命产生的本原，是神的物质基础；神是生命活动的外在表现，对精有统率和调节作用。

3. 神气互生　气为神志活动提供物质基础，神则是气的运动和变化的主宰。

第四节　体　　质

一、体质的基本概念与分类

（一）体质的基本概念

体质的“体”，指形体、身体，可引申为躯体和生理；“质”指特质、性质。体质，是指人类个体，禀受于先天，调养于后天，在生长、发育和衰老过程中所形成的形态结构、生理功能和心理状态方面与自然、社会环境相适应的相对稳定的人体个性特征。它充分体现出中医学“形神合一”的体质观。

（二）体质的分类

1. 阴阳平和质　是功能较为协调的体质类型。

2. 偏阳质　是指具有偏于兴奋、偏热、多动等特性的体质类型。

3. 偏阴质　是指具有偏于抑制、偏寒、多静等特性的体质类型。

二、体质的生理学基础与形成因素

（一）体质的生理学基础

脏腑经络及精、气、血、津液，是体质形成的生理学基础。

脏腑经络的盛衰偏颇决定着体质的差异。脏腑的形态和功能特点是构成并决定体质差异的最根本因素。在个体先天禀赋与后天因素相互作用下，不同的个体，由于脏腑生理功能的强弱、脏腑精气阴阳的盛衰及经络气血的多少不同，常表现为脏腑功能各异，也表现出外部形态特征的差异性。

精、气、血、津液是决定体质特征的重要物质基础。精的盈亏是导致个体体质差异的根本因素。精、气、血、津液的多少与盈耗，是构成体质并决定体质差异的物质基础。

（二）体质的形成因素

1. 先天因素。

2. 后天因素 包括年龄因素、性别差异、饮食因素、劳逸所伤、情志因素、地理因素及疾病、针药的影响等。其中性别差异以先天构成为基础，又与后天因素有着密切关系。

三、体质学说的应用

（一）说明个体对某些病因的易感性和耐受性

体质因素决定着个体对某些病因的易感性和耐受性。一般而言，偏阳质者，易感受风、暑、热之邪而耐寒；感受风邪易伤肺脏，感受暑热之邪易伤肺胃肝肾之阴液。偏阴质者，易感受寒湿之邪而耐热；寒邪入里，常伤脾肾之阳气；感受湿邪易困遏脾阳，产生内湿而为泄为肿等。

（二）阐释发病及病理变化

体质因素决定发病及发病情况。一方面，人体能否发病主要取决于个体的体质强弱。另一方面，人体受邪之后，由于体质不同，发病情况也不尽相同，或即时而发，或伏而后发，或时而复发。此外，体质还决定着机体发病的倾向性。一般而言，肥人多痰湿，易患中风、眩晕；瘦人多火，易得痨嗽；小儿体质未壮，易患咳喘、泄泻、食积等；老年体质转弱，多病痰饮、咳喘、心悸、消渴等。

体质因素决定病机的从化。从化，是指病情随体质而变化。从化的一般规律是：素体阴虚或阳盛者多从热化，素体阳虚或阴盛者多从寒化，素体津亏血耗者多从燥化，素体气虚湿盛者多从湿化。

（三）指导辨证论治

体质是辨证的基础，体质决定临床证候类型。因此，临床上可以出现同病异证和异病同证的情况。

体质与论治关系密切。个体体质的不同，决定了临床证型的不同，治疗也应当针对其证而有区别。中医“因人制宜”治疗原则的核心是根据个体体质的差异而论治。

（四）指导养生

善于养生者，应该修身养性，形神共养，以增强体质，预防疾病，增进身心健康。调养时应根据不同的体质特征，选择合适的方法。

【练习题】

一、填空题

1. 藏象是人体内脏腑的________和________反映于外的征象。

2. 五脏的生理功能是________和________。

3. 六腑的生理功能是________和________。

4. 藏象学说的主要特点是以________为中心的整体观。

5. ________、________、________、________、________合称为五脏；________、________、________、________、________、________合称为六腑；________、________、________、________、

______、______合称为奇恒之腑。

6. 奇恒之腑多为______的脏器，形态似______，功能似______。

7.《素问·灵兰秘典论》指出："心者，______之官，______出焉。"

8. 宗气是由肺吸入的______和脾胃运化的______相结合而成。

9. 肝主藏血的功能，是指肝具有______、______、______的功能。

10. 肺助心行血的功能，称为______。

11. 脾为______天之本，______生化之源。

12. 脾把各组织器官利用后的多余水液，及时地转输于肺和肾，通过______的宣发和______的气化作用，化为______和______排出体外。

13. 脾主统血，是指脾具有统摄和控制血液在______中运行，防止逸出______外的功能。

14. 具有行气血，司呼吸的气是______；具有化生血液和营养全身作用的气是______；行于脉外而具有防御作用的气是______。

15. 维持血液的正常运行，需要气的______作用和______作用之间的协调平衡。

16. 津液代谢依赖于诸多脏腑功能的协调配合，其中以______、______、______尤为重要，而______的______作用贯穿于津液代谢的始终。

17. 津与液相比较，清稀者为______，稠厚者为______。

18. 肺为气之______，肾为气之______。

19. 气为血之______，血为气之______。

20. 人体正常体质大致可分为三种类型，即______、______和______。

二、判断题（正确的以"√"表示，错误的以"×"表示）

1.《素问·五藏别论》说："所谓五脏者，藏精气而不泻也，故实而不能满。六腑者，传化物而不藏，故满而不能实也。" （ ）

2. 肺主宣发是指肺气具有向上升宣和向外周布散的作用，肺主肃降是指肺气具有向内向下清肃通降和使呼吸道保持洁净的作用。 （ ）

3. 涎为唾液中较稠厚的部分，由脾气化生并转输布散；唾为口津中较清稀的部分，有滋养肺胃的作用。 （ ）

4. 肾具有主持和调节人体津液代谢的生理功能，故肾有"水火之脏"之称。 （ ）

5. 大肠和膀胱的生理功能分别是排大便和排小便。 （ ）

6. 小肠"泌别清浊"，其中"清"是指津液，"浊"是指尿液。 （ ）

7. 心主血脉，肺主气而司呼吸。心与肺之间的相互关系主要表现为气与血的关系。 （ ）

8. 肺吸入的自然之气和脾化生的血是组成气的主要物质基础。 （ ）

9. 人体之精可分为狭义之精和广义之精。其中狭义之精是指生殖之精，由肾闭藏。 （ ）

10. 津液是机体一切水液的总称，是构成人体和维持人体生命活动的基本物质。 （ ）

三、选择题

［A 型题］

1. 脏腑按生理功能特点可分为（ ）

A. 五脏　B. 六腑　C. 五脏和六腑

D. 五脏、六腑和奇恒之腑　E. 奇恒之腑

2. 多为实质性脏器，共同生理功能主要是化生和贮藏精气的是（ ）

A. 五脏　B. 六腑　C. 奇恒之腑

D. 奇经八脉　E. 肝、脾、肺、肾

3. 多为中空管腔性脏器,共同生理功能主要是受盛和传化水谷的是( )

A. 五脏　B. 六腑　C. 奇恒之腑

D. 奇经八脉　E. 胃、膀胱、心

4. 人体生命活动的中心是( )

A. 经络系统　B. 五脏　C. 六腑

D. 奇恒之腑　E. 血、脉

5. 心气推动血液循行于脉中,周流全身,是指( )

A. 主神志　B. 主血脉　C. 在体合脉

D. 其华在面　E. 在窍为舌

6. 在心主血脉的功能中,起着主导作用的是( )

A. 脉道　B. 血液　C. 心气

D. 神志　E. 汗液

7. 患者面赤舌红,尤其舌尖深红起刺,脉数,多因为( )

A. 肝火过旺　B. 肾火过旺　C. 心火过旺

D. 胆火过旺　E. 肺火过旺

8. 心在五行属火,与其相表里的是( )

A. 小肠　B. 胃　C. 胆

D. 大肠　E. 舌

9. 神志活动的主要物质基础是( )

A. 血液　B. 泪液　C. 汗液

D. 津液　E. 气

10. 肺在五行属金,与其相表里的是( )

A. 小肠　B. 胃　C. 胆

D. 大肠　E. 鼻

11. 在肾的下述生理功能中,其最基本的功能是( )

A. 主水　B. 藏精　C. 纳气

D. 主生长发育和生殖　E. 脏腑之本

12. 为水之上源的是( )

A. 心　B. 脾　C. 肺

D. 肾　E. 肝

13. 脾在五行属土,与其相表里的是( )

A. 小肠　B. 胃　C. 胆

D. 大肠　E. 膀胱

14. 若脾胃不和或脾虚不摄,则导致分泌剧增的是( )

A. 汗液　B. 泪液　C. 涎液

D. 尿液　E. 涕液

15. 肝在五行属木,与其相表里的是( )

A. 胃　B. 膀胱　C. 小肠

D. 胆　E. 爪

16. 下列选项中,不属肝的生理功能的是( )
A. 调畅气机 B. 通调水道 C. 助脾运化
D. 调节生殖功能 E. 贮藏血液
17. 维持内脏位置的相对恒定,防止内脏下垂,多因( )
A. 脾主运化 B. 肝气升发 C. 脾气主升
D. 肺主宣发 E. 胃主受纳
18. 肾在五行属水,与其相表里的是( )
A. 膀胱 B. 胆 C. 胃
D. 小肠 E. 耳
19. 古代养生家主张咽而不吐,以养肾精的物质是( )
A. 唾 B. 饮 C. 涕
D. 泪 E. 痰
20. 肺与肝的关系主要表现在( )
A. 血的生成 B. 气机调节 C. 气的生成
D. 血的统摄 E. 气的宣发
21. 血的组成主要有津液和( )
A. 卫气 B. 营气 C. 原气
D. 宗气 E. 精气
22. 中焦受气取汁,变化而赤,是谓( )
A. 营 B. 精 C. 气
D. 血 E. 津液

[B型题]

23 ~ 24 题共用备选答案
A. 心主血脉 B. 心主神志 C. 心之华在面
D. 心之液为汗 E. 血脉妄行
23. 心脏气血的盛衰,可以从面部的色泽变化显露出来,概括而言即( )
24. 心藏神是指( )

25 ~ 26 题共用备选答案
A. 心气推动血液运行在脉中循行 B. 心衰则血停
C. 心藏神 D. 心动则五脏六腑皆摇
E. 心在体合脉
25. 对心主血脉功能描述正确的是( )
26. 对心主神志功能描述正确的是( )

27 ~ 28 题共用备选答案
A. 心 B. 肺 C. 脾
D. 肝 E. 肾
27. 上述脏器中,其液为汗的是( )
28. 上述脏器中,其液为涎的是( )

29 ~ 30 题共用备选答案

A. 主呼吸之气和一身之气
B. 主宣发和肃降
C. 主调节水道和血液运行
D. 主运化水谷和运化水液
E. 主蒸化水液和传导糟粕

29. 肺主气的功能是指( )
30. 脾主运化是指( )

31 ~ 32 题共用备选答案

A. 主运化水谷和运化水液
B. 主疏泄和主藏血
C. 贮藏胆汁和主决断
D. 助脾运化和条达情志
E. 上输水谷精微和维持内脏位置相对恒定

31. 脾气主升是指( )
32. 肝的主要生理功能是( )

33 ~ 34 题共用备选答案

A. 肾阴和肾阳
B. 水和火
C. 阴和阳
D. 营和卫
E. 气和血

33. 心与肺的关系是( )
34. 心和肾的关系是( )

35 ~ 36 题共用备选答案

A. 贮存、排泄胆汁和主决断
B. 条达情志
C. 运化水谷津液
D. 主通降和受纳腐熟水谷
E. 升清到肺、心和头目

35. 胆的主要生理功能是( )
36. 胃的主要生理功能是( )

37 ~ 38 题共用备选答案

A. 运化水谷和水液
B. 受盛化物和泌别清浊
C. 主宣发肃降
D. 主通降和受纳腐熟水谷
E. 运行水液和通行元气

37. 小肠的主要生理功能是( )
38. 三焦的主要生理功能是( )

39 ~ 40 题共用备选答案

A. 主宰生命活动、精神活动及感觉运动
B. 主神志和血脉
C. 主月经和孕育胎儿
D. 主化生"天癸"
E. 主骨生髓

39. 脑的主要生理功能是( )
40. 女子胞的主要生理功能是( )

41 ~ 42 题共用备选答案

A. 呼吸运动和调节气机
B. 气的生成和津液代谢
C. 气的运行和津液代谢
D. 呼吸运动和津液代谢
E. 血液运行和津液代谢

41. 肺与脾的关系主要体现在( )
42. 肺与肾的关系主要体现在( )

43 ~ 44 题共用备选答案

A. 消化吸收和血液调控
B. 走息道以司呼吸，贯心脉以行气血
C. 对气机和水液的调节
D. 注足阳明而促消化
E. 通行三焦而且调气机

43. 肝与脾的关系主要体现在( )
44. 宗气的主要功能是( )

45 ~ 46 题共用备选答案

A. 促进脾胃运化，推动血液运行
B. 营养滋润全身，神志活动的主要物质基础
C. 化生血液，营养全身
D. 化生精气，滋润全身
E. 化生津液

45. 营气的主要功能是( )
46. 血的功能有( )

[X 型题]

47. 心的生理功能是( )
A. 宣散卫气　B. 推动血行　C. 主神志
D. 开泄汗液　E. 主全身之气

48. 胆为奇恒之腑的依据有( )
A. 形态中空　B. 贮藏胆汁　C. 胆主决断
D. 胆与肝相表里　E. 胆不直接转化饮食物

49. 下列选项中，肾藏精功能的延伸是( )
A. 主生长发育与生殖　B. 为脏腑之本　C. 主纳气
D. 主骨生髓　E. 主水

50. 胃失和降可出现( )
A. 腹胀　B. 便秘　C. 纳呆
D. 口臭　E. 呃逆

51. 脾的主要生理功能有( )
A. 主运化　B. 主疏泄　C. 主藏血
D. 主升　E. 主统血

52. 肝藏血的生理功能包括( )
A. 贮藏血液　B. 调节血量　C. 防止出血
D. 生成血液　E. 推行血液

53. 肺主肃降的生理作用有( )

A. 将体内的浊气排出体外
B. 充分吸入自然界之清气
C. 将水谷精微布散于全身,外达于皮毛
D. 将清气、津液和水谷精微向下向内布散全身,将水液下输于肾和膀胱
E. 肃清肺和呼吸道内的异物,保持呼吸道洁净

54. 肾不纳气,临床常见(　　)
A. 呼吸表浅　B. 呼多吸少　C. 动则气喘
D. 呕恶纳呆　E. 胸胁胀痛

55. 对心的系统连属,描述正确的是(　　)
A. 心在志为喜　B. 心在体合脉　C. 心在窍为舌
D. 心在液为汗　E. 与小肠相表里

56. 肺主治节的作用体现在(　　)
A. 肺司呼吸　B. 治理调节　C. 助心行血
D. 调节津液代谢　E. 调节气机

57. 肺的系统连属包括(　　)
A. 在志为悲忧　B. 与大肠相表里　C. 在液为涕
D. 在体合皮发毛　E. 在窍为鼻

58. 脾的运化功能失常可产生(　　)
A. 水肿　B. 湿　C. 痰
D. 饮　E. 便溏

59. 肝主疏泄,主要表现在(　　)
A. 通调水道　B. 调畅气机　C. 助脾运化
D. 条达情志　E. 调节生殖功能

60. 对肝的系统连属,表述正确的是(　　)
A. 肝在志为喜　B. 肝在液为泪　C. 肝合筋而其华在爪
D. 肝开窍于目　E. 肝与胆相表里

61. 对肾的系统连属,论述正确的是(　　)
A. 在志为恐　B. 在液为唾　C. 主骨生髓而其华在发
D. 开窍于耳及二阴　E. 与膀胱相表里

62. 对脏腑表里关系的论述,正确的是(　　)
A. 心与小肠相表里　B. 肝与脾相表里　C. 肾与膀胱相表里
D. 肺与大肠相表里　E. 胃与胆相表里

63. 气的基本运动形式包括(　　)
A. 呼吸　B. 升　C. 降
D. 出　E. 入

64. 气的分类主要有(　　)
A. 元气　B. 宗气　C. 肾气
D. 卫气　E. 营气

65. 卫气的主要功能有(　　)
A. 通过三焦输布全身　B. 护卫肌表以防外邪入侵

C. 温煦脏腑、肌肉和皮毛　　D. 调节肌腠开合和汗液排泄
E. 化生血液

66. 津液的功能包括（　　）
A. 滋润濡养　　B. 化生血液　　C. 化生肾精
D. 调节机体阴阳平衡　　E. 排泄代谢产物

67. 气与血的关系可表现为（　　）
A. 气能生血　　B. 气能行血　　C. 血能养气
D. 血能载气　　E. 气为血帅，血为气母

68. 气与津液的关系可表现为（　　）
A. 气能生津　　B. 气能行津　　C. 气能摄津
D. 津能载气　　E. 津能摄气

四、名词解释

1. 脏腑　　2. 肺主宣发　　3. 肺主肃降　　4. 肺朝百脉
5. 肾不纳气　　6. 脾主运化　　7. 心主血脉　　8. 泌别清浊
9. 太仓　　10. 奇恒之腑　　11. 气　　12. 元气
13. 宗气　　14. 营气　　15. 卫气　　16. 津液
17. 精血同源　　18. 孤府　　19. 中精之府　　20. 汗为心之液

五、问答题

1. 五脏与六腑的生理功能特点有何不同？
2. 简述心的主要生理功能。
3. 试述肾精、肾气、肾阴、肾阳的相互关系。
4. 如何理解肺主气的生理功能？
5. 试述肺主治节的生理功能。
6. 肾中精气的生理功能主要体现在哪些方面？
7. 简述脾的主要生理功能。
8. 肝主疏泄的生理功能主要体现在哪些方面？
9. 小肠的生理功能包括哪些方面？
10. 简述肺与肾的关系。
11. 上焦的生理功能特点是什么？
12. 中焦的生理功能特点是什么？
13. 下焦的生理功能特点是什么？
14. 简述气的生理功能。
15. 简述血的生理功能。
16. 简述津液的生理功能。
17. 简述女子胞的主要生理功能。
18. 脑的生理功能主要有哪些方面？
19. 简述脏腑之间的相互关系。
20. 试述“先天之精”与“后天之精”的关系。

第四章

病 因 病 机

【内容提要】

中医认识病因，除直接询问发病的经过及有关情况以推断病因外，主要是以病证的临床表现为依据，通过分析疾病的症状、体征来推求病因，为治疗用药提供依据，这种方法称为“辨证求因”，又称“审证求因”。本章主要介绍了六淫等外感致病因素，七情内伤、饮食失宜和劳逸失度等内伤致病因素，痰饮、瘀血、结石等病理产物性致病因素以及外伤等其他致病因素。病机方面主要介绍了邪正盛衰、阴阳失调、精气血津液失常等基本病机。

【学习目标】

1. 掌握　六淫各自性质和致病的共同特点，邪正盛衰与虚实变化情况。
2. 熟悉　七情的概念、七情内伤的含义和致病特点，阴阳盛衰与寒热变化情况。
3. 了解　痰饮、瘀血的基本概念和致病特点。
4. 了解　精、气、血、津液失常等基本病机。

【内容要点】

中医认识病因，除直接询问发病的经过及有关情况以推断病因外，主要是以病证的临床表现为依据，通过分析疾病的症状、体征来推求病因，为治疗用药提供依据，这种方法称为“辨证求因”，又称“审证求因”。本章主要介绍了六淫等外感致病因素，七情内伤、饮食失宜和劳逸失度等内伤致病因素，痰饮、瘀血、结石等病理产物性致病因素以及外伤等其他致病因素。病机方面主要介绍了邪正盛衰、阴阳失调、精气血津液失常等基本病机。

第一节 病 因

一、外感致病因素

(一) 六淫

六淫是风、寒、暑、湿、燥、火六种外感病邪的统称。六气是指风、寒、暑、湿、燥、火自然界六种不同的气候。六淫共同的致病特点:外感性、季节性、地域性、环境性、相兼性和转化性。

六淫各自的性质及其致病特点:

1. 风为阳邪,其性开泄,易袭阳位;风性善行而数变;风性主动;风为百病之长。
2. 寒为阴邪,易伤阳气;寒性凝滞;寒性收引;寒性清澈。
3. 暑为阳邪,其性炎热;暑性升散,易扰神耗气伤津;暑多夹湿。
4. 湿为阴邪,易阻气机,损伤阳气;湿性重浊;湿性黏滞;湿性趋下,易袭阴位。
5. 燥性干涩,易伤津液;燥易伤肺。
6. 火为阳邪,其性炎上;易扰心神;易耗气伤津;易生风动血;易致肿疡。

(二) 疠气

指具有强烈传染性的一类外邪。致病特点:发病急骤,病情危重;传染性强,易于流行;一气一病,症状相似。

二、内伤致病因素

内伤致病因素主要有七情内伤、饮食失宜和劳逸失度等。七情,是指人的喜、怒、忧、思、悲、恐、惊七种情志活动,是人对外界事物和现象的七种不同情志反应(精神状态),一般情况下属正常情志活动。七情内伤致病特点为:直接伤及内脏;影响脏腑气机,如怒则气上、喜则气缓、悲(忧)则气消、恐则气下、惊则气乱和思则气结;影响病情转归。

三、病理产物性致病因素

(一) 痰饮

痰饮是机体津液代谢障碍所形成的病理产物,一般较稠浊的称为痰,清稀的称为饮。痰饮的形成,多由外感六淫,或七情内伤,或饮食不节等,引起肺、脾、肾、肝等脏腑功能失调、气化不利,津液代谢障碍,水液停聚而成。痰饮的致病特点:阻滞气血运行;影响津液代谢;易扰乱神明;致病广泛,变化多端;病势缠绵,病程较长。

(二) 瘀血

瘀血指血液停滞,包括离经之血积存体内,或血运不畅阻滞于经脉及脏腑内的血液。外感六淫、内伤七情、跌仆损伤等原因,一旦引起心、肺、肝、脾等脏腑功能失常,血液运行不畅,或致血离经脉而瘀积体内,均可导致瘀血的形成。瘀血致病的病症特点有:疼痛、肿块、出血、面唇甲青紫、舌质紫黯、脉涩或结代等。

(三) 结石

凡体内湿热浊邪,蕴结不散,或久经煎熬,形成砂石样的病理产物,称为结石。结石的形成主要是由于脏腑本虚,湿热浊邪乘虚而入,蕴郁积聚不散,或湿热煎熬日久而成。结石的致病特点由于病位的不同,阻滞不同脏腑气机,所导致病症亦不相同。

四、其他致病因素

除上述介绍的病因之外的致病因素，统称为其他致病因素，主要有外伤、烧烫伤、虫兽伤等外伤，主要包括枪弹、金刃、跌仆、持重努伤等。烧烫伤，主要由温度过高的物品、沸水、热油、或火焰等灼伤所致。虫兽伤，主要由毒蛇、猛兽、疯狗、猫咬伤，或蜂、蝎、蚂蚁螫伤等所致。其轻者可出现皮肤肌肉的出血、肿痛，重者可危及生命，以致死亡。

第二节 病 机

一、邪正盛衰

正，指人体的功能活动（包括脏腑、经络、气血等功能）和抗病、康复能力；邪，泛指各种致病因素。正气不足是发病的内在因素；邪气是发病的重要条件；正邪斗争的胜负，决定发病与不发病。邪气亢盛所表现的证候，称为实证，主要表现为邪气亢盛，正气未衰，正邪相搏所出现病理反应较剧烈的有余证候。正气不足表现的证候，称为虚证，主要表现为精气血津液等亏少和功能衰弱不足的证候。虚实变化还可见虚实转化、虚实真假等。疾病发生后，正邪斗争及其消长盛衰的变化，会直接影响疾病的发展趋势与疾病转归，表现为表邪入里，或里邪出表，正胜则邪退，邪胜则正衰。

二、阴阳失调

阴阳失调，是阴阳之间失去平衡协调之简称。当机体在某致病因素作用下，脏腑经络、气血津液等发生异常改变，导致整体或局部的阴阳失调，都会发病，并出现相应的临床症状。表现为：阳胜则热之实热证，阴虚则热之虚热证，阴胜则寒之实寒证，阳虚则寒之虚寒证。失调的阴阳经调整得以重新恢复平衡，疾病则好转和痊愈；亡阴、亡阳是阳或阴的功能严重衰竭，导致疾病恶化，甚至死亡。

三、精、气、血、津液失常

精的失常主要包括精虚和精的施泄失常两方面的病变。精虚，主要指的就是肾精不足，以及其功能低下所产生的病理变化。精的施泄，主要指的是生殖之精以适度排泄。精的施泄失常，临床表现为排泄过度和排泄障碍，为失精和精瘀的病理变化。

气的失常，主要包括两个方面：一是气的生化不足或耗散太过，造成气的防御、气化、推动、温煦等功能减弱的病理变化，即气虚；二是气的运动失常及气的某些功能障碍，出现气滞、气逆、气陷、气闭或气脱等气机失调的病理变化。

血的失常，主要表现为两个方面：一是血虚。表现为血的濡养功能减退，多由于血的生化不足或耗损太过所致。二是血的运动失常，具体又分为两个方面，其一为血瘀，即血行迟缓，瘀积于经络、脏腑、组织等，多由气虚、气滞、寒凝所致；其二为出血，表现为血行逆乱，血流薄疾，多由感受热邪、内火炽盛所致。

津液失常是指津液生成、输布或排泄过程障碍。津液的正常代谢，是维持体内津液生成、输布和排泄之间相对恒定的基本条件。津液代谢失常，包括津液不足、津液输布和排泄障碍两方面。津液不足是指津液匮乏导致内则脏腑，外则孔窍、皮毛，失于濡润、滋养，而产生的一系列干燥枯涩的病理变化。津液的输布和排泄障碍，是指津液在体内不正常的停滞，或尿液、汗液排泄失常的病机变化。

【练习题】

一、填空题

1. 六淫是指______、______、______、______、______、______六种外感病邪的统称。

2. 疠气的致病特点有______、______、______。

3. 中医内伤致病因素有______、______、______。

4. 除外感、内伤及病理产物性致病因素外,其他致病因素主要有______、______、______等。

5. 气机失调主要包括______、______、______、______、______等。

二、判断题(正确的以"√"表示,错误的以"×"表示)

1. 六淫就是"六气"。 ( )
2. 疫疠的发生与人群的正气强弱有关。 ( )
3. 无形之痰,是指只见其征象,不见其形状之痰。 ( )
4. 正邪斗争的胜负,决定发病与不发病。 ( )
5. 阴阳失调是疾病发生、发展与变化的内在根据。 ( )
6. 血寒时面色发红,且容易出现出血,如咳血、衄血等。 ( )
7. 气闭多为实证,气脱多为虚证。 ( )

三、选择题

[A 型题]

1. 其性开泄,易袭阳位的邪气是( )
   A. 风邪　B. 寒邪　C. 湿邪
   D. 燥邪　E. 火邪

2. 具有轻扬向上特性的邪气是( )
   A. 风邪　B. 寒邪　C. 火邪
   D. 湿邪　E. 燥邪

3. 致病后最易出现发热、恶风、汗出等症状的病邪是( )
   A. 风邪　B. 寒邪　C. 火邪
   D. 湿邪　E. 燥邪

4. 六淫致病,具有发病急、变化快特点的邪气是( )
   A. 风邪　B. 寒邪　C. 湿邪
   D. 燥邪　E. 火邪

5. 风邪伤人,以致病位游移,行无定处,主要是因为风的性质有( )
   A. 风性善行　B. 风性数变　C. 风为阳邪
   D. 风性开泄　E. 风性轻扬

6. 风邪的致病特点是( )
   A. 易伤脏腑　B. 易伤津液　C. 易伤阳气
   D. 易袭阳位　E. 易致肿疡

7. 风邪致病具有发病急、变化快的特点,主要是因为风的性质有( )
   A. 风为阳邪　B. 风性轻扬　C. 风性善行

D. 风性数变　　E. 风性主动

8. 下列属于风邪性质和致病特点的是（　　）

A. 为阳邪，其性炎热　　B. 为阳邪，其性开泄　　C. 为阳邪，伤津耗气

D. 为阳邪，易生风动血　　E. 为阳邪，其性炎上

9. 寒邪的性质和致病特点是（　　）

A. 为阴邪，易阻气机　　B. 其性重浊，可致周身酸痛

C. 易伤肺，出现咳嗽痰少症状　　D. 其性黏滞，病难速愈

E. 其性凝滞，引起疼痛

10. 感受寒邪，分泌物或排泄物呈清稀状，是因为（　　）

A. 寒邪凝滞　　B. 寒性收引　　C. 寒性升散

D. 寒性清澈　　E. 寒性开泄

11. 属于寒邪性质的是（　　）

A. 凝滞　　B. 黏滞　　C. 数变

D. 重着　　E. 升散

12. 寒邪致病，多见疼痛症状的主要原因是（　　）

A. 寒为阴邪，易伤阳气，阳虚不能温煦故疼痛

B. 寒性收引，气机收敛，故疼痛

C. 寒主收引，经脉拘急而疼痛

D. 寒客肌表，卫阳被郁不得宣泄而疼痛

E. 寒性凝滞，气血阻滞而疼痛

13. 寒邪伤人，出现脘腹冷痛、呕吐等症状的主要原因是（　　）

A. 寒性凝滞，气血流行不利　　B. 寒为阴邪，易伤阳气

C. 寒性收引，气血凝滞不通　　D. 寒性收引，经脉拘急

E. 寒性黏滞，气机不畅

14. 六淫致病，最容易引起疼痛的邪气是（　　）

A. 风邪　　B. 寒邪　　C. 湿邪

D. 燥邪　　E. 火邪

15. 寒邪致病，症见肢体屈伸不利，是由于（　　）

A. 寒为阴邪，易伤阳气　　B. 寒客肌表，卫阳被遏

C. 寒性凝滞，痹阻经脉　　D. 寒性收引，筋脉挛急

E. 寒邪入里，直中三阴

16. 具有收引特性的邪气是（　　）

A. 风邪　　B. 寒邪　　C. 火邪

D. 湿邪　　E. 燥邪

17. 暑邪为病而见汗多，气短，乏力，这是由于（　　）

A. 暑为阳邪，其性炎热　　B. 暑应于心，易扰心神

C. 暑多夹湿，易困脾土　　D. 暑性升散，耗气伤津

E. 暑为阳邪，化火伤阴

18. 暑邪伤人，常见胸闷、四肢困倦等症状的主要原因是（　　）

A. 暑邪夹湿，气滞湿阻　　B. 暑性升散，汗多伤津，肢体失养

C. 暑性升散，伤津耗气
D. 暑性炎热，伤人后出现一系列阳热症状
E. 暑性开泄，伤人后引起汗出

19. 具有升散耗气特性的邪气是（　　）
A. 风邪　B. 寒邪　C. 暑邪
D. 湿邪　E. 燥邪

20. 湿邪致病缠绵难愈的主要原因是（　　）
A. 湿为有形之邪，易阻气机
B. 湿邪损伤阳气，阳气受损，病难速愈
C. 湿性黏滞，不易祛除，病程缠绵，病难速愈
D. 湿性重浊，留滞于体内，病难速愈
E. 湿性趋下，易袭阴位，病难速愈

21. 易阻滞气机，损伤阳气的邪气是（　　）
A. 风邪　B. 寒邪　C. 暑邪
D. 湿邪　E. 燥邪

22. 侵犯人体可引起关节疼痛重着症状的邪气是（　　）
A. 风邪　B. 寒邪　C. 暑邪
D. 湿邪　E. 燥邪

23. 湿邪致病最易困阻的是（　　）
A. 心阳　B. 肺气　C. 脾阳
D. 肝阳　E. 肾气

24. 湿邪致病可见下肢水肿等症状的主要原因是（　　）
A. 湿性趋下，水湿易滞于下肢
B. 湿性重浊
C. 湿为阴邪，易阻气机，损伤阳气
D. 湿性黏滞，排泄不畅
E. 湿性黏滞，疾病缠绵难愈

25. 最易伤肺的邪气是（　　）
A. 风邪　B. 寒邪　C. 暑邪
D. 湿邪　E. 燥邪

26. 易于导致干咳少痰，或痰黏难咯，或喘息胸痛等症状的邪气是（　　）
A. 风邪　B. 寒邪　C. 暑邪
D. 湿邪　E. 燥邪

27. 具有其性干涩，易伤津液性质和特点的邪气是（　　）
A. 风邪　B. 寒邪　C. 暑邪
D. 湿邪　E. 燥邪

28. 火邪的性质和致病特点是（　　）
A. 为阳邪，具有升发向上的特性
B. 为阳邪，其性轻扬，可致腠理开泄
C. 为阳邪，其性炎上
D. 为阳邪，多夹湿致病
E. 为阳邪，其性炎热

29. 常引起心烦、失眠、狂躁妄动等症状的邪气是（　　）
A. 风邪　B. 寒邪　C. 暑邪
D. 湿邪　E. 火邪

30. 最易生风动血的邪气是(　　)

A. 风邪　B. 寒邪　C. 暑邪　D. 湿邪　E. 火邪

31. 侵犯人体,易于引起肿疡的邪气是(　　)

A. 风邪　B. 寒邪　C. 暑邪　D. 湿邪　E. 火邪

32. 其性炎上的邪气是(　　)

A. 风邪　B. 寒邪　C. 暑邪　D. 湿邪　E. 火邪

33. 暑、火、燥三邪的共同致病特点是(　　)

A. 为阳邪　B. 炎热　C. 伤津　D. 动血　E. 生风

34. 引起“行痹”的主要邪气是(　　)

A. 风邪　B. 寒邪　C. 暑邪　D. 湿邪　E. 火邪

35. 引起“痛痹”的主要邪气是(　　)

A. 风邪　B. 寒邪　C. 暑邪　D. 湿邪　E. 火邪

36. 引起“着痹”的主要邪气是(　　)

A. 风邪　B. 寒邪　C. 暑邪　D. 湿邪　E. 火邪

37. 疠气的致病特点是(　　)

A. 病情重,预后差　B. 高热持续不退　C. 易伤津耗气　D. 扰动心神　E. 传染性强

38. 下述选项中,与疠气流行较不密切的是(　　)

A. 气候反常　B. 环境因素　C. 预防措施不当　D. 社会因素　E. 精神因素

39. 七情内伤致病多损伤的脏是(　　)

A. 心、肝、脾　B. 心、肺、脾　C. 心、肝、肾　D. 心、肺、肝　E. 肺、脾、肾

40. 七情内伤致病,首先损伤的脏是(　　)

A. 肝　B. 心　C. 脾　D. 肺　E. 肾

41. 情志异常易使肝的疏泄功能失调,此种情志多为(　　)

A. 过喜　B. 过思　C. 过怒　D. 过恐　E. 过悲

42. 情志异常可导致心悸、惊恐不安等症状,此种情志多为(　　)

A. 过度愤怒　B. 喜乐过度　C. 过度悲忧　D. 突然受惊　E. 思虑过度

43. 过怒主要影响的功能是(　　)

A. 呼吸功能 B. 藏血功能 C. 疏泄功能
D. 经气功能 E. 运化功能

44. 过度恐惧对气机的影响是( )
A. 气消 B. 气结 C. 气上
D. 气下 E. 气乱

45. 过度悲伤对气机的影响是( )
A. 气消 B. 气结 C. 气上
D. 气下 E. 气乱

46. 过度愤怒对气机的影响是( )
A. 气消 B. 气结 C. 气上
D. 气下 E. 气乱

47. 暴喜过度,临床常见的症状有( )
A. 神无所归,虑无所定 B. 心悸、失眠、健忘、多梦
C. 面红目赤 D. 精神不集中,甚则失神狂乱
E. 意志消沉,面色惨淡

48. 情志异常可引起二便失禁,此种情志多为( )
A. 过度悲忧 B. 恐惧过度 C. 思虑不解
D. 过度愤怒 E. 突然受惊

49. 思虑过度对气机的影响是( )
A. 气乱 B. 气陷 C. 气上
D. 气结 E. 气收

50. 最易导致脘腹胀满、嗳腐泛酸、厌食症状的是( )
A. 摄食不足 B. 饮食不洁 C. 暴饮暴食
D. 饮食偏寒偏热 E. 饮食五味偏嗜

51. 劳神过度,临床最常见的症状是( )
A. 腰酸腿软,精神萎靡 B. 气少力衰,神疲消瘦
C. 心悸、失眠、纳呆、腹胀、便溏 D. 动则心悸,气喘汗出
E. 以上均非

52. 与水湿痰饮形成关系密切的因素是( )
A. 心、肺、脾功能障碍 B. 肺、脾、肝功能障碍 C. 脾、肝、肾功能障碍
D. 肝、肾、心功能障碍 E. 肺、脾、肾功能障碍

53. 瘀血所致出血的特点是( )
A. 出血量多 B. 出血不畅 C. 血色紫暗夹有血块
D. 出血色淡 E. 出血量少

54. 瘀血所致疼痛的特点是( )
A. 胀痛 B. 窜痛 C. 灼痛
D. 刺痛 E. 重痛

55. 疾病发生的重要条件是( )
A. 正气 B. 正气不足 C. 邪气
D. 邪气亢盛 E. 邪气损正

56. 实证的病机最根本的方面是(　　)
A. 邪气亢盛　B. 正气旺盛　C. 气血瘀滞
D. 水液蓄积　E. 痰浊壅滞

57. 气逆证最容易累及的脏腑是(　　)
A. 心、肾　B. 肺、脾、肝　C. 胃、胆、心
D. 肝、胃、肺　E. 脾、胃、肝

58. 精道疼痛、睾丸坠胀,小腹挛痛、精索小核硬结如串珠、腰痛,这些症状属于(　　)
A. 血瘀　B. 气滞　C. 精瘀
D. 血热　E. 痰浊

59. 虚证的概念是(　　)
A. 以正气不足、抗病能力低下为主的病理反映
B. 正气不足,邪气亢盛的病理变化
C. 邪气亢盛,正气日衰,脏腑功能减退的病理反映
D. 正虚邪恋的病理反映
E. 邪正相持的病理状态

60. 阴阳盛衰决定着疾病的寒热变化,由阳偏盛引起的病理变化是(　　)
A. 实热　B. 实寒　C. 虚热
D. 虚寒　E. 假热

61. "阴阳离决,精气乃绝"所反映的阴阳关系是(　　)
A. 对立制约　B. 互根互用　C. 相互交感
D. 消长平衡　E. 相互转化

62. 津液不足的形成原因不包括(　　)
A. 摄入不足　B. 大面积烧伤　C. 误用辛燥之剂
D. 脏腑气化功能减弱　E. 津液在体内不正常停滞

63. 津液排泄障碍中起主导作用的是(　　)
A. 三焦气化失调　B. 肺失宣降　C. 肾失蒸化作用
D. 肝失疏泄　E. 外感燥热

[B 型题]

64 ~ 65 题共用备选答案
A. "正气存内,邪不可干"
B. "阴阳乖戾,疾病乃起"
C. "圣人不治已病治未病"
D. "夫瘟疫之为病,非风、非寒、非暑、非湿,乃天地间别有一种异气所感"
E. "百病多由痰作祟"

64. 强调发病的内在因素的是(　　)

65. 强调外感致病因素的是(　　)

[X 型题]

66. 痰饮的致病特点是(　　)
A. 阻滞气血运行　B. 影响津液代谢　C. 易扰乱神明
D. 致病广泛,变化多端　E. 病情反复发作,缠绵不愈

67. 导致血瘀的常见因素是（　　）

A. 气虚　B. 气滞　C. 血寒

D. 血热　E. 痰浊

68. 瘀血病证虽繁多，但临床表现有以下共同特点中的（　　）

A. 疼痛，多为刺痛，痛处固定不移、拒按、夜间痛甚

B. 肿块，局部青紫肿块或癥积

C. 出血色紫暗或有血块

D. 面色黧黑，肌肤甲错，舌质紫暗

E. 脉细涩、沉弦或结代

四、名词解释

1. 六淫　2. 疠气　3. 七情内伤　4. 痰饮

5. 瘀血　6. 结石　7. 气滞　8. 血虚

五、问答题

1. 疠气与六淫致病有何异同？
2. 七情内伤的致病特点是什么？
3. 痰饮的致病特点是什么？
4. 邪正盛衰与疾病的发生、发展及转归有什么关系？
5. 何谓“阴虚则热”？

第五章

四　诊

【内容提要】

四诊即望、闻、问、切四种诊察疾病的方法，是搜集临床资料的主要方法，是辨证论治的基础。本章主要介绍了望诊、闻诊、问诊、切诊的方法、内容和意义。临床上必须把望、闻、问、切四诊有机地结合起来—即“四诊合参”，才能全面、系统地了解病情。

【学习目标】

1. 掌握　望神的方法、临床意义；掌握正常面色及五种病色的特征与主病；掌握常舌象及常见病舌的特征与主病；掌握常脉及常见病脉的特征与主病。

2. 熟悉　问诊的主要内容及其临床意义；熟悉望舌及切脉的方法及注意事项。

3. 了解　望形体、望动态、望头面五官、望颈项躯体、望皮肤、望毛发的临床意义；了解闻诊、按诊的基本内容及其临床意义。

【内容要点】

四诊，是指中医诊察和收集疾病有关资料的基本方法，包括望、闻、问、切四法。

望诊包括全身望诊和局部望诊、望排出物及望舌等。望神和望色是全身望诊的重点。神是对人体生命活动外在表现的高度概括，望神可知正气存亡、脏腑盛衰、病情轻重、预后善恶，有得神、少神、失神、假神等四种情况。望色主要是望面色，我国健康人面色应是微黄透红，明润光泽。病色包括五色善恶与变化，其中明润光泽而含蓄为善色，表示病情较轻，预后较好；晦暗枯槁而显露为恶色，表示病情较重，预后欠佳。五色主病是：青色主寒、痛、瘀血、惊风；赤色主热；黄色主虚、湿、黄疸；白色主虚、寒、失血；黑色主肾虚、水饮、瘀血。

望舌包括望舌质与望舌苔。正常舌象可概括为“淡红舌，薄白苔”。舌色主病：淡白舌主虚证、寒证；红舌主热证；绛舌主热盛，主瘀；青舌主阴寒、瘀血；紫舌主气血壅滞，瘀血。舌形主病：老舌主实证或热证，嫩舌主虚证或寒证；胖肿舌主脾虚湿蕴，瘦瘪舌主气血虚或阴虚；芒刺舌主热盛；裂纹舌多为阴血亏虚；齿痕舌主脾虚水湿内停。苔质主病：苔薄主表，苔厚主里；腐苔主食积胃肠，痰浊内蕴，腻苔主湿浊、痰饮、湿温；苔润表示津液未伤，苔燥多为津液耗伤或热盛伤津或阴液亏虚，亦可因阳虚不运津不上承所致；剥落苔主胃阴虚。苔色主病：白苔主表证、寒证；黄苔主里证、热证；灰黑苔主里热、里寒之重证。一般认为，舌质主要反映脏腑虚实、气血盛衰等证的变化情况；舌苔主要反映病证寒热的深浅，邪正的消长变化。

闻诊包括听声音和嗅气味。实证和热证，声音重浊而粗、高亢洪亮、烦躁多言；虚证和寒证，声音轻清、细小低弱、静默懒言。各种排泄物与分泌物，凡气味恶臭者多属实证、热证；凡带腥味者多属虚证、寒证。

问诊的重点是问现在症，其中问寒热、问汗、问疼痛是问诊的重点。寒与热是辨别病邪性质、机体阴阳盛衰及病属外感或内伤的重要依据，包括恶寒发热、但寒不热、但热不寒、寒热往来四型，分别提示表证、里寒证、里热证和半表半里证。问汗可辨邪正盛衰、腠理疏密和气血盈亏。表证无汗为表实，表证有汗为表虚或表热证；自汗属阳气虚损，盗汗属阴虚内热。问疼痛，应注意询问疼痛的部位、性质、程度、时间及喜恶等，以辨病变所在脏腑经络、病邪性质和正邪盛衰。一般而言，新病剧痛属实，久痛时缓属虚；痛而拒按属实，痛而喜按属虚。胀痛、绞痛为气滞；刺痛、痛处固定为瘀血；重痛、酸痛为湿阻；冷痛为寒；灼痛为热；窜痛为气滞或风胜。胸痛病在心肺，胁痛病在肝胆，脘腹痛其病在脾胃。

切诊，包括脉诊和按诊，切脉是重点，部位在手腕部的寸口。正常脉象的特点是：三部有脉，不浮不沉，不快不慢，和缓有力，节律均匀，此即“有胃、有神、有根”。常见病脉主病：浮脉主表证、虚证；沉脉主里证；迟脉主寒证；数脉主热证；虚脉主虚证；实脉主实证；弦脉主肝胆病、诸痛、痰饮、疟疾；滑脉主痰饮、食积、实热；洪脉主气分热盛；紧脉主寒证、痛证、宿食；濡脉主诸虚、湿证；细脉主气血两虚、诸虚劳损、伤寒、痛甚及湿证；涩脉主气滞血瘀、伤精血少、痰食内停；结脉主阴盛气结、寒痰瘀血、气血虚衰；代脉主脏气衰微，亦主风证、痛证、七情惊恐、跌打损伤；促脉主阳热亢盛，气血痰食郁滞，脏气衰败。相兼脉主病就是各组成脉象主病的综合。真脏脉以无胃、无神、无根为特点。

【练习题】

一、填空题

1. 面黑的主病为________、________、________。
2. 呕吐有寒热之辨，胃寒则吐物形质为________。
3. 痰多色白，咯之易出，属________痰；痰黄稠黏属________痰。
4. 小儿发结如穗，干枯不荣，多见于________。
5. 排出物色白清稀者，多属________、________。
6. 望小儿食指络脉，以浮沉分________，以色泽辨________，以淡滞定________，三关测________。
7. 舌尖见紫色斑点，是瘀血阻滞于________。
8. 面目肌肤俱黄为________。黄色鲜明如橘皮色属________；黄色晦暗如烟熏属________。
9. 舌淡白而瘦小，多属________；舌淡白胖嫩，或有齿痕，多为________。
10. 红绛有苔属________；红绛无苔或少苔属________。
11. 舌体________，纹理________者为老舌；舌体________，纹理________者为嫩舌。
12. 病理性舌苔的形成是由________而成。
13. 带下黄稠臭秽者，多属________；带下清稀而腥者，多属________。

14. 舌浅淡而有裂纹者多为______。
15. 病人日间汗出，活动尤甚，称为______，属______。
16. 小便清长量多者，属______；小便频数，短赤而急迫者，属______。
17. 鼻久流浊涕，色黄稠黏，香臭不分，是______。
18. 瘀血内阻的病人口渴与饮水的特点是______。
19. 热病过程中，舌苔由燥转润，提示______。
20. 久病之人本不能食，突然欲食，甚至暴食，为______，多属______。
21. 望舌苔主要观察______与______的变化。
22. 舌尖芒刺，多为______，舌中芒刺，多为______。
23. 得神提示______，______，或______，______。
24. 察五色善恶时，不论何色皆以______为区分要点。
25. 声音重浊而粗、高亢洪亮多是______证、______证。
26. 诊脉时用指力轻切在皮肤上称为______；用力不轻不重称为______；用重力切按筋骨间称为______。

二、判断题（正确的以"√"表示，错误的以"×"表示）

1. 数脉只主实热证。（　　）
2. 妇女白带量多质稀如涕，淋漓不绝者，多为脾肾阳虚，寒湿下注。（　　）
3. 呕吐以有物无声为吐，有声无物为干呕。（　　）
4. 形如米粟，色红，稍高于皮肤，摸之有碍手感为斑。（　　）
5. 口唇糜烂是心火上炎的表现。（　　）
6. 得神只见于正常人。（　　）
7. 肥胖并见皮肤细白、食少乏力是形盛气虚，痰湿内生。（　　）
8. 一般地说，舌质主要反映病证寒热的深浅，邪正的消长变化；舌苔主要反映脏腑虚实、气血盛衰等证的变化情况。（　　）
9. 喜静者多为阴证、寒证、虚证。（　　）
10. 口渴提示热盛伤津。（　　）
11. 望舌时，医生应循舌根、舌中、舌尖、舌边顺序查看。（　　）
12. "斜飞脉"与"反关脉"，都是比较少见的病脉。（　　）
13. 亡阴证的汗出大多黏而味咸。（　　）
14. 泻如稀水，色淡黄而味腥臭为寒湿泄泻。（　　）
15. 望神是指诊察患者精神意识活动，以了解脏腑精气的盛衰，判断病情的轻重与预后。（　　）
16. 寒证的舌苔为白厚腻苔。（　　）
17. 脉迟而有力多为实寒证，亦可见于邪热内结。（　　）
18. "恶色"为面色晦暗枯槁而显露，表示病情较重，预后欠佳。（　　）
19. 灰苔与黑苔只是轻重程度之差别。（　　）
20. 脉之有根是指尺脉有力、沉取不绝。（　　）
21. 渴不多饮只见于痰饮水湿内停。（　　）
22. 望舌神，舌质干瘪晦暗，活动呆滞为无神。（　　）
23. 消谷善饥多见于胃火炽盛、消渴病。（　　）

三、选择题

［A 型题］

1. 面青一般不见于下列病证中的（　　）

A. 寒证　　B. 脾虚证　　C. 痛证

D. 血瘀　　E. 惊风

2. 下列各证一般不见面色白的是（　　）

A. 气虚证　　B. 血虚证　　C. 寒证

D. 阴虚证　　E. 阳虚证

3. 观察舌象辨别病邪的性质的主要依据是（　　）

A. 舌苔的有无　　B. 舌苔的润燥　　C. 舌苔的厚薄

D. 舌苔的颜色　　E. 舌苔的腐腻

4. 患者舌质红，苔黄腻多为（　　）

A. 痰饮　　B. 湿热　　C. 瘀血

D. 阴虚　　E. 虚寒

5. 热入营血或阴虚火旺可见的舌象是（　　）

A. 红舌　　B. 紫舌　　C. 绛舌

D. 淡红舌　　E. 青紫舌

6. 轻取即得，重按稍减的脉是（　　）

A. 浮脉　　B. 洪脉　　C. 沉脉

D. 涩脉　　E. 虚脉

7. 黄苔一般主（　　）

A. 寒证　　B. 热证　　C. 痰饮

D. 湿证　　E. 脾虚证

8. 牙龈红肿疼痛是（　　）

A. 心火上炎　　B. 肝火上炎　　C. 肾阴不足

D. 肾阴涸竭　　E. 胃火上炎

9. 下列病证一般不见腻苔的是（　　）

A. 湿热　　B. 痰饮　　C. 寒湿

D. 水湿　　E. 津伤

10. 正常的脉象又称为（　　）

A. 正脉　　B. 平脉　　C. 和脉

D. 有根脉　　E. 缓脉

11. 下列选项不属于舌态的变化的是（　　）

A. 痿软　　B. 强硬　　C. 震颤

D. 歪斜　　E. 芒刺

12. 脉沉细而应指无力为（　　）

A. 濡脉　　B. 微脉　　C. 细脉

D. 弱脉　　E. 虚脉

13. 弦脉的脉象是（　　）

A. 形直体长　　B. 状如波涛　　C. 浮而搏指

D. 脉形宽大　　E. 脉来绷紧

14. 满面通红多属( )

A. 阴虚证　　B. 实热证　　C. 肝胆湿热证

D. 戴阳证　　E. 血瘀证

15. 每次诊脉的时间应不少于( )

A. 1分钟　　B. 2 ~ 3分钟　　C. 3 ~ 5分钟

D. 5分钟　　E. 半分钟

16. 舌色淡紫带青,嫩滑湿润,为( )

A. 热毒炽盛　　B. 外伤　　C. 心血瘀阻

D. 肝郁血瘀　　E. 阴寒内盛

17. 患者前额部疼痛,属于下列经络中的( )

A. 太阳经　　B. 少阳经　　C. 阳明经

D. 太阴经　　E. 厥阴经

18. 濡脉的脉象表现为( )

A. 脉来无力　　B. 脉来虚浮　　C. 脉来细软

D. 脉来沉细　　E. 脉来浮而细软

19. 病人外感风寒其脉可见( )

A. 浮缓　　B. 浮紧　　C. 沉紧

D. 浮数　　E. 沉细

20. 望小儿指纹,食指第一节为( )

A. 气关　　B. 风关　　C. 命关

D. 火关　　E. 血关

21. 望舌以辨别疾病虚实,主要观察( )

A. 舌色浅深　　B. 舌质老嫩　　C. 舌苔厚薄

D. 舌苔润燥　　E. 舌体胖瘦

22. 黄苔主热证,若里热盛极,耗伤津液,则见( )

A. 舌苔淡黄　　B. 舌苔黄腻　　C. 舌苔焦黄干裂

D. 舌苔灰黄　　E. 舌苔深黄

23. 舌体瘦薄,舌绛而干,说明( )

A. 阴虚火旺　　B. 火热炽盛　　C. 气血两虚

D. 阳虚　　E. 寒湿

24. 舌体胖大,边有齿痕主( )

A. 心血不足　　B. 肺气虚　　C. 肾精不足

D. 肝气郁结　　E. 脾虚湿盛

25. 疼痛的性质为走窜痛,部位不固定,多属( )

A. 血瘀　　B. 气滞　　C. 精伤血少

D. 湿阻　　E. 寒凝

26. 舌色淡白兼有白滑苔常提示( )

A. 寒湿　　B. 暑湿　　C. 气血两虚

D. 食积　　E. 阴虚

27. 寸口脉分候脏腑,心的病变反映于( )
A. 右关部 B. 左关部 C. 左尺部
D. 右尺部 E. 左寸部
28. 面色黄而虚浮多见于( )
A. 脾虚湿盛 B. 寒湿中阻 C. 脾胃虚弱
D. 湿热内蕴 E. 黄疸
29. 迟脉的脉象特点是脉来迟缓,一息不足( )
A. 二至 B. 三至 C. 四至
D. 五至 E. 六至
30. 寸口位于( )
A. 头侧太阳穴 B. 腹股沟动脉处
C. 手腕掌后桡动脉处 D. 颈部人迎处
E. 足背趺阳脉处
31. 久病舌红少苔,多见于( )
A. 热邪壅肺 B. 胃热亢盛 C. 肝胆火盛
D. 阴虚内热 E. 气血两虚
32. 寸口脉,右手关所候脏腑是( )
A. 肺 B. 肝胆 C. 脾胃
D. 肾 E. 心
33. 某病人出现神志昏迷、面色晦暗、循衣摸床、撮空理线,属于( )
A. 有神 B. 少神 C. 失神
D. 假神 E. 回光返照
34. 气血两虚证的舌象一般表现为( )
A. 舌淡红,苔薄白 B. 舌淡红,苔白腻
C. 舌淡胖,苔润 D. 舌色淡白,舌体瘦薄
E. 舌淡,苔少
35. 紧脉的主病为( )
A. 寒、痛、宿食 B. 宿食、瘀血 C. 表证、瘀血、痰饮
D. 寒、痛、痰饮 E. 寒、痛
36. 红舌和绛舌皆主( )
A. 热证 B. 寒证 C. 气虚证
D. 血虚证 E. 痰饮
37. 下列选项不属于舌形改变的是( )
A. 老嫩 B. 胖瘦 C. 裂纹
D. 齿痕 E. 歪斜
38. 苔黑而滑润、舌质淡白多属( )
A. 阴虚火旺 B. 阳虚寒盛 C. 热盛伤津
D. 湿热郁蒸 E. 痰火内蕴
39. 面色黧黑,肌肤甲错多属( )
A. 肾精久耗 B. 肾阳亏虚 C. 水饮内停

D. 血瘀日久　　E. 寒湿带下

40. 恶寒与发热交替而作，提示（　　）

A. 邪犯肌表　　B. 外邪入里　　C. 邪在半表半里

D. 邪犯肠胃　　E. 邪犯肺卫

41. 中风的舌态是（　　）

A. 舌强　　B. 舌痿　　C. 弄舌

D. 舌纵　　E. 吐舌

42. 下列选项不属于正常舌象的是（　　）

A. 舌体柔软　　B. 舌体活动自如　　C. 舌质淡嫩少苔

D. 舌质淡红　　E. 舌苔薄白

43. 小儿惊风多见（　　）

A. 面色淡青或青黑　　B. 面色与口唇青紫　　C. 眉间、鼻柱、唇周发青

D. 面色青黄无华　　E. 满面通红

44. 舌体瘦薄、舌色淡白，说明（　　）

A. 阴亏　　B. 伤津　　C. 气血两虚

D. 阳虚　　E. 寒湿

45. 外感病如见舌绛有苔，多提示（　　）

A. 气分热盛　　B. 上焦湿热　　C. 阴虚火旺

D. 胃肠热甚　　E. 热入营血

46. 头身重痛，属（　　）

A. 湿阻　　B. 瘀血　　C. 火热

D. 气血　　E. 风热

47. 面色苍白是（　　）

A. 阳虚　　B. 血虚　　C. 虚阳上越

D. 脾虚　　E. 亡阳

48. 外感初期可见下列症状中的（　　）

A. 恶寒　　B. 畏寒　　C. 战汗

D. 潮热　　E. 寒战

49. 三部举按皆有力的脉称为（　　）

A. 紧脉　　B. 滑脉　　C. 弦脉

D. 实脉　　E. 洪脉

50. 红舌兼见苔黄厚，多见于（　　）

A. 里实热证　　B. 虚热证　　C. 湿热证

D. 血瘀证　　E. 表证

[B 型题]

51 ~ 53 题共用备选答案

A. 壮热　　B. 日晡潮热　　C. 午后潮热

D. 身热不扬　　E. 寒热往来

51. 阴虚火旺可见（　　）

52. 湿温病可见（　　）

53. 阳明腑实证可见（ ）

54 ~ 56 题共用备选答案

A. 绞痛 B. 酸痛 C. 灼痛

D. 重痛 E. 刺痛

54. 疮疡红肿而痛多为（ ）

55. 结石阻滞致腰腹痛多为（ ）

56. 湿邪困阻而致痛多为（ ）

57 ~ 58 题共用备选答案

A. 自汗 B. 战汗 C. 半身汗

D. 盗汗 E. 无汗

57. 阳虚可致（ ）

58. 阴虚可致（ ）

59 ~ 60 题共用备选答案

A. 湿泻 B. 湿热泄泻 C. 脾胃虚寒

D. 湿热痢疾 E. 肝气郁结

59. 便下脓血，赤白相兼，属（ ）

60. 大便溏薄，属（ ）

61 ~ 62 题共用备选答案

A. 面色淡黄而晦暗无泽 B. 面目虚浮淡黄

C. 面色白而无华略黄 D. 面目肌肤黄色鲜明

E. 面色青黄

61. 黄肿可见（ ）

62. 萎黄可见（ ）

63 ~ 64 题共用备选答案

A. 咽喉红肿疼痛 B. 咽部嫩红，肿痛不甚

C. 喉部两侧肿块，红赤溃烂 D. 咽喉红干而痛

E. 咽喉出现白色假膜，刮之不去或随即复生

63. 热伤肺津可见（ ）

64. 阴虚火旺可见（ ）

65 ~ 66 题共用备选答案

A. 舌尖 B. 舌面 C. 舌根

D. 舌边 E. 舌中

65. 舌分属肾的部位是（ ）

66. 舌分属心肺的部位是（ ）

67 ~ 68 题共用备选答案

A. 舌红绛少苷　　B. 舌淡苔白而润
C. 舌红苔黄腻　　D. 舌淡红苔薄白
E. 舌暗红苔黄厚

67. 阴虚火旺的舌象是(　　)
68. 虚寒证的舌象是(　　)

69 ~ 70 题共用备选答案

A. 形如锦,或红或紫,平铺于皮下,摸之不碍手
B. 斑疹高出于皮肤,摸之碍手
C. 皮肤上出现晶莹如粟的透明小疱疹
D. 初起如粟米,根部坚硬,麻木或发痒,顶白痛剧
E. 疮疡范围较小,生于皮肤浅表,红肿热痛不甚

69. 斑为(　　)
70. 疔为(　　)

[X 型题]

71. 面黄主病有(　　)
A. 脾虚　　B. 湿　　C. 热证
D. 痛证　　E. 寒证

72. 口淡多见于(　　)
A. 脾胃虚寒　　B. 水湿内停　　C. 脾胃湿热
D. 肝胆湿热　　E. 肾虚

73. 弦脉主病有(　　)
A. 肝胆病　　B. 痛证　　C. 痰饮
D. 疟疾　　E. 瘀血

74. 属于但热不寒的有(　　)
A. 壮热　　B. 身热不扬　　C. 潮热
D. 骨蒸劳热　　E. 五心烦热

75. 痿软舌的主病是(　　)
A. 阴液枯涸　　B. 热灼津伤　　C. 气血俱虚
D. 肝风内动　　E. 痰热阻络

76. 气滞所致疼痛可以出现(　　)
A. 重痛　　B. 绞痛　　C. 窜痛
D. 胀痛　　E. 酸痛

77. 病人口渴喜热饮,饮量不多,见于(　　)
A. 痰饮内停　　B. 湿热内蕴　　C. 热入营血
D. 阳气虚弱　　E. 瘀血内阻

78. 寒热往来常见于(　　)
A. 少阴病　　B. 少阳病　　C. 半表半里证

D. 疟疾病　　E. 阳明病

79. 辨别疼痛虚实的要点是(　　)

A. 疼痛的性质　　B. 发病的缓急　　C. 有无发热

D. 疼痛的部位　　E. 喜按或拒按

80. 舌生芒刺的临床意义可以是(　　)

A. 胃脘食滞　　B. 热入营血　　C. 肝胆火盛

D. 气分热盛　　E. 心火亢盛

81. 神具体反映在人的(　　)

A. 眼神　　B. 面色　　C. 精神表情

D. 语言呼吸　　E. 动作体态

82. 按诊的内容,临床上常用的有(　　)

A. 按肌肤　　B. 按胸胁　　C. 按脘腹

D. 按手足　　E. 按腧穴

83. 属于脉律不齐的脉有(　　)

A. 数脉　　B. 紧脉　　C. 结脉

D. 促脉　　E. 代脉

84. 苔白腻的主病是(　　)

A. 痰湿停聚　　B. 脾胃气虚　　C. 寒湿

D. 暑湿　　E. 湿温

85. 下列选项不能从问诊中获得的是(　　)

A. 面赤　　B. 黄疸　　C. 苔白

D. 头痛　　E. 食欲

86. 瘀血疼痛的特点是(　　)

A. 部位固定　　B. 冷痛　　C. 刺痛

D. 胀痛　　E. 夜间痛甚

87. 既主寒证又主热证的舌质、舌苔有(　　)

A. 淡白舌　　B. 黄苔　　C. 灰黑苔

D. 红绛舌　　E. 青紫舌

88. 舌赤肿胀而苔黄,多由于(　　)

A. 热毒壅盛　　B. 心脾有热　　C. 心脾两虚

D. 中毒　　E. 脾胃湿热

89. 下列脉象主病与痰饮有关的是(　　)

A. 滑脉　　B. 结脉　　C. 弦脉

D. 濡脉　　E. 促脉

90. 裂纹舌形成多由于(　　)

A. 血虚　　B. 热盛伤阴　　C. 阴虚火旺

D. 血瘀　　E. 气滞

91. 脉搏至数较正常脉象慢的有(　　)

A. 迟脉　　B. 紧脉　　C. 涩脉

D. 结脉　　E. 代脉

92. 舌体强硬的主病为(　　)
A. 热入心包　B. 肝肾阴液枯涸　C. 中风
D. 气血两虚　E. 先天不足
93. 脉象艰涩不畅,如轻刀刮竹,其主病可能是(　　)
A. 气滞血瘀　B. 血少　C. 伤精
D. 亡阴　E. 湿盛
94. 属于病理性汗出的是(　　)
A. 剧烈运动时汗出　B. 入睡时汗出　C. 只头部汗出
D. 半身汗出　E. 高热时汗出
95. 但热不寒可见于(　　)
A. 表热证　B. 虚热证　C. 里实热证
D. 湿温病　E. 气分证
96. 某病人眼眶周围色黑可能是(　　)
A. 脾阳虚证　B. 肾虚水饮　C. 肾阴虚证
D. 寒湿带下　E. 肝血虚证
97. 属于脉率较快的脉有(　　)
A. 数脉　B. 促脉　C. 濡脉
D. 结脉　E. 代脉
98. 临床上脾虚湿阻病人可见(　　)
A. 黑苔　B. 舌体胖嫩　C. 舌淡紫
D. 苔白腻　E. 舌边有齿痕
99. 望舌质应注意观察下列方面中的(　　)
A. 舌色　B. 舌形　C. 舌态
D. 舌下络脉　E. 苔色
100. 望舌苔变化可以分析(　　)
A. 邪正的消长　B. 病邪的性质　C. 病位的浅深
D. 血液亏虚　E. 病情轻重

四、名词解释

1. 四诊　2. 四诊合参　3. 畏寒　4. 谵语
5. 郑声　6. 独语　7. 狂语　8. 言謇
9. 战汗　10. 盗汗　11. 壮热　12. 太息
13. 潮热　14. 呃逆　15. 恶寒

五、问答题

1. 恶寒和发热同时并见有何临床意义？
2. 试述失神的临床表现及意义。
3. 何谓善色、恶色？各有何临床意义？
4. 试述面部赤色的主病。
5. 何谓腐苔和腻苔？各有何意义？
6. 如何鉴别哮与喘？实喘与虚喘的临床表现、病机有何不同？
7. 正常脉象的特点是什么？

8. 简述细脉的脉象、主病及脉理。
9. 试比较促、结、代三脉之异同。
10. 何谓剥落苔？何谓镜面舌？有何意义？
11. 简述五色主病及其意义。
12. 举例说明白苔的主病是什么？
13. 简述假神的含义及其临床意义。
14. 试述舌诊的临床意义。
15. “十问歌”的内容是什么？
16. 问病人有汗出的意义何在？
17. 问疼痛的要点是什么？有何意义？请举例说明。
18. 何谓“但寒不热”？试述其问诊内容及意义。
19. 脉诊有何临床意义？举例说明。
20. 何谓真脏脉？有哪几类？各有何意义？
21. 简述诊脉的方法及注意事项。
22. 何谓相兼脉？举例说明其主病规律。
23. 举例说明望痰辨别疾病的性质。
24. 望舌有哪些注意事项？
25. 正常面色如何？什么叫主色、客色？
26. 望神中的“神”的概念是什么？

第六章
辨　证

【内容提要】

本章主要介绍中医学常见的辨证方法。八纲辨证是各种辨证的总纲；脏腑辨证是以人体脏腑生理功能和病理变化为理论基础，辨明脏腑的阴阳、气血、虚实、寒热变化及正邪盛衰状态的辨证方法；六经辨证是以经络、脏腑理论为基础，以阴阳为纲，将外感热病过程中所表现出的各种证候，通过表里、寒热、虚实之别，归纳为三阴三阳的辨证方法；卫气营血辨证是辨明外感温热病的一种辨证方法，既是对温热病的四类证候的概括，又代表着温热病发展过程中深浅轻重的四个不同阶段。

【学习要点】

1. 掌握　八纲辨证中的各个纲领证的病因病机和证候特点及阴、阳、表、里、寒、热、虚、实的鉴别要点。掌握脏腑辨证的基本内容及在病理情况下各种脏腑所产生的主要证候类型、临床表现及其产生机制和辨证要点。熟悉各脏腑之间相互影响的病变规律与脏腑兼证类型。

2. 掌握　卫气营血辨证的定义，熟悉卫分证、气分证、营分证、血分证的证候特点及传变规律，了解六经辨证的特点及八纲辨证的关系。

3. 了解　八纲之间的相兼、错杂、真假、转化关系；了解温病与伤寒的区别。

【内容要点】

辨证，就是分析、辨认疾病的证候，是中医学认识和诊断疾病的方法。主要有八纲辨证、脏腑辨证、六经辨证、卫气营血辨证和三焦辨证等。

第一节　八纲辨证

八纲，即阴、阳、表、里、寒、热、虚、实。

一、表里辨证

表里辨证是辨别病变部位、病情轻重和病势趋向的一种辨证方法，以辨别疾病病位内外和病势深浅为纲领。

（一）表证

表证，是病位浅在肌肤的一类证候，是外感六淫、疫疠之邪从皮毛、口鼻侵入机体所致的外感病初起阶段。表证多具有起病急、病程短、病位浅的特点。

（二）里证

里证，是病位深在于内（脏腑、气血等）的一类证候。里证病程长，无恶风寒，脉象不浮，可与表证相鉴别。

（三）表证与里证的关系

1. 表里同病。
2. 表里转化。
3. 半表半里。

二、寒热辨证

寒热，是辨别疾病性质的两个纲领，是阴阳偏盛偏衰的具体表现。辨寒热就是辨阴阳之盛衰。辨别疾病性质的寒热，是治疗时立法用药的依据之一。

（一）寒证

寒证是感受寒邪，或阳虚阴盛，表现为机体功能活动抑制或衰减的证候。

（二）热证

热证是感受热邪，或阳盛阴伤，表现为机体的功能活动亢进的证候。

（三）寒证与热证的鉴别

临床多从病人的面色、寒热喜恶、四肢冷暖、口渴与否、二便情况、舌象、脉象等的变化进行辨别。

（四）寒证与热证的关系

1. 寒热错杂。
2. 寒热转化。
3. 寒热真假包括

（1）真热假寒；

（2）真寒假热。

三、虚实辨证

虚实辨证，是用以概括和辨别正气强弱和邪气盛衰的两个纲领。实证主要取决于邪气盛方面，而虚证则主要取决于正气虚方面。

（一）虚证

虚证，是指人体的正气不足，脏腑功能衰退所表现的证候。

虚症包括：

1. 血虚证　是指血液不足，不能濡养脏腑、经脉、组织、器官而出现的证候。
2. 气虚证　是指全身或某一脏腑功能减退而产生的证候。

3. 阴虚证　由于体内阴液亏损所出现的证候。

4. 阳虚证　由于体内阳气不足所出现的证候。

(二) 实证

实证,是指邪气过盛,脏腑功能亢盛所表现出来的证候。

成因:一是外邪侵入人体;二是由于内脏功能失调。

(三) 虚证与实证的鉴别

辨别虚证和实证,主要从病程的长短、病人的形体盛衰、精神状态的好坏、声音气息的强弱、痛处的喜按与拒按,以及舌、脉的变化上相鉴别。

(四) 虚证与实证的关系

1. 虚实夹杂。

2. 虚实转化。

3. 虚实真假。

四、阴阳辨证

阴阳,是概括病证类别的一对纲领,大之可以概括整个病情,小之可以用于对所出现症状的分析。阴阳是八纲的总纲,它可以概括其他三对纲领,即表、热、实属阳,里、寒、虚属阴。

(一) 阴证与阳证

阴证,是体内阳气虚衰,或寒邪凝滞的证候,属寒、属虚。

阳证,是体内热邪壅盛,或阳气亢盛的证候,属热、属实。

(二) 亡阴证与亡阳证

亡阴证和亡阳证是疾病过程中出现的危重证候。发生的原因主要有两个方面:一是病情的发展和突变;二是治疗的错误。

亡阴证,是指体内阴液大量消耗或丢失,而出现阴液衰竭的病变和证候。

亡阳证,是指体内阳气严重耗损,而表现出阳气虚脱的病变和证候。

第二节　脏 腑 辨 证

脏腑辨证,是根据脏腑的生理功能、病理表现,结合八纲、病因、气血等理论,通过四诊收集病情资料,对疾病证候进行分析和归纳,以推究病机,判断病位、病性以及正邪盛衰状况的一种辨证方法。

一、心与小肠病辨证

心的病证有虚有实,虚证为气、血、阴、阳之不足,实证多为火、热、痰、瘀等邪气侵犯而致。

小肠病有小肠实热、小肠虚寒等,小肠实热是因心火下移致肠内积热所致,小肠虚寒多由脾阳受损而累。

(一) 心气虚、心阳虚与心阳暴脱证

心气虚证和心阳虚证是指心气不足,心之阳气虚衰所表现出来的证候。

[证候] 心悸,气短,活动时加重,自汗,脉细弱或结代,为其共有症状。

辨证要点:心气虚证:心的常见症状 + 气虚症状。

心阳虚证:心的常见症状 + 虚寒症状。

心阳暴脱证：心阳虚证 + 虚脱亡阳症状。

(二) 心血虚、心阴虚证

心血虚证，是由于心血亏虚，心失濡养所出现的证候。心阴虚证是由心阴亏损，虚热内扰所致的证候。

［证候］心悸、失眠、健忘多梦为其共有症状。

心血虚证：共有症状 + 血虚证。

心阴虚证：共有症状 + 阴虚证。

(三) 心火炽盛证

心火炽盛证，是指心火炽盛所表现出来的实热证候。

辨证要点：心、舌、脉实火内炽的症状。

(四) 心血瘀阻证

心血瘀阻证，是指瘀血、痰浊阻滞心脉所表现出来的证候。

辨证要点：刺痛——瘀阻心脉

心胸憋闷疼痛 + 闷痛——痰阻心脉

痛势剧烈，得温痛减——寒凝心脉

胀痛，与情绪有关——气滞心脉

(五) 痰迷心窍证

痰迷心窍证，是指因情志不遂，气结痰凝，痰浊蒙蔽心神所致的证候。

辨证要点：神志不清，喉有痰声，舌苔白腻。

(六) 痰火扰心证

痰火扰心证，是指火热痰浊之邪侵扰心神所表现出来的证候。

辨证要点：外感热病是以高热、痰盛、神志不清为辨证要点；内伤杂病中，轻者见失眠心烦，重者以神志狂乱为其辨证要点。

(七) 小肠实热证

小肠实热证，是指心火下移，致小肠里热炽盛所表现出来的证候。

辨证要点：小便赤涩灼痛 + 心火炽热的症状。

(八) 小肠虚寒证

小肠虚寒证，是指脾阳受损累及小肠，致小肠阳虚所表现出来的证候。

辨证要点：肠鸣泄泻 + 阳虚症状。

二、肺与大肠病辨证

(一) 肺气虚证

肺气虚证，是指肺气不足所表现出的证候。

辨证要点：咳喘无力 + 气虚证。

(二) 肺阴虚证

肺阴虚证，是指肺阴不足，虚热内生所表现出的证候。

辨证要点：干咳，或痰少而黏 + 阴虚证。

(三) 风寒束肺证

风寒束肺证，是指感受风寒，肺卫失宣所表现出来的证候。

辨证要点：咳嗽痰稀 + 风寒表证。

(四) 风热犯肺证

风热犯肺证,是指风热之邪侵犯肺卫所表现出的证候。

辨证要点:咳嗽痰稠+风热表证。

(五) 燥邪犯肺证

燥邪犯肺证,是指燥邪侵犯肺卫所表现出的证候。

辨证要点:干咳或痰少而黏,口唇鼻咽舌干+表热证。

(六) 痰热壅肺证

痰热壅肺证,是指热邪夹痰内壅于肺所表现出的实热证候。

辨证要点:咳痰喘+里热实证。

(七) 痰湿阻肺证

痰湿阻肺证,是指由痰湿阻滞于肺而表现出的证候。

辨证要点:咳嗽痰多、质黏色白、易咯、苔白腻、脉滑。

(八) 大肠湿热证

大肠湿热证,是指湿热蕴结于大肠所表现出的证候。

辨证要点:腹痛腹泻,下痢+湿热见症。

(九) 大肠液亏证

大肠液亏证,是指大肠津亏液少所表现出来的证候。

辨证要点:大便干结+津液不足见症。

(十) 大肠结热证

大肠结热证,是指邪热结于大肠所表现出的实热证候。

辨证要点:大便干结+实热证。

三、脾与胃病辨证

(一) 脾气虚证

脾气虚证,是指脾气不足,失其健运而出现的证候。

辨证要点:纳少、腹胀、便溏+气虚证。

(二) 脾阳虚证

脾阳虚证,是指脾阳虚衰,阴寒内盛所表现出的证候。

辨证要点:脾气虚证+阴寒内盛见症。

(三) 脾气下陷证

脾气下陷证,是指脾气虚弱,升举功能失常所表现出的证候。

辨证要点:脾气虚证+升举功能失常见症。

(四) 脾不统血证

脾不统血证,是指脾气虚不能统摄血液所表现出的证候。

辨证要点:脾气虚证+出血见症。

(五) 寒湿困脾证

寒湿困脾证,是指寒湿内盛,脾阳受困所表现出的证候。

辨证要点:脘腹胀闷、纳差+寒湿中阻见症。

(六) 脾胃湿热证

脾胃湿热证,是指湿热蕴结脾胃所表现出的证候。

辨证要点:脘腹痞闷、纳呆+湿热内阻见症。

(七) 胃阴虚证

胃阴虚证,是指胃阴亏虚,虚热内生所表现出的证候。

辨证要点:胃脘隐痛、饥不欲食+阴虚证。

(八) 胃火炽盛证

胃火炽盛证,是指胃中火热炽盛所表现出的证候。

辨证要点:胃脘灼痛+实热见症。

(九) 食滞胃脘证

食滞胃脘证,是指食物停滞胃脘所表现出的证候。

辨证要点:脘腹胀痛,嗳腐吞酸,苔厚腻,脉滑。

(十) 胃阳虚证

胃阳虚证,是指胃中阳气不足所表现出的证候。

辨证要点:胃脘隐痛+寒实见症。

(十一) 肝气犯胃证

肝气犯胃证,是指木郁伐土,不利于胃之和降所表现出的证候。

辨证要点:胃脘胀满,疼痛连胁,郁闷不畅,烦躁易怒。

四、肝与胆病辨证

(一) 肝气郁结证

肝气郁结证,是指肝失疏泄,气机郁滞所表现出的证候。

辨证要点:情志、月经异常,肝经所过部位胀痛。

(二) 肝火上炎证

肝火上炎证,是指肝经气火上逆所表现出的证候。

辨证要点:肝经循行部位的头、目、耳、胁表现为火热炽盛的症状。

(三) 肝血虚证

肝血虚证,是指肝藏血不足,导致肝血亏虚所表现出的证候。

辨证要点:头、目、筋、爪、肌肉失养+血虚证。

(四) 肝阴虚证

肝阴虚证,是指肝阴不足,虚热内扰所表现出的证候。

辨证要点:头、目、筋、爪、肌肉失养+阴虚证。

(五) 肝阳上亢证

肝阳上亢证,是指肝气亢奋,或肝肾阴虚,阴不潜阳,肝阳上扰头目所表现出的证候。

辨证要点:肝阳亢于上+肾阴亏于下的症状。

(六) 肝风内动证

肝风内动证,是指肝阳化风、热极生风、血虚生风所表现出来的证候。

1. 肝阳化风证　是指肝阳亢逆无制而表现出的风动证候。

辨证要点:肝阳上亢证+突然出现肝风内动的症状。

2. 热极生风证　是指热邪炽盛引起抽搐等动风的证候。

辨证要点:高热+肝风内动的症状。

3. 血虚生风证　是指血虚、筋脉失养所表现出的证候。

辨证要点:肝风内动+血虚症状。

(七) 肝胆湿热证

肝胆湿热证,是指湿热蕴结肝胆所表现出的证候。

辨证要点:胁肋胀痛+湿热症状。

(八) 寒凝肝脉证

寒凝肝脉证,是指寒邪凝滞于肝脉所表现出的证候。

辨证要点:疼痛+寒证。

(九) 胆郁痰扰证

胆郁痰扰证,是指胆失疏泄,痰热内扰所表现出的证候。

辨证要点:惊悸、不寐+痰热内扰症状。

五、肾与膀胱病辨证

(一) 肾阳虚证

肾阳虚证,是指肾脏阳气虚衰所表现出的证候。

辨证要点:全身功能低下+虚寒见症。

(二) 肾气不固证

肾气不固证,是指肾气亏虚,固摄无权所表现出的证候。

辨证要点:肾与膀胱不能固摄的症状。

(三) 肾虚水泛证

肾虚水泛证,是指肾阳虚不能温化水液,水湿泛滥所表现出的证候。

辨证要点:肾虚+水湿泛滥症状。

(四) 肾不纳气证

肾不纳气证,是指肾气虚衰,气不归元所表现出的证候。

辨证要点:久病咳喘,呼多吸少+肺肾气虚见症。

(五) 肾阴虚证

肾阴虚证,是指肾阴亏虚,虚热内扰所表现出的证候。

辨证要点:肾病的主症+阴虚证。

(六) 肾精不足证

肾精不足证,是指肾精亏损所表现出的证候。

辨证要点:成人早衰、小儿发育迟缓。

(七) 膀胱湿热证

膀胱湿热证,是指湿热蕴结于膀胱所表现出的证候。

辨证要点:尿频,尿急,尿痛,尿黄。

六、脏腑兼病辨证

(一) 心肺气虚证

心肺气虚证,是指心肺两脏气虚所表现出的证候。

辨证要点:心悸、咳喘+气虚证。

(二) 心脾两虚证

心脾两虚证,是指心血亏虚,脾气虚弱所表现出的证候。

辨证要点：心悸、失眠＋脾虚证。

(三) 心肾不交证

心肾不交证，是指心肾水火既济失调所表现出的证候。

辨证要点：失眠＋心火亢盛，肾水亏虚的见症。

(四) 心肾阳虚证

心肾阳虚证，是指心肾阳气虚衰，失去温运而表现出的证候。

辨证要点：心悸、怔忡，肢体浮肿＋虚寒之象。

(五) 肝脾不调证

肝脾不调证，是指肝失疏泄，脾失健运所表现出的证候。

辨证要点：胸胁胀满疼痛，抑郁或易怒，纳呆，腹胀，便溏。

(六) 肝胃不和证

肝胃不和证，是指肝失疏泄，胃失和降所表现出的证候。

辨证要点：肝郁化火，脘胁胀痛，吞酸嘈杂，舌红苔黄。

(七) 肝火犯肺证

肝火犯肺证，是指肝火上逆犯肺所表现出的证候。

辨证要点：胸胁灼痛，急躁易怒，目赤口苦，咳嗽。

(八) 肝肾阴虚证

肝肾阴虚证，是指肝肾两脏阴液亏损所表现出的证候。

辨证要点：眩晕耳鸣，腰膝酸软，胁肋隐痛＋阴虚证。

(九) 肺脾气虚证

肺脾气虚证，是肺脾两脏气虚所表现出的证候。

辨证要点：咳喘，纳少，腹胀，便溏＋气虚证。

(十) 肺肾阴虚证

肺肾阴虚证，是指肺肾两脏阴亏所表现出的证候。

辨证要点：咳嗽＋肾阴虚症状。

(十一) 脾肾阳虚证

脾肾阳虚证，是指脾肾阳气亏虚所表现出的证候。

辨证要点：腰膝、下腹冷痛，久泻不止，浮肿＋虚寒见症。

第三节　六 经 辨 证

六经辨证是《伤寒论》辨证论治的纲领，用于对外感伤寒发生发展过程中所表现出的证候进行分类归纳的一种辨证方法。

六经是指太阳、阳明、少阳、太阴、少阴、厥阴而言，是人体脏腑经络气血的生理功能和病理变化的概括。

一、太阳病证

(一) 太阳中风证

是指风邪袭表，卫气不固所表现出的证候。

[证候] 发热，恶风，汗出，头痛，苔薄白，脉浮缓。

(二) 太阳伤寒证

是指寒邪袭表,卫阳被郁所表现出的证候。

[证候] 恶寒发热,头项强痛,身痛腰痛,骨节疼痛,无汗而喘,脉浮紧。

二、阳明病证

(一) 阳明经证

是指邪客阳明,邪热弥漫全身所表现出的证候。

[证候] 面赤心烦,身大热,汗大出,口大渴,舌苔黄燥,脉洪大。

(二) 阳明腑证

是指邪热传入阳明之腑,热邪与肠中糟粕相结,致使腑气通降不利所表现出的证候。

[证候] 身热,日晡潮热,汗出连绵,大便秘结,腹满硬痛,拒按,烦躁,甚则神昏谵语,舌苔黄燥或焦黄起芒刺,脉沉实有力。

三、少阳病证

少阳病,是病邪已离太阳之表,尚未进入阳明之里的阶段,病邪客于半表半里之间。

[证候] 口苦,咽干,目眩,往来寒热,胸胁苦满,心烦喜呕,默默不欲饮食,脉弦。

四、太阴病证

太阴病证,为脾阳虚、寒湿内盛的里虚寒证。

[证候] 腹满呕吐,食欲不振,腹泻,腹痛阵发,喜温喜按,口不渴,舌淡苔白滑,脉迟缓。

五、少阴病证

少阴病证,是指心肾功能衰退的病变,无论其来自传变,或因体质素虚而外邪直中,皆为疾病的严重阶段。

(一) 少阴寒化证

少阴寒化证,是指病邪从阴化寒,阴盛阳衰所表现出的证候。

[证候] 畏寒蜷卧,四肢厥冷,下利清谷,舌淡苔白,脉沉微。

(二) 少阴热化证

少阴热化证,是指病邪从阳化热,阴虚而阳亢所表现出的证候。

[证候] 心烦不寐,口燥咽干,舌红少津,脉细数。

六、厥阴病证

厥阴病证,是六经病证的最后阶段,因此阶段正气和病邪在做最后抗争,故病变表现极其错综复杂。

(一) 寒热错杂证

由正邪交争,阴阳失调形成的上热下寒、胃热肠寒的证候。

[证候] 口渴饮水不止,气上冲心,胸中热痛,饥而不欲食,食则吐蛔,四肢厥冷,下利呕吐。

(二) 厥热胜复证

为厥阴病发展过程中阴阳消长的外在表现。

[证候] 四肢厥冷与全身发热交替而作。

第四节　卫气营血辨证

一、卫分证

卫分证，是温热病的初期阶段，为温热病邪侵袭肌表，卫气功能失调所表现出来的证候。

辨证要点：发热、微恶风寒、口微渴。

二、气分证

气分证，是指温热病邪内入脏腑，为正盛邪实，正邪剧争，阳热炽盛的里热证。

(一) 气分大热证

气分大热证是指邪热炽盛所表现出的证候。

辨证要点：大热，大汗，大渴。

(二) 热结肠道证

热结肠道证，是指邪热入腑与糟粕互结，耗伤津液所表现出的证候。

辨证要点：日晡潮热，大便燥结。

三、营分证

营分证，是指温热之邪，内陷心营之深重阶段，以实质损害为主要病机变化。

(一) 热伤营阴证

热伤营阴证，是指温热之邪深入营分，耗伤营阴所表现出的证候。

辨证要点：身热夜甚，口干不欲饮。

(二) 热入心包证

热入心包证，是指卫分邪热直接内陷心包所表现出的证候。

辨证要点：高热，神昏，谵语。

四、血分证

血分证，是温热病发展到最危重阶段，亦是卫气营血病变的最后阶段，病变已属极期和后期，以动血耗血、瘀热内阻为主要病机变化。

(一) 血热妄行证

指血分热炽，灼伤血络所表现出的证候。

[证候] 在营分证的基础上，出现躁扰不安，斑疹透露，吐血，便血，尿血，血色鲜红或深红，舌质深绛，脉细数；常兼见全身壮热、口渴引饮、多汗等气分见证者，为气血两燔证。

(二) 肝热动风证

指血热灼伤肝经，肝风内动所表现出的证候。

[证候] 发热，心烦，口渴，头痛眩晕，手足抽搐，角弓反张，舌红绛，脉弦数。

(三) 血热伤阴证

是指血分热盛，耗伤阴液所表现出的证候。

[证候] 低热不退，夜热早凉，五心烦热，口燥咽干，神疲，耳聋，舌红少苔，脉细数。

【练习题】

一、填空题

1. 八纲，即________，________，________，________，________，________，________，________。
2. 表寒证常见的舌脉特点是舌苔________，脉________。
3. 寒热是辨别疾病________的两个纲领，是________偏盛偏衰的具体表现。

二、判断题（正确的以“√”表示，错误的以“×”表示）

1. 体温的高低是中医辨别寒热的依据。（ ）
2. 肾阳虚证的泄泻是五更泻，里急后重。（ ）
3. 小儿智力低下，五迟，五软，属于肾阳虚证。（ ）

三、选择题

［A型题］

1. 下述选项中，表证的特点不包括（ ）
   A. 感受外邪所致 B. 起病一般较急 C. 必发展成里证
   D. 病较轻，病程短 E. 恶寒发热
2. 下述对脏腑辨证意义的认识，不正确的是（ ）
   A. 是八纲与病性辨证的深入 B. 是中医辨证体系的重要内容之一
   C. 完全可以替代病性辨证 D. 是中医临床各科辨证的必备基础
   E. 是六经等其他辨证方法的基础
3. 外邪最易侵袭的经络是（ ）
   A. 厥阴经 B. 太阳经 C. 阳明经
   D. 太阴经 E. 少阳经
4. 关于里证的特点，错误的是（ ）
   A. 病情一般较重 B. 无表证特征证候 C. 都是慢性起病
   D. 病程一般较长 E. 以脏腑证候为主
5. 形成寒证的原因不包括下列选项中的（ ）
   A. 阳气亏虚 B. 阴液不足 C. 阴寒内盛
   D. 阴邪致病 E. 阴气偏盛
6. 下列选项中，不属于寒证与热证的鉴别要点是（ ）
   A. 寒证恶寒喜热，热证恶热喜冷 B. 寒证口渴喜冷，热证口和、不渴
   C. 寒证大便泄泻，热证大便秘结 D. 寒证舌苔白润，热证舌苔黄干
   E. 寒证脉迟，热证脉数
7. 下述选项中最应归属于阳证的是（ ）
   A. 表实寒证 B. 里虚寒证 C. 肾阴虚证
   D. 表实热证 E. 里实热证
8. 实寒证与虚寒证最主要的区别点是（ ）
   A. 病程长短 B. 病情缓急 C. 脉之有力无力
   D. 怕冷的新久 E. 肢体痛与不痛
9. 导致亡阳的病因病机不包括（ ）

A. 阳气由虚而衰而欲脱　B. 阴寒极盛而暴伤阳气
C. 阴血消亡,阳随阴脱　D. 气机阻滞而血行不畅
E. 剧毒、严重外伤刺激

10. 下述选项中,不能称为八纲证候之间关系的是(　　)
A. 证候相兼　B. 证候错杂　C. 证候独立
D. 证候真假　E. 证候转化

11. 下列选项中,辨别真实假虚的主要依据是(　　)
A. 默默不语,语则声高　B. 形体羸瘦,腹满拒按
C. 倦怠懒动,动之觉舒　D. 稀便少许,气臭不爽
E. 脉象沉细,按之有力

12. 寒证与热证的相互转化,关键的因素是(　　)
A. 邪气的性质　B. 邪气的进退　C. 邪正的对比
D. 阴液的盈亏　E. 阳气的盛衰

13. 下列选项中,不可归属于阳证的是(　　)
A. 面红目赤　B. 疼痛喜按　C. 心烦不宁
D. 脉数有力　E. 发热口苦

14. 表证的发热是(　　)
A. 往来寒热　B. 恶寒发热　C. 但热不寒
D. 但寒不热　E. 潮热

15. 下列选项中,不是亡阳证的典型表现的是(　　)
A. 冷汗质稀　B. 肢厥肤冷　C. 呼吸气微
D. 面赤如妆　E. 脉微欲绝

16. 关于表证与里证的区别点,错误的是(　　)
A. 表证一般脉浮,里证一般脉沉　B. 表证病程较短,里证病程较长
C. 表证病情较轻,里证病情较重　D. 表证恶寒为主,里证发热为主
E. 表证苔薄,里证舌苔多有变化

17. 下列选项中,不是形成虚证的原因的是(　　)
A. 先天禀赋不足　B. 房室劳倦太过　C. 痰饮瘀血内停
D. 后天生化不足　E. 真阴不足

18. 下列选项中,不是实证表现的是(　　)
A. 大便秘结　B. 神昏谵语　C. 五心烦热
D. 小便不通　E. 咳嗽气喘

19. 恶寒喜暖,肢冷,踡卧,面色淡白,口淡不渴,痰涎清稀,小便清长,大便稀溏,舌淡苔白而滑润,脉迟,证属(　　)
A. 表寒证　B. 里寒证　C. 虚寒证
D. 实寒证　E. 假寒证

20. 诊断心阳虚脱证最有意义的症状是(　　)
A. 冷汗肢厥　B. 舌质淡胖　C. 面色淡白
D. 心胸闷痛　E. 心悸怔忡

21. 心阴虚证可见心悸与下列选项中的(　　)

A. 失眠　　B. 面白　　C. 健忘
D. 头晕　　E. 舌红少苔

22. 心脉痹阻证以胸部胀痛为特点者，属于（ ）
A. 气滞心脉　　B. 热郁心脉　　C. 瘀阻心脉
D. 寒凝心脉　　E. 痰阻心脉

23. 下列证候中，一般不会出现失眠的是（ ）
A. 心阳虚证　　B. 心肾不交证　　C. 肝阳上亢证
D. 心阴虚证　　E. 心火亢盛证

24. 下列选项中，鉴别心血虚证与心阴虚证的主要依据是（ ）
A. 烦热　　B. 心悸　　C. 脉细
D. 失眠　　E. 多梦

25. 咳喘无力，声低气短，吐痰清稀，自汗，舌淡，脉弱。应诊为（ ）
A. 肺气亏虚证　　B. 肾不纳气证　　C. 肺气阴两虚证
D. 心肺气虚证　　E. 脾肺气虚证

26. 下列证候中，具有咳嗽，痰少而黄稠，发热，微恶风寒，鼻流浊涕，口干咽痛等症的是（ ）
A. 风热袭表证　　B. 肺热炽盛证　　C. 风热犯肺证
D. 痰热蕴肺证　　E. 燥邪犯肺证

27. 下列选项中，肺阴虚证与燥邪犯肺证的鉴别点是（ ）
A. 痰量的多少　　B. 有无五心烦热　　C. 舌色的红淡
D. 吐痰的难易　　E. 有无口干咽燥

28. 脾病的常见临床表现不包括下列选项中的（ ）
A. 呃逆　　B. 出血　　C. 腹胀
D. 便溏　　E. 内脏下垂

29. 寒湿困脾证最常见的原因是（ ）
A. 暴饮暴食　　B. 过食生冷　　C. 思虑过度
D. 劳倦内伤　　E. 久泄久痢

30. 对脾虚气陷证最有诊断意义的依据是（ ）
A. 食少腹胀，大便稀溏　　B. 头晕目眩，舌淡脉细　　C. 身倦乏力，少气懒言
D. 五更泄泻，便质清冷　　E. 脘腹重坠作胀，食后益甚

31. 鉴别脾气虚证与脾阳虚证最主要的是（ ）
A. 有无肢体浮肿　　B. 有无食少便溏　　C. 有无身倦乏力
D. 有无形寒肢冷　　E. 有无腹胀腹痛

32. 鉴别脾气虚证与胃气虚证最有意义的是（ ）
A. 是否面色萎黄　　B. 有无少气懒言　　C. 有无神疲倦怠
D. 是否大便稀溏　　E. 是否舌淡脉弱

33. 肠燥津亏证与肠热腑实证的共见症是（ ）
A. 便秘质硬，稀水恶臭　　B. 发热神昏，谵语狂乱　　C. 口渴汗多，腹满拒按
D. 腹胀腹痛，脉象细涩　　E. 便秘干燥，舌燥咽干

34. 两目干涩，视力减退，面部烘热，脉弦细数。宜诊断为（ ）
A. 肝血虚证　　B. 肝阳上亢证　　C. 肝火炽盛证

D. 肝阴虚证　　E. 肝胆湿热证

35. 头痛剧烈，面红目赤，急躁易怒，舌红苔黄，脉弦数。宜诊断为（　　）
A. 肝阳上亢证　　B. 肝胆湿热证　　C. 肝阴虚证
D. 肝火炽盛证　　E. 胆郁痰扰证

36. 诊断寒滞肝脉证的主要依据是（　　）
A. 头晕目眩，胸胁胀闷　　B. 少腹、前阴、巅顶冷痛　　C. 形寒肢冷，舌苔薄白
D. 阴囊湿疹，外阴瘙痒　　E. 脘腹冷痛，得温则减

37. 下列选项中，不是血虚生风证的临床表现的是（　　）
A. 肢体震颤　　B. 角弓反张　　C. 肢体麻木
D. 皮肤瘙痒　　E. 舌淡脉细

38. 下列选项中，对诊断胆郁痰扰证最有意义的是（　　）
A. 胁肋疼痛　　B. 身热不扬　　C. 惊悸失眠
D. 身目俱黄　　E. 小便短赤

39. 下列选项中，诊断肾阳虚证的主要依据是（　　）
A. 腰膝酸冷，夜尿频多　　B. 性欲减退，发脱齿松　　C. 梦遗早泄，烦热盗汗
D. 形寒肢冷，舌淡脉弱　　E. 呼多吸少，动则气喘

40. 在肾阴虚证的辨证中最有诊断意义的是（　　）
A. 午后颧红　　B. 遗精潮热　　C. 眩晕健忘
D. 五心烦热　　E. 舌红无苔

41. 下列选项中，对诊断心肾不交证最有意义的是（　　）
A. 心悸怔忡，肢肿尿少　　B. 心烦失眠，腰酸耳鸣　　C. 心悸失眠，头晕目眩
D. 嗜睡神疲，心悸肢肿　　E. 眩晕耳鸣，腰膝酸软

42. 最易诊断为心脾气血虚证的表现是（　　）
A. 心悸怔忡，神疲乏力　　B. 食少腹胀，面色萎黄　　C. 心悸失眠，便溏舌淡
D. 心烦不寐，色红少苔　　E. 失眠多梦，舌质淡白

43. 对心肝血虚证最有诊断意义的是（　　）
A. 心悸健忘，面白舌淡　　B. 头晕目眩，月经停闭　　C. 手足震颤，头晕目眩
D. 视物模糊，爪甲不荣　　E. 心悸多梦，肢麻眩晕

44. 下列选项中，对诊断脾肺气虚证最有意义的是（　　）
A. 咳喘咯痰，食少便溏　　B. 咯痰清稀，面白神疲　　C. 肢体浮肿，舌淡脉弱
D. 气短而喘，声低懒言　　E. 纳少腹胀，身倦乏力

45. 下列选项中，一般不属于肝胃不和证的表现是（　　）
A. 脘胁胀痛　　B. 抑郁不乐　　C. 呃逆嗳气
D. 腹胀便溏　　E. 嘈杂吞酸

46. 下列选项中，对诊断肝肾阴虚证最有意义的是（　　）
A. 舌红少苔，脉象细数　　B. 眩晕胁痛，急躁易怒　　C. 腰酸胁痛，眩晕潮热
D. 腰酸耳鸣，梦遗盗汗　　E. 遗精盗汗，月经量少

47. 下列选项中，能够鉴别心阳虚证和心阳虚脱证的是（　　）
A. 是否面白神疲　　B. 有无肢厥息微　　C. 是否舌质淡白
D. 有无心悸怔忡　　E. 有无形寒畏冷

48. 下列症状中,与心肺气虚证无关的是(　　)
A. 自汗声低　B. 气短咳喘　C. 胸闷心悸
D. 唇舌淡紫　E. 脉弦细

49. 胆郁痰扰证的主要依据是(　　)
A. 左胁疼痛　B. 身目俱黄　C. 小便短赤
D. 时有寒热　E. 惊悸不寐

50. 心气虚证最有特征的临床表现是(　　)
A. 胸闷气短,心悸怔忡　B. 心胸憋闷,脉结代
C. 冷汗肢厥,神志模糊　D. 心胸作痛,畏寒肢冷
E. 胸痛如刺,舌暗瘀斑

51. 脾病虚证的基础证型是(　　)
A. 脾不统血证　B. 脾虚气陷证　C. 脾胃气虚证
D. 脾气虚证　E. 脾阳虚证

52. 心悸不常见于下列证候中的(　　)
A. 心肾阳虚证　B. 肾气不固证　C. 心脉痹阻证
D. 心肾不交证　E. 心肝血虚证

53. 下列选项中,太阳病的主要病机是(　　)
A. 风邪外袭,卫外不固,营不内守　B. 风寒袭表,郁遏卫气,损伤营阴
C. 风寒外束,卫阳被遏,营阴郁滞　D. 寒邪袭表,郁遏卫气,损伤营阴
E. 风寒袭表,营卫不和,正邪交争

54. 下列选项中,阳明经证与阳明腑证的鉴别要点是(　　)
A. 发热的高低　B. 有无神志变化　C. 有无燥屎内结
D. 腹满的轻重　E. 汗出的多少

55. 识别温病气分证的主要依据是壮热而(　　)
A. 腹痛便秘　B. 胸闷气粗　C. 咳嗽气喘
D. 头痛心烦　E. 口渴苔黄

56. 下列选项中,营分证的病机特点是(　　)
A. 热在心肝,伤阴动血　B. 热在营阴,阴液耗伤
C. 热灼营阴,耗血动风　D. 热灼营阴,心神被扰
E. 热在心营,伤阴动风

57. 某男早泄两年,面白神疲,夜尿频多,形寒肢冷,舌淡苔白,脉弱,诊为(　　)
A. 肾气不固　B. 气不摄津　C. 脾虚气陷
D. 肾精亏虚　E. 肾阳虚

58. 经期提前,量少色红,质稠黏,颧红潮热,腰酸,舌红少苔,脉细数,诊为(　　)
A. 血热证　B. 肝阴不足证　C. 肾阴虚证
D. 心肾不交证　E. 肝经郁火证

59. 下列选项中,对诊断心肺气虚证最有意义的是(　　)
A. 咳喘痰多,动则尤甚　B. 喘息短气,呼多吸少
C. 咳喘无力,自汗畏风　D. 咯痰清稀,乏力神疲
E. 自汗乏力,喘咳心悸

60. 患者心悸怔忡,伴面色萎黄,神疲乏力,纳少便溏,脉弱,应诊为( )
    A. 心脾两虚证 B. 心气不足证 C. 心血不足证
    D. 脾气虚证 E. 心肝心虚证

[B型题]

61 ~ 63 题共用备选答案
    A. 八纲辨证 B. 卫气营血辨证 C. 六经辨证
    D. 脏腑辨证 E. 经络辨证

61. 主要应用于温病辨证的是( )
62. 主要应用于伤寒辨证的是( )
63. 主要应用于内科杂病辨证的是( )

64 ~ 67 题共用备选答案
    A. 口舌糜烂 B. 口臭齿衄 C. 急躁易怒
    D. 口舌生疮 E. 咯吐黄痰

64. 心火炽盛证常见( )
65. 小肠实热证常见( )
66. 胃火炽盛证常见( )
67. 肝火炽盛证常见( )

68 ~ 72 题共用备选答案
    A. 心悸失眠 B. 干咳,形瘦 C. 两眼干涩
    D. 饥不欲食 E. 腿软,遗精

68. 肝阴虚证常见( )
69. 心阴虚证常见( )
70. 胃阴虚证常见( )
71. 肺阴虚证常见( )
72. 肾阴虚证常见( )

[X型题]

73. 实热证常见的症状包括( )
    A. 高热不恶寒,烦躁不宁 B. 口渴喜冷饮
    C. 小便短赤,大便秘结 D. 舌红,苔黄干
    E. 五心烦热

74. 属于阳虚和气虚共证的有( )
    A. 舌质淡胖,有齿痕 B. 脉细虚大 C. 自汗懒言
    D. 形寒肢冷 E. 倦怠乏力

75. 属于心阴虚和肝阴虚共证的有( )
    A. 潮热盗汗 B. 口干 C. 脉弦细数
    D. 舌红少津 E. 头晕耳鸣

四、名词解释

1. 脏腑辨证 2. 里证 3. 热证 4. 心脾两虚证

五、问答题

1. 表证的共证为何?
2. 寒证有哪两大类型? 如何鉴别?
3. 虚证和实证应从哪些方面加以鉴别?
4. 血虚证和阴虚证的症状有何区别与联系?

第七章
防治原则与治疗方法

【内容提要】

防治原则与治疗方法是在整体观念和辨证论治的基础上，根据疾病的具体情况，确定合适的治疗原则，提出具体的治疗方法，以利于对疾病进行正确的治疗。

本章主要介绍未病先防、既病防变、治病求本、调整阴阳、扶正祛邪、三因制宜六大治疗总则，以及汗、吐、下、和、温、清、补、消及其他治疗大法。

【学习目标】

1. 掌握　中医的防治原则和八种基本治疗方法的概念和基本内容。

2. 熟悉　中医"未病先防"及"既病防变"的预防医学思想；熟悉标本缓急、病治异同等治则的应用规律以及八大治法的临床适应证。

【内容要点】

本章主要介绍养生与预防、治病求本、调整阴阳、扶正与祛邪、同病异治与异病同治、三因治宜等六大防治原则，以及汗、吐、下、和、温、清、补、消八大治法。

中医学在长期的临床医疗实践过程中，积累了丰富的治疗经验，确立了临床治疗原则，创造了多种行之有效的治疗方法，逐步形成了系统的中医治疗学。中医治疗学分为治则和治法两大部分。治则，即治疗疾病的总原则，是指在整体观念和辨证论治思想指导下，临床治疗立法、处方、用药的普遍原则。治法，是治疗疾病的基本方法，即是治则的具体化。

第一节　防 治 原 则

中医学的防治原则是未病先防、既病防变、治病求本、调整阴阳、扶正祛邪、三因制宜等六大防治原则。

由于疾病的证候表现多种多样，病理变化复杂多变，病变过程有轻重缓急，不同的时间、地点和个体的病情变化也会各异。因此必须善于从复杂多变的疾病现象中,抓住疾病的本质进行治疗,即“治病求本”。

一、养生与预防

养生是指研究增强体质,预防疾病,以达到延年益寿的理论和方法。养生与预防,两者在理论上常相互交融,在使用上常互为补充,相互为用。

(一) 未病先防

是指在疾病发生之前,充分调动人体的主观能动性,增强体质,养护正气,提高机体的抗病能力,同时主动地适应客观环境,避免病邪侵袭,做好各种预防工作,以防止疾病的发生。

1. 注重调养正气,提高机体的抗邪能力。
2. 注意防止邪气的侵害。
3. 养生与保健。

(二) 既病防变

是指疾病已经发生,应早期诊断、早期治疗,以防止疾病的发展和传变。

1. 早期诊治。
2. 先安未受邪之地　根据疾病的传变规律,先安未受邪之地,以防止疾病的发展及传变。
3. 愈后防复　在疾病初愈、缓解或痊愈时,应注意调整阴阳平衡,预防疾病复发、病情反复。

二、治病求本

治病求本,是指在治疗疾病时,必须寻找出疾病的根本原因,并针对其根本原因进行治疗。主要包括治标与治本、正治与反治两方面。

本与标,具有多种含义,且有相对的特性。如以正邪而言,则正气是本,邪气是标;以病因和症状论,则病因为本,症状为标;其他如旧病、原发病为本,新病、继发病为标。疾病的发生、发展,是通过临床症状显示出来的,但这些症状只是疾病的现象,它不是疾病的本质,只有充分地收集疾病的各方面信息进行综合分析,才能准确地判断其标本状况,找出疾病的根本原因,并针对其“本”确立恰当的治疗方法。

(一) 正治与反治

1. 正治　是逆其证候性质而治的一种常规治疗法则,又称“逆治”。“逆”,是指采用方药的性质与疾病的性质相反。它适用于疾病的征象与本质相一致的病证。常用的正治法有:

(1) 寒者热之:寒性病证表现寒象,用温热性质的方药来治疗。

(2) 热者寒者:热性病证表现热象,用寒凉性质的方药来治疗。

(3) 虚则补之:虚损病证表现虚弱的征象,用补益性质的方药来治疗。

(4) 实则泻之:邪实病证表现实证的征象,用攻邪泻实的方药来治疗。

2. 反治　是顺从疾病假象而治的一种治疗法则,又称“从治”。适用于疾病的征象与其本质不一致,甚至相反的病证。这是一种在治病求本法则指导下,针对疾病本质而进行治疗的方法。

(1) 热因热用:是以热治热,即用热性药治疗具有假热症状的病证。

(2) 寒因寒用:是以寒治寒,即用寒性药治疗具有假寒症状的病证。

(3) 塞因塞用:是以补开塞,即用补益药治疗具有闭塞不通症状的病证。

(4) 通因通用:是以通治通,即用通利药治疗具有实性通泄症状的病证。

正治与反治相同之处,都是针对疾病的本质而治,故同属于治病求本的范畴;其不同之处在于：正治适用于病变本质与其外在表现相一致的病证，而反治则适用于病变本质与临床征象不完全一致的病证。

（二）标本缓急

由于疾病变化的复杂性，常有标本主次的不同，因而在治疗上就有先后缓急的区别。

1. 急则治其标　是指标病危急，如若不先治其标，就会危及患者生命或者影响对本病的治疗，所采取的一种暂时应急方法。临证中出现中满、大小便不利等较急重病情时，不论其本为何，均应先治其标，待急重症状稳定后，再治其本证。

2. 缓则治其本　是在病情不急的情况下，针对疾病本质进行治疗的一种原则。适用于慢性病或急性病转变平稳后的治疗方法，病本既除则标证自愈。

3. 标本兼治　当标本并重或标本均不太急时，应标本兼治。

三、调整阴阳

疾病的发生，其本质是机体阴阳相对平衡遭到破坏，造成体内阴阳偏盛偏衰的结果。为此，调整阴阳，补偏救弊，恢复阴阳的相对平衡，促进阴平阳秘，是治疗疾病的根本法则之一。

（一）损其偏盛

损其偏盛，又称损其有余，主要是对阴阳偏盛，即阴或阳的一方过盛有余的病证，采用“损其有余”的治法。如以“治热以寒”，即“热者寒之”之法，清泻其阳热，治疗阳热亢盛的实热证；以“治寒以热”即“寒者热之”之法，温散其阴寒，治疗阴寒内盛的寒实证。

（二）补其偏衰

补其偏衰，又称补其不足，主要针对阴或阳的一方甚至双方虚损不足的病证，采用“补其不足”的治法。

1. 滋阴制阳，扶阳制阴　滋阴制阳，或称阳病治阴，即“壮水之主，以制阳光”。适用于阴液不足，阳热相对偏亢所致的虚热证，用滋阴养液的方药，以制约相对亢盛的阳热。扶阳制阴，或称阴病治阳，即“益火之源，以消阴翳”。适用于阳气不足，阴寒内盛所致的虚寒证，用温补阳气的方药来消除相对亢盛的阴盛。

2. 阴中求阳，阳中求阴　根据阴阳互根的原理，阴中求阳，指在治疗阳虚证时，在助阳剂中，适当佐以滋阴药，即“阳得阴助而生化无穷”；阳中求阴，指在治疗阴虚证时，在滋阴剂中，适当佐以补阳药，即“阴得阳升而泉源不竭”。

3. 阴阳双补　根据阴阳互根互化的原理，在慢性疾病的后期，可出现阴损及阳，阳损及阴的阴阳两虚证，治疗应阴阳双补。

四、扶正与祛邪

扶正，即扶助正气，增强体质，提高机体的抗邪能力。扶正多用补虚方法。祛邪，即是祛除病邪，减轻或消除邪气的毒害作用，使邪去正安。祛邪多用泻实方法。

扶正与祛邪，虽然各异，但两者相互为用，相辅相成。扶正使正气加强，有助于机体抗御和祛除病邪；祛邪能排除病邪的侵害和干扰，使邪去正安，有利于正气的保存和恢复。

单纯扶正法，适用于以正气虚为主要矛盾，且邪气又不盛的虚性病证。单纯祛邪法，适用于以邪实为主要矛盾，而正气未衰的实性病证。扶正与祛邪兼用，适用于正虚邪实病证，扶正而不留邪，祛邪又不伤正。但在具体应用时，还应分清是正虚为主，还是邪实为主，酌情有所偏重。

五、同病异治与异病同治

同病异治，指同一种疾病，由于病邪性质不同，机体反应有异，疾病发展的阶段不同，其病机和疾病性质也不一样，治疗上应根据其具体情况，运用不同的治法加以治疗。异病同治，指不同的疾病，在其病情发展过程中，会出现相同的病机变化或同一性质的证候，可以采用相同的治法治疗。

六、三因制宜

(一) 因时制宜

根据不同季节气候特点，来指导治疗用药的原则。

(二) 因地制宜

根据不同地区的地理特点，来选择治疗及用药的原则。

(三) 因人制宜

根据患者的年龄、性别、体质、生活习惯等的不同特点，来确定治疗用药的原则。

总之，三因制宜原则，就是在诊治疾病时不能孤立地看待病证，既要看到患者的整体性和不同特点，又要看到自然环境对人体的影响。体现了中医治病的整体观念和辨证论治思想，以及在实际应用中的原则性和灵活性。

第二节　治　　法

治法，包括治疗大法和具体治法。治疗大法也叫基本治法，它概括了许多具体治法共性，包括汗、吐、下、和、温、清、补、消“八法”。具体治法是针对具体病证而拟定的治法，属于个性的、各具特定应用范围的治疗方法。

一、汗法

汗法，也叫解表法，是运用发汗解表的方药，以开泄腠理，调和营卫，来逐邪外出，解除表证的一种治疗大法。它适用于一切外感疾病初起，病邪在表，症见恶寒发热、头痛身疼、苔薄、脉浮等。常用的有辛温发汗、辛凉发汗法。

二、吐法

吐法，也叫催吐法，是利用药物涌吐的性能，引导病邪或有毒物质从口中吐出的一种治疗方法。它适用于食积停滞胃脘、顽痰留滞胸膈、痰涎阻塞于气道而病邪有上涌之势者，或误食毒物尚在胃中等病证。

三、下法

下法，也叫泻下法，是运用具有泻下作用的药物通泻大便，攻逐体内实热结滞和积水，以解除实热蕴结的一种治疗大法。它适用于寒、热、燥、湿等邪内结在胸膈、肠道，以及水结、宿食、蓄血、痰滞、虫积等里实证。

四、和法

和法，也叫和解法，是用和解或疏泄的方药，来达到祛除病邪、调整机体、扶助正气的一种治疗大法。和法的应用范围很广泛，除适宜于外感病中的往来寒热之少阳证外，凡内伤病中的肝胃不和、肝脾不和、肠胃不和及肝气郁结的月经不调及肝木乘脾土之痛泻等脏腑不和病证，皆可采用。

五、温法

温法，也称祛寒法，是运用温热的方药，来祛除寒邪和补益阳气的一种治疗大法。它是采用回阳救逆、温中散寒的方药，从而达到消除沉寒痼冷，补益其阳气的一种治疗方法。

温法，适用于里寒证。温中散寒，适用于寒邪直中中焦，或阳虚中寒证；温经散寒，适用于寒邪凝滞经络、血脉不畅的寒痹证；回阳救逆，适用于亡阳虚脱，阴寒内盛的危候。另外，中医临床上常用的温肺化饮、温化寒痰、温肾利水、温经暖肝、温胃理气等治法，亦都属于温法的范围。

六、清法

清法，也叫清热法，是运用性质寒凉的方药，通过泻火、解毒、凉血等作用，以清除热邪的一种治疗大法。本法治疗范围广泛，凡外感热病，无论其热在气分、营分或血分，只要表邪已解而里热炽盛者，均可应用。清热法的运用，根据热病发展阶段的不同和火热所伤脏腑有异，有清热泻火、清热解毒、清营凉血、清泻脏腑等不同用法。

七、补法

补法，也叫补益法。是运用具有补养作用的方药，以益气强筋、补精益血，消除虚弱证候的一种治疗大法，适用于各种原因造成的脏腑气血、阴阳虚弱或某一脏腑虚损之证。补法一般分为补气、补血、补阴、补阳四大类，还依其不同的病情，选用峻补、平补、缓补等治法。

八、消法

消法，也叫消导法或消散法，包括消散和破消两方面。是运用消食导滞、行气、化痰、利水等方药，使积滞的实邪逐步消导或消散的一种治疗大法。它适用于气、血、食、痰、湿(水)所形成的积聚、癥瘕、痞块等病证。

在临床应用中，八法亦有一定的禁忌证，可参看教材。

上述治疗八法，是针对八纲辨证及方药的主要作用而归纳起来的基本治疗大法。但是，随着医学科学的发展和医疗实践的需要，“八法”除吐法少用外，实际上临床已超出“八法”的范围，如息风法、镇潜法、活血化瘀法等，使具体治法的内容更为丰富。

【练习题】

一、填空题

1. 所谓治未病，包括________和________两个方面的内容。
2. 防治原则是________、________、________、________、________、________等的治疗总则。
3. 养生又称为________，即是________和________的意思。
4. 八法包括________、________、________、________、________、________、________、________。
5. 正治与反治都是针对疾病的________而治的，同属于________的范畴。
6. 治则与治法不同，治则是治疗立法、处方、用药的________，治法是治疗疾病的________，是治则的________。

二、判断题（正确的以“√”表示，错误的以“×”表示）

1. 治法即治疗疾病的总原则。它在整体观念和辨证论治精神指导下，对临床治疗立法、处方、用药，具有普遍指导意义。（　　）

2. 八法是针对八纲辨证以及方药的主要作用而概括出来的基本治疗方法。（　　）

3. 治病求本，就是要寻找出疾病的根本原因，并针对其根本原因来进行治疗。（　　）

4. 由于疾病变化的复杂性，常有标本主次的不同，因而在治疗上就有先后缓急的区别。（　　）

5. 损其偏盛，主要是对阴阳偏盛，即阴或阳的一方过盛有余的病证，采用“损其有余”的治法。如用滋阴以制阳法，运用“壮水之主，以制阳光”之法则。（　　）

6. 同病异治，指同一种疾病，由于病情的发展和病机的变化，以及邪正消长的差异，机体的反应性不同，治疗上应根据其具体情况，运用不同的治法加以治疗。（　　）

7. 因人制宜指根据患者的年龄、性别、体质、生活环境、生活习惯等的不同特点，进行适当的治疗。（　　）

8. 使用汗法时，如果病人正气素虚，则应根据其阴虚、阳虚、气虚、血虚等的具体症状，在解表剂中适当配伍滋阴、助阳、益气、养血等药物，以达到扶正祛邪的目的。（　　）

三、选择题

［A 型题］

1. 下列不属于反治法的是（　　）

A. 寒者热之　B. 热因热用　C. 寒因寒用
D. 塞因塞用　E. 通因通用

2. 患者久咳，兼有便溏、乏力，医用六君子汤，治法属于（　　）

A. 治病求本　B. 益火消阴　C. 标本兼治
D. 塞因塞用　E. 虚则补其母

3. “诸寒之而热者，取之阴”是指（　　）

A. 阴中求阳　B. 阳病治阴　C. 寒因寒用
D. 寒者热之　E. 热者寒之

4. 扶正与祛邪兼用，适于下列病证中的（　　）

A. 正虚邪实　B. 阴虚内热　C. 气血亏虚
D. 邪气壅实为主　E. 正气亏虚为主

5. 不属于治则的是

A. 治病求本　B. 扶正祛邪　C. 调理气血
D. 活血化瘀　E. 调治脏腑

6. “寒因寒用”的治疗法则是（　　）

A. 虚寒证用寒药　B. 实寒证用寒药　C. 假寒证用寒药
D. 假热证用热药　E. 虚热证用热药

7. “塞因塞用”不适用的病证是（　　）

A. 脾虚腹胀　B. 血枯经闭　C. 食积腹胀
D. 肾虚癃闭　E. 以上均非

8. “通因通用”适用于（　　）

A. 脾虚泄泻　B. 肾虚泄泻　C. 食积泄泻

D. 肠虚滑脱　　E. 以上均非

9. "热因热用"属于(　　)

A. 阴病治阳　　B. 阳中求阴　　C. 阴中求阳

D. 逆治法　　E. 反治法

10. 下列选项属从治法的是(　　)

A. 寒因寒用　　B. 寒者热之　　C. 用热远热

D. 攻补兼施　　E. 阳病治阴

11. 下列选项属逆治法的是(　　)

A. 热因热用　　B. 热者寒之　　C. 用热远热

D. 用凉远凉　　E. 塞因塞用

12. 适用"急则治标"治则的情况是(　　)

A. 阴虚咳嗽　　B. 持续低热　　C. 大小便不通

D. 慢性胃痛　　E. 下肢水肿

13. 下列选项中,不属于扶正治则指导下确定的治法是(　　)

A. 发汗　　B. 滋阴　　C. 养血

D. 益气　　E. 扶阳

14. 属祛邪的治法是(　　)

A. 发汗　　B. 阳病治阴　　C. 阴病治阳

D. 扶阳以制阴　　E. 壮水之主

15. 不同病人分别表现为脱肛、眼睑脱垂等病症,治疗时均用补中益气汤治疗,此称为(　　)

A. 因人制宜　　B. 因地制宜　　C. 辨病论治

D. 异病同治　　E. 同病异治

[B 型题]

16 ~ 18 题共用备选答案

A. 既病防变　　B. 未病先防　　C. 扶正祛邪

D. 调理气血　　E. 调整阴阳

16. "见肝之病,则知肝当传之与脾,故先实其脾气,无令得受肝之邪"(《难经·七十七难》),属于(　　)

17. 温热病伤及胃阴后,主张在甘寒养胃的方药中加入某些咸寒滋肾之品,此具体应用即(　　)

18. 对饮食起居、劳逸等有适当的节制和安排,属于(　　)

19 ~ 21 题共用备选答案

A. 因时制宜　　B. 因地制宜

C. 因人制宜　　D. 未病先防

E. 辨证论治

19. 暑季多雨,气候潮湿,故病多夹湿,治宜加入化湿、渗湿之品,此属(　　)

20. 小儿生机旺盛,气血未充,脏腑娇嫩,易寒易热,易虚易实,病情变化较快,故治疗时忌峻攻、进补,用量宜轻,此属(　　)

21. 东南地低气温多雨,病多温热或湿热,治宜清化,而温热及助湿之剂必须慎用,此属(　　)

22 ~ 24 题共用备选答案

A. 以补开塞　B. 通因通用　C. 寒者热之
D. 热因热用　E. 热者寒之

22. 血枯闭经,治则当以(　　)
23. 膀胱湿热所致尿频、尿急、尿痛,治则当以(　　)
24. 脾虚便秘,治则当以(　　)

25 ~ 27 题共用备选答案

A. 急则治其标　B. 缓则治其本　C. 标本兼治
D. 调整阴阳　E. 调理气血

25. 素体气虚又患外感,治宜益气解表,属(　　)
26. 肺痨咳嗽,治宜滋阴,补益肺肾,属(　　)
27. 大出血,急宜止血,属(　　)

[X 型题]

28. 下列属于正治的是(　　)
A. 寒者热之　B. 热者寒之　C. 实者泻之
D. 虚者补之　E. 通因通用

29. 用补气法治疗失血证的主要依据是(　　)
A. 气能生血　B. 气能行血　C. 气能摄血
D. 血为其母　E. 气能载血

30. 疾病的转归,取决于邪正的盛衰,其病理变化有(　　)
A. 邪祛正未复　B. 正虚邪恋　C. 正胜邪退
D. 正邪转化　E. 邪盛正衰

31. 下列不宜用汗法的是(　　)
A. 表邪已解　B. 麻疹已透　C. 疮疡已溃
D. 自汗、盗汗　E. 失血、吐泻、热病后期津亏者

32. 补法,主要包括(　　)
A. 补气　B. 补血　C. 补阴
D. 补心　E. 补阳

33. 消法包括消散和破消两方面,主要方法有(　　)
A. 消痰化饮　B. 行气化痰　C. 行气消瘀
D. 消食导滞　E. 消坚化积

34. 清法,也叫清热法,主要包括(　　)
A. 清心除烦　B. 清泻脏腑　C. 清营凉血
D. 清热解毒　E. 清热泻火

35. 中医学“治未病”是指(　　)
A. 未病先防　B. 治标治本　C. 正治反治
D. 扶正祛邪　E. 既病防变

36. 疾病发生后,为防其传变应采取(　　)
A. 早期诊断　B. 早期治疗　C. 防止邪气侵害

D. 先安未受邪之地　E. 精神调摄

37. 从治法包括(　　)

A. 寒者热之　B. 寒因寒用　C. 通因通用

D. 用寒远寒　E. 热因热用

38. 下列宜先治其标的病证是(　　)

A. 抽搐　B. 大出血不止者　C. 慢性病又伴外感者

D. 食积所致泄泻者　E. 尿闭

39. 扶正单独使用适用于(　　)

A. 纯虚证　B. 虚实夹杂证　C. 纯实证

D. 真虚假实证　E. 真热假寒证

40. 临床治疗时,应慎用寒凉药物的季节是(　　)

A. 春　B. 夏　C. 长夏

D. 秋　E. 冬

四、名词解释

1. 治则　2. 治法　3. 正治　4. 反治

5. 同病异治　6. 异病同治　7. 急则治其标　8. 缓则治其本

9. 热因热用　10. 寒因寒用　11. 通因通用　12. 塞因塞用

五、问答题

1. 防治原则包括哪些治疗原则?

2. 未病先防应注意哪几个方面?

3. 反治法包括几种方法?各自适应证?

4. 何谓汗法?分哪几类?各自适应证?

5. 何谓下法?其适应证是什么?临床常用哪些下法?

6. 何谓和法?其适应证是什么?临床上如何根据疾病的病因病机灵活使用和法?

7. 何谓温法?其适应证是什么?临床常用哪些温法?

8. 何谓清法?其适应证是什么?临床常用清法分哪些?

9. 何谓补法?其适应证是什么?临床补法常用分几类?

10. 何谓消法?其适应证是什么?临床常用消法分哪些?

中　篇

第一章
中　药

【内容提要】

本章主要分中药概述及简介两部分。概述简要介绍了中药的炮制、性能及基本用法,包括配伍、禁忌等内容。中药简介部分按常用中药以功效分类,每类中药介绍 1 ~ 3 味,包括产地、性味归经、功效主治、用法用量、使用禁忌等内容。

【学习目标】

1. 掌握　中药的性味归经、功效主治、用法用量、使用禁忌等。
2. 熟悉　熟悉中药配伍理论及中药的性能。
3. 了解　中药炮制方法及其基本知识。

【内容要点】

中药是我国传统药物的总称。凡是以中医传统理论为指导,进行采收、加工、炮制、制剂,以利于临床应用的药物统称为中药。主要包括植物药、动物药、矿物药及部分化学、生物制品类药物等。由于中药以植物药居多,故一直以来人们习惯把中药称为“本草”。

第一节　中 药 概 述

一、中药的炮制

炮制是指药物在应用或制成各种剂型前必要的加工处理过程,包括对原药材进行的一般修制整理和部分药物的特殊处理。

(一) 炮制目的

1. 消除或降低毒副作用;
2. 增强药效;

3. 改变药物性能;

4. 利于贮存;

5. 便于服用。

(二) 炮制方法

1. 修制法;

2. 水制法;

3. 火制法;

4. 水火共制法;

5. 其他制法,主要有制霜、发酵、发芽、药拌等。

二、中药的性能

中药的性能主要包括四气、五味、升降浮沉、归经及毒性等内容。

(一) 四气

四气是指药物具有寒、热、温、凉四种不同的药性,又称四性。

(二) 五味

五味是指药物具有辛、甘、苦、酸、咸五种味道。

1. 辛 “能行、能散”,即具有行气、发散、行血作用。

2. 甘 “能补、能和、能缓”,即具有补益、调和、缓急的作用。

3. 酸 “能收、能涩”,即具有收敛、固涩作用。

4. 苦 “能泄、能燥”,即具有通泄、燥湿作用。

5. 咸 “能下、能软”,即具有泻下通便、软坚散结等作用。

此外尚有“淡”味药,本类药无明显味道,“淡”则“能渗、能利”。

(三) 升降浮沉

升、降、浮、沉是指药物在治疗疾病时对人体的作用有不同趋向性。升,即上升提举;降,即下达降逆;浮,即向外发散;沉,即向内收敛。

药物的升降浮沉受多种因素影响,主要与气味厚薄、四气、五味、用药部位、质地轻重、炮制、配伍等有关。

(四) 归经

药物对某经(脏腑或经络)或某几经发生明显作用,而对其他经作用较少,甚至无作用,这种对机体某部分的选择性作用称归经。

一些不但能自入某经,而且还能引导它药进入某经的药物称为引经药。

(五) 中药毒性

1. 毒性分级 根据中毒表现严重程度,可将其分为三级,即大毒、有毒及小毒。

(1) 大毒:中毒症状严重,常引起主要脏器严重损害,甚至造成死亡者,归为“大毒”。

(2) 有毒:当用量过大或用药时间过久,出现严重中毒症状,并引起重要脏器损害,甚至造成死亡者,归为“有毒”。

(3) 小毒:中毒症状轻微,一般不损害组织器官,不造成死亡者,归为“小毒”。

2. 中毒原因 ①剂量过大;②服用太久;③炮制不当;④配伍失误;⑤制剂不妥;⑥外用失控;⑦误食误用。

3. 预防措施 应用有毒药物时,还应做到以下几点:首先,应掌握有毒中药的品种及其使用的特殊要求和注意事项；其次，要根据病人体质强弱和病情轻重，严格控制药物剂量和服药时间；第三，要在治疗过程中严密观察可能出现的毒副反应，做到早诊断、早停药、早处理。

三、中药的用法

(一) 配伍

1. 单行 用一味药治疗疾病谓单行。

2. 相须 两种性能、功效相同或相似的药物合用，以增强疗效的配伍叫相须。

3. 相使 两种药合用，一种药物为主，另一种药物为辅，辅药可以提高主药功效的配伍叫相使。

4. 相畏 一种药物的毒副作用，被另一种药物所抑制，使其毒副作用减轻或消失的配伍叫相畏。

5. 相杀 一种药物能够清除另一种药物毒副作用的配伍叫相杀。

6. 相恶 一种药物能破坏另一种药物的功效，使其作用减弱，甚至消失的配伍叫相恶。

7. 相反 两种药物配伍应用后，产生毒性反应或副作用，即谓之相反。

(二) 用药禁忌

为了保证用药安全和药物疗效，应当注意用药禁忌。中药用药禁忌主要包括配伍禁忌、妊娠用药禁忌、证候用药禁忌及服药食忌四方面的内容。

1. 配伍禁忌 ①中药配伍禁忌；②中西药联合应用配伍禁忌。

2. 妊娠用药禁忌 一般分为禁用和慎用两类。

3. 证候用药禁忌。

4. 饮食禁忌 包括病证食忌和服药食忌。

(三) 中药用量

中药的用量即剂量，是指用药的分量。

①药物性质与剂量；②药物配伍与剂量；③年龄、体质、病情与剂量；④季节、地域与剂量。

(四) 中药煎服法

1. 煎药法 是指中药汤剂的煎煮方法。

(1) 煎药用具；

(2) 煎药用水；

(3) 煎煮火候；

(4) 煎煮方法：主要有：①先煎；②后下；③包煎；④另煎；⑤溶化。

2. 服药法 主要包括服药时间及服药方法。

第二节 中药分类及常用中药

1. 掌握 桂枝、麻黄、柴胡、葛根、独活、桑寄生、苍术、藿香、茯苓、茵陈、石膏、知母、金银花、连翘、生地、牡丹皮、黄芩、黄连、黄柏、青蒿、决明子、地骨皮、山楂、大黄、火麻仁、前胡、贝母、半夏、杏仁、桔梗、附子、干姜、陈皮、枳实、川芎、丹参、仙鹤草、三七、人参、黄芪、熟地黄、当归、沙参、百合、淫羊藿、鹿茸、五味子、山茱萸、天麻、钩藤、酸枣仁等药物的性味归经、功效主治。

2. 熟悉 羌活、细辛、防风、生姜、升麻、秦艽、桑枝、佩兰、砂仁、厚朴、金钱草、车前子、栀子、蒲公英、白花蛇舌草、苦参、夏枯草、鸡内金、麦芽、瓜蒂、甘遂、芒硝、瓜蒌、天南星、紫菀、百部、肉桂、小茴香、香附、乌药、红花、乳香、没药、浮小麦、乌梅、麻黄根、桑螵蛸、金樱子、远志、合欢皮、麝香、槟榔、青黛等药物的性味归经、功效主治。

3. 了解 其余药物的功效及主治。

一、解表药

(一) 辛温解表药

药名	性味	归经	功效	主治	用量	备注
桂枝	辛、甘，温	心、肺、膀胱经	辛温解表 温经通脉 助阳化气	外感风寒表证 寒凝经脉之胸痹 脾肾阳虚之水湿内停	3 ~ 10g	
麻黄	辛、微苦，温	肺、膀胱	辛温解表 宣肺平喘 利水消肿	外感风寒表实证 寒喘 风水泛滥证	3 ~ 10g	发汗生用；止咳平喘蜜炙用

(二) 辛凉解表药

药名	性味	归经	功效	主治	用量	备注
柴胡	苦、辛，微寒	肝、胆、脾、胃、三焦	疏散风热 和解表里 疏肝解郁 升阳举陷	外感风热表证 半表半里证 肝气郁结 气虚下陷	3 ~ 10g	升阳生用或酒炙；疏肝醋炙；解表退热生用
葛根	甘、辛，凉	脾、胃	发表解肌 生津止渴 透发麻疹 升阳止泻	外感表证 热病口渴或消渴 麻疹初起或疹出不畅 脾虚泄泻	9 ~ 15g	发表解肌、生津止渴、透疹生用；升阳止泻煨用

二、祛风湿药

药名	性味	归经	功效	主治	用量	备注
独活	辛、苦，微温	肾、膀胱	祛风除湿 散寒止痛	风寒湿痹证 外感风寒夹湿证	3 ~ 10g	
桑寄生	苦、甘，平	肝、肾	祛风除湿 强筋健骨 养血安胎	风湿痹痛 肝肾不足 血虚胎漏	6 ~ 15g	

三、祛湿药

(一) 化湿燥湿药

药名	性味	归经	功效	主治	用量	备注
藿香	辛，微温	脾、胃、肺	化湿解暑 和中止呕 醒脾化湿	暑湿证 湿阻中焦 寒湿困脾	5 ~ 10g	鲜品解暑化湿、辟秽力强，用量加倍
苍术	辛、苦，温	脾、胃、肝	燥湿健脾 祛风除湿 散寒解表 养肝明目	中焦湿滞 风湿寒痹 风寒夹湿 青盲、夜盲	5 ~ 10g	

（二）利水渗湿药

药名	性味	归经	功效	主治	用量	备注
茯苓	甘、淡，平	心、脾、肾	利水渗湿 补中健脾 宁心安神	水肿胀满 小便不利 脾虚湿盛 食少便溏 心悸怔忡 失眠健忘	10～15g	利水宜用茯苓皮；安神宜用茯神；健脾宜用茯苓

（三）清热利湿药

药名	性味	归经	功效	主治	用量	备注
茵陈	苦、辛，微寒	脾、胃、肝、胆	利胆退黄 除湿止痒	湿热阳黄 湿热风疹瘾疹 湿疹疥疮	10～15g	外用适量，煎汤熏洗

四、清热药

（一）清热泻火药

药名	性味	归经	功效	主治	用量	备注
石膏	辛、甘，大寒	肺、胃	清热泻火 除烦止渴 敛疮生肌	肺胃气分实热证 肺胃燥热之烦渴引饮 疮疡溃不收口、烧伤烫伤	15～60g	先煎。清热泻火生用；敛疮收湿煅用
知母	苦、甘，寒	肺、胃、肾	清热泻火 滋阴降火 生津润燥	肺胃气分实热 骨蒸潮热 内热伤津及消渴病	6～12g	清热泻火生用；滋阴降火盐水炙用

（二）清热解毒药

药名	性味	归经	功效	主治	用量	备注
金银花	甘，寒	肺、心、胃	清热解毒 疏散风热 凉血止痢	温病初起 外感风热表证 热毒血痢	6～15g	
连翘	苦，微寒	肺、心、小肠	清热解毒 消痈散结 疏风散热	发热头痛、咽痛 痈疮疖肿 瘰疬痰核 外感风热表证	6～15g	清热解毒宜用青翘；疏风散热宜用黄翘；清心泻火宜用连翘心

(三) 清热凉血药

药名	性味	归经	功效	主治	用量	备注
生地黄	甘、苦，寒	心、肝、肾	清热凉血 养阴生津	热入营血之壮热神昏 热病伤津及阴虚内热之发热口渴、大便秘结	10 ~ 15g	清热凉血宜用鲜地黄；滋阴生津宜用生地黄
牡丹皮	苦、辛，微寒	心、肝、肾	清热凉血 活血散瘀	热入营血之斑疹、吐血、衄血 血瘀之经闭、痛经 癥瘕积聚	6 ~ 12g	清热凉血生用，活血散瘀酒炒用

(四) 清热燥湿药

药名	性味	归经	功效	主治	用量	备注
黄芩	苦，寒	肺、脾、胃、胆、大肠、小肠	清热燥湿 泻火解毒 清热凉血 清热安胎	暑温湿阻证 咯吐黄痰 热毒炽盛、迫血妄行 血热之胎动不安	3 ~ 10g	清热多生用；安胎多炒用；止血炒炭用；清中上焦热可酒炙用
黄连	苦，寒	心、脾、胃、胆、大肠	清热燥湿 泻火解毒	湿热中阻 高热烦躁	2 ~ 5g	外用适量。清心火宜生用；疏肝和胃宜吴茱萸水炒用；胃热呕恶宜姜汁炒用
黄柏	苦，寒	肾、膀胱、大肠	清热燥湿 泻火解毒	膀胱湿热之小便涩痛 热毒壅盛的痈疽疮疡	3 ~ 12g	外用适量。清热燥湿生用；泻相火、退骨蒸盐水炒用；止血炒炭用

(五) 清热解暑药

药名	性味	归经	功效	主治	用量	备注
青蒿	苦、辛，寒	肝、胆	清热解暑 退热除蒸 清胆截疟	外感暑热证 温病后期邪伏阴分出现的夜热早凉 邪郁少阳之寒热往来	6 ~ 12g	外用适量

(六) 清热明目药

药名	性味	归经	功效	主治	用量	备注
决明子	甘、苦、咸，微寒	肝、大肠	清热明目 润肠通便	肝火上炎之目赤肿痛 内热肠燥之大便秘结	10 ~ 15g	

（七）清虚热药

药名	性味	归经	功效	主治	用量	备注
地骨皮	甘，寒	肺、肝、肾	清虚热 清肺热	阴虚内热、盗汗骨蒸 肺热咳喘	9～15g	

五、消导药

药名	性味	归经	功效	主治	用量	备注
山楂	酸、甘，微温	脾、胃、肝	消食化积 行气散瘀	肉食积滞 气滞血瘀之胁肋刺痛、血瘀经闭	10～15g	消食散瘀多生用或炒用；止泻止痢多炒焦或炒炭用

六、催吐药

药名	性味	归经	功效	主治	用量	备注
瓜蒂	苦，寒	胃	催吐痰食 利湿退黄	误食毒物或宿食停滞 湿热黄疸难愈者	煎服，2.5～5g 入丸散，0.3～1g	

七、泻下药

（一）攻下药

药名	性味	归经	功效	主治	用量	备注
大黄	苦，寒	脾、胃、大肠、肝、心包	泻热通便 凉血解毒 逐瘀通经	热结便秘 血热妄行所致吐血、衄血、咯血 妇女产后瘀阻腹痛、恶露不尽者	5～15g	外用适量，研末调敷。攻下通便宜生用；活血逐瘀酒制用；止血炭用

（二）润下药

药名	性味	归经	功效	主治	用量	备注
火麻仁	甘，平	脾、胃、大肠	润肠通便	津血不足的肠燥便秘	10～15g	有毒。打碎入煎

（三）逐水药

药名	性味	归经	功效	主治	用量	备注
甘遂	苦，寒	肺、肾、大肠	泻水逐饮 消肿散结	水肿臌胀、胸胁停饮、正气未衰者 疮痈肿毒	入丸散，每次服0.5～1g	外用适量。过量服用易中毒。内服醋制可减轻毒性。反甘草

八、祛痰止咳平喘药

(一) 清化热痰药

药名	性味	归经	功效	主治	用量	备注
前胡	苦、辛,微寒	肺	清化热痰 降气平喘 疏散风热	肺热咳嗽 咳嗽喘促、胸膈满闷 外感风热之咳嗽咽痛	6 ~ 10g	
贝母	川贝母:苦、甘,微寒 浙贝母:苦,寒	肺、心	清热化痰 解毒散结	外感风热之咯痰黄稠 痈疽疮疡 肺痈胸痛 瘰疬痰核	3 ~ 10g 研末冲服,每次 1 ~ 2g	川贝母凉润,多用于肺热燥咳及阴虚劳嗽;浙贝母苦寒,多用于肺热咳嗽及瘰疬痰核

(二) 温化寒痰药

药名	性味	归经	功效	主治	用量	备注
半夏	辛,温	脾、胃、肺	温化寒痰 燥湿化痰 降逆止呕 消痞散结	寒饮伏肺 痰湿阻肺 痰饮犯胃 痰气郁结之梅核气	3 ~ 10g	有毒。消痞和胃多用清半夏;降逆止呕多用姜半夏;燥湿止咳多用法半夏;竹沥半夏常用于清热化痰;外用适量消肿散结

(三) 止咳平喘药

药名	性味	归经	功效	主治	用量	备注
杏仁	苦,微温	肺、大肠	止咳平喘 润肠通便	风寒袭肺之咳嗽气喘 阴虚津亏之肠燥便秘	3 ~ 10g	有小毒。打碎入煎
桔梗	苦、辛,平	肺	宣肺祛痰 利咽排脓	风寒咳嗽痰多 外邪犯肺,咽痛失音	3 ~ 10g	

九、温里药

药名	性味	归经	功效	主治	用量	备注
附子	辛、甘,大热	心、肾、脾	温里助阳 回阳救逆 祛寒止痛	脾胃虚寒 亡阳证 风寒湿痹之关节疼痛	3 ~ 15g	有毒。先煎 30 ~ 60 分钟;反半夏、瓜蒌、贝母、白蔹、天花粉、白及。内服需经炮制
干姜	辛,热	肾、脾、胃、心、肺	温里散寒 回阳通脉	里寒证 亡阳厥逆	3 ~ 10g	

十、理气药

药名	性味	归经	功效	主治	用量	备注
陈皮	苦、辛，温	脾、胃、肺	理气和中 燥湿化痰	脾胃气滞 湿痰、寒痰之咳嗽胸满、痰多色白	3 ~ 10g	
枳实	苦、酸、辛，温	脾、胃、大肠	破气消积 化痰散痞	胃肠实热积滞之便秘腹胀 痰滞胸脘、痰热结胸之咯吐黄痰	3 ~ 10g	枳壳与枳实同出一物，二者功效相同。枳壳力缓，偏于行气开胸、宽中除胀。孕妇忌用

十一、理血药

(一) 活血药

药名	性味	归经	功效	主治	用量	备注
川芎	辛，温	肝、胆、心包	活血行气 祛风止痛	肝气郁结、跌仆损伤、瘀血阻滞之各种痛证 风寒湿痹之关节痛	3 ~ 10g	研末吞服，每次1 ~ 1.5g
丹参	苦，微寒	心、心包、肝	活血通经 祛瘀止痛 凉血消肿 清心除烦	血滞经闭、痛经及产后瘀滞腹痛 胸痹心痛 疮疡痈肿 热扰心神之心烦不寐	5 ~ 15g	活血化瘀宜酒炒用

(二) 止血药

药名	性味	归经	功效	主治	用量	备注
仙鹤草	苦、涩，平	心、肝	收敛止血 除湿止痢 解毒疗疮 截疟杀虫	各种出血证 虚寒泻痢 痈肿疮毒 疟疾	10 ~ 15g	大剂量可用到30 ~ 60g。外用适量
三七	甘、微苦，温	肝、胃	散瘀止血 消肿定痛	体内外各种出血 跌打损伤之瘀血疼痛	3 ~ 10g研末吞服，每次1 ~ 3g	外用适量

十二、补益药

(一) 补气药

药名	性味	归经	功效	主治	用量	备注
人参	甘、微苦,微温	心、肺、脾	益气固脱 大补元气 补益心气 益气摄血 补脾益肺 益气生津	气虚欲脱 元气不足 心悸多梦、安神益智 气虚失摄、血不循经之吐血、衄血、崩漏 脾虚证 热病气津两伤	5 ~ 10g	宜文火另煎,单服或兑服。反藜芦、畏五灵脂
黄芪	甘,微温	肺、脾	补气升阳 益气固表 健脾利水 益气摄血 益气活血 托毒排脓	中气下陷 气虚自汗 脾虚水肿 气不摄血之出血 气虚血瘀之肌肤麻木不仁 气血不足、脓成不溃者	10 ~ 30g	补气升阳蜜炙用;托毒排脓、利水消肿生用

(二) 补血药

药名	性味	归经	功效	主治	用量	备注
熟地黄	甘,微温	肝、肾	补血调经 滋阴填髓	血虚证 肾精不足	10 ~ 30g	
当归	甘、辛,温	肝、心、脾	补血调经 活血止痛 润肠通便	血虚之面色苍白、月经不调 跌打损伤、瘀血肿痛 血虚津亏所致肠燥便秘	5 ~ 15g	补血用当归身,活血用当归尾

(三) 补阴药

药名	性味	归经	功效	主治	用量	备注
沙参	甘,微寒	肺、胃	养阴清肺 益胃生津	燥热伤肺所致干咳少痰 胃阴不足所致口燥咽干	10 ~ 15g	北沙参长于清肺胃虚热;南沙参兼益气养阴祛痰止咳。反藜芦,恶防己
百合	甘,微寒	心、肺	养阴润肺 止咳祛痰 清心安神	阴虚肺燥有热之干咳少痰、咳血 肺虚久咳 虚热上扰之失眠、心悸	6 ~ 12g	蜜炙可增强润肺作用

(四) 补阳药

药名	性味	归经	功效	主治	用量	备注
淫羊藿	辛、甘，温	肝、肾	补肾壮阳 祛风除湿	肾虚阳痿、尿频 风湿痹痛、肢体麻木	3～15g	
鹿茸	甘、咸，温	肾、肝	补肾壮阳 强筋健骨 固冲止带 托毒起陷	肾阳不足之阳痿早泄、宫冷不孕 肝肾不足之筋骨痿软 冲任不固之崩漏不止、带下清稀 阴疽久溃不敛、脓出清稀者	1～2g	研末冲服或入丸散服

十三、固涩药

(一) 收敛止汗药

药名	性味	归经	功效	主治	用量	备注
五味子	酸、甘，温	肺、心、肾	收敛固涩 益气生津 宁心安神	气虚自汗 遗精滑泄 阴虚内热之消渴多饮 阴血不足之心悸失眠	3～6g 研末服，每次 1～3g	
浮小麦	甘，凉	心	固表止汗 益气除热	气虚自汗，阴虚盗汗 阴虚发热、骨蒸劳热	15～30g 研末服，每次 3～5g	

(二) 涩肠止泻药

药名	性味	归经	功效	主治	用量	备注
乌梅	酸、涩，平	肝、脾、肺、大肠	涩肠止泻 敛肺止咳 生津止渴 安蛔止痛	脾肾阳虚之久泻不止 肺虚久咳少痰或干咳无痰 阴虚内热烦渴 蛔厥腹痛	5～10g	大剂量可至30g。止泻、止血宜炭用

(三) 涩精止带缩尿药

药名	性味	归经	功效	主治	用量	备注
山茱萸	酸、涩，微温	肝、肾	收敛固涩 补益肝肾	遗精滑泄、遗尿尿频 肝肾不足之腰膝酸软	6～12g	急救固脱，20～30g

十四、平肝息风药

药名	性味	归经	功效	主治	用量	备注
天麻	甘，平	肝	平肝息风 祛风通络	肝阳上亢之头痛眩晕 风寒湿痹之关节疼痛	3～10g 研末冲服，每次1～1.5g	

续表

药名	性味	归经	功效	主治	用量	备注
钩藤	甘,凉	肝、心包	息风止痉 清热平肝	肝热之惊痫抽搐 肝火上炎或肝阳上亢之头痛眩晕	3 ~ 12g	不宜久煎

十五、安神药

药名	性味	归经	功效	主治	用量	备注
酸枣仁	甘、酸,平	肝、胆、心	养心补肝 宁心安神 敛汗生津	心肝阴血亏虚之心悸、失眠、多梦 心脾两虚之惊悸不安、体倦失眠 津伤之口渴咽干	9 ~ 15g 研末吞服,每次 1.5 ~ 2g	

十六、开窍药

药名	性味	归经	功效	主治	用量	备注
麝香	辛,温	心、脾	开窍醒神 活血消肿 通络止痛	各种原因之闭证神昏 血瘀经闭、跌打损伤 久病入络之偏正头痛	入丸散,0.03 ~ 0.1g	外用适量。不入煎剂

十七、驱虫药

药名	性味	归经	功效	主治	用量	备注
槟榔	苦、辛,温	胃、大肠	杀虫截疟 行气消积 利水	绦虫疟疾 食积气滞之腹胀便秘 水肿实证 寒湿脚气肿痛	3 ~ 10g	驱虫 30 ~ 60g,生用力佳,炒用力缓

十八、外用药

药名	性味	归经	功效	主治	用量	备注
青黛	咸,寒	肝、肺	清热解毒 凉血消斑 清肝泻火 定惊止痉	口舌生疮 火毒疮疡、痄腮肿痛 温毒发斑 暑热惊痫 小儿惊风抽搐	1.5 ~ 3g	一般作丸散服用。外用适量

【练习题】

一、填空题

1. 根据现代实际炮制经验，炮制法大致可分为________、________、________、________以及其他制法五类。
2. 陈皮偏行________气滞，木香偏行________气滞。
3. 长于消米面薯蓣等淀粉类食物的药是________、________。
4. 蒲公英的功效是________、________、________。
5. 地榆与槐花均能凉血止血，然地榆又具有________之功效，槐花还具有________之功效。
6. 益母草、泽兰均具有________、________的功效。
7. 半夏善治________呕吐；竹茹善治________呕吐。
8. 附子的性味是________，具有________、________、________的功效。
9. 朱砂甘寒，有毒，具有________、________的功效。
10. 瓜蒌具有________、________、________的功效。
11. 薤白的功效是________、________。
12. 中药的"四气"是指药物的________、________、________、________四种药性。
13. 中药的"五味"是指药物的________、________、________、________、________五种药味。
14. "升降浮沉"反映药物作用的________。
15. 药物与液体辅料拌炒的炮制方法称为________。
16. 中药除单行外，配伍的关系有________、________、________、________、________、________。
17. 石膏内服宜用________，打碎，________煎，外用应________。
18. 药性有________、________、________、________四种，故称四性。
19. 解表药根据药物性能，分为发散________药和发散________药两类。
20. 服药时间，补益药多在________服，健胃药多在________服，安神催眠药多在________服，驱虫药宜在________服。
21. 山楂的功效是________、________。
22. 诸花皆升，________独降，能________，________。
23. 天麻的功效有________、________。
24. 生姜的功效是________、________、________，有"________"之称。
25. 金银花的功效有________、________、________。
26. 化湿药主要归________二经。
27. 阿胶入汤剂宜________兑服。
28. 板蓝根的功效有________、________。
29. 干姜的功效是________、________。
30. 浮小麦的功效是________、________。

二、判断题（正确的以"√"表示，错误的以"×"表示）

1. 使用发汗力较强的解表药，应注意中病即止，不可使之汗出过多。 （ ）
2. 大戟用醋制的目的是增强泻水逐饮之功。 （ ）
3. 决明子、火麻仁、补骨脂均能润肠通便。 （ ）

4. 消食药与对胃肠有刺激性的药物均宜饭后服。 ( )
5. 羌活治疗风湿痹痛，尤宜于上半身者。 ( )
6. 化痰药亦可治疗瘿瘤、瘰疬等证。 ( )
7. 沉香属于温里药。 ( )
8. 莱菔子与紫苏子均具降气化痰的功效。 ( )
9. 人参与五灵脂配伍属于药物“七情”中“相畏”的配伍关系。 ( )
10. 木瓜具有舒筋活络、行气化湿的功效。 ( )
11. 桔梗药性上行，牛膝药性下行。 ( )
12. 在补气血方中，常配入少量肉桂能温运阳气，鼓舞气血生长。 ( )
13. 荆芥、防风性较平和缓，有和解退热之功，无论外感风寒、风热表证均可治疗。 ( )
14. 白豆蔻可用于胃热呕吐。 ( )
15. 柴胡善升脾胃之阳气而举陷；葛根善直接升举阳气；升麻善疏木达土。 ( )
16. 白及收敛止血，用于治疗多种出血证。 ( )
17. 牛黄平肝息风，用于肝风内动、惊痫抽搐等证。 ( )
18. 青蒿具有发汗解表、解毒、截疟之功效。 ( )
19. 淡豆豉的功效为解表除烦，宣发郁热。 ( )
20. 麻黄配杏仁能增强润肺止咳之功效。 ( )

三、选择题

［A 型题］

1. 能大补元气，复脉固脱，为拯危救脱要药的是( )
 A. 党参 B. 西洋参 C. 太子参
 D. 人参 E. 黄芪
2. 善于治疗上半身风寒湿痹痛的药物是( )
 A. 羌活 B. 白芷 C. 藁本
 D. 独活 E. 细辛
3. 全蝎与蜈蚣均能( )
 A. 平肝潜阳 B. 清热解毒 C. 通络止痛
 D. 收敛生肌 E. 祛风明目
4. 既可用治咳嗽气喘，又可用治肠燥便秘的药物是( )
 A. 海藻 B. 前胡 C. 竹沥
 D. 杏仁 E. 天竺黄
5. 辛味药的作用是( )
 A. 能和能缓 B. 能燥能泄 C. 能下能软
 D. 能收能涩 E. 能行能散
6. 常山的功效是( )
 A. 涌吐痰涎截疟 B. 涌吐痰涎解毒 C. 涌吐痰涎敛疮
 D. 涌吐痰涎蚀疮 E. 涌吐痰涎退黄
7. 既能清热泻火除烦，又能清热利湿、凉血解毒的药物是( )
 A. 栀子 B. 芦根 C. 淡竹叶
 D. 天花粉 E. 知母

8. 苍术的性味是( )

A. 辛、苦,温　B. 辛、甘,温　C. 苦、甘,温　D. 辛、甘,寒　E. 辛、苦,寒

9. 补益药中属于补气类的药组是( )

A. 人参、阿胶　B. 人参、白术　C. 西洋参、当归　D. 党参、熟地　E. 沙参、麦冬

10. 甘遂、京大戟、芫花内服时宜( )

A. 酒制　B. 醋制　C. 姜汁制　D. 先煎　E. 后下

11. 藿香尤其适宜于治疗下列呕吐中的( )

A. 胃虚呕吐　B. 胃寒呕吐　C. 胃热呕吐　D. 湿浊中阻的呕吐　E. 肝胃不和的呕吐

12. 具有祛风湿、温经止痛作用,善治风寒湿痹痛寒邪偏盛的药物是( )

A. 狗脊　B. 豨莶草　C. 威灵仙　D. 川乌　E. 五加皮

13. 既能降气化痰,又能疏散风热的药物是( )

A. 桔梗　B. 竹沥　C. 天竺黄　D. 前胡　E. 竹茹

14. 既能暖肾固精缩尿,又能温脾开胃摄唾的药物是( )

A. 益智仁　B. 蛤蚧　C. 冬虫夏草　D. 肉苁蓉　E. 沙苑子

15. 用于活血止痛,消肿生肌,没药常相须为用的药物是( )

A. 丹参　B. 川芎　C. 桃仁　D. 红花　E. 乳香

16. 既可治疗寒闭昏迷,又能治疗热闭神昏的最佳药物是( )

A. 麝香　B. 苏合香　C. 牛黄　D. 冰片　E. 石菖蒲

17. 善于散风寒、除湿止痛,用于巅顶痛的药物是( )

A. 荆芥　B. 紫苏　C. 藁本　D. 麻黄　E. 桂枝

18. 可治疗寒热虚实各种水肿的药物是( )

A. 泽泻　B. 猪苓　C. 茯苓　D. 车前子　E. 香加皮

19. 下列驱虫药中,具有行气、利水功效的药物是( )

A. 使君子　B. 苦楝皮　C. 槟榔　D. 雷丸　E. 榧子

20. 善消油腻肉食积滞的要药是( )

A. 麦芽　B. 神曲　C. 鸡内金　D. 莱菔子　E. 山楂

21. 下列入汤剂宜包煎的药物是( )

A. 红花 B. 月季花 C. 马钱子
D. 五灵脂 E. 骨碎补

22. 治疗外感风寒,内兼脾胃气滞者,常选用的药物是( )
A. 紫苏 B. 防风 C. 麻黄
D. 藿香 E. 细辛

23. 下列有"呕家圣药"之称的药物是( )
A. 柴胡 B. 辛夷 C. 生姜
D. 升麻 E. 白芷

24. 醋炙香附的目的是( )
A. 增强疗效 B. 减低毒性 C. 改变药性
D. 便于服用 E. 有利贮藏

25. 下列具有清热泻火、除烦止渴功效的药物是( )
A. 夏枯草 B. 决明子 C. 蔓荆子
D. 石膏 E. 柴胡

26. 下列能利水湿、分清浊而止泻,尤宜于小便不利之水泻的药物是( )
A. 滑石 B. 木通 C. 海金沙
D. 金钱草 E. 车前子

27. 寒凉药的作用是( )
A. 暖肝散结 B. 温里散寒 C. 清热解毒
D. 补火助阳 E. 回阳救逆

28. 下列药物中,具有清热利湿、凉血解毒功效的药物是( )
A. 栀子 B. 芦根 C. 淡竹叶
D. 天花粉 E. 知母

29. 下列药物既可治疗下焦湿热,又可治疗骨蒸劳热的是( )
A. 黄芩 B. 黄柏 C. 苦参
D. 龙胆 E. 知母

30. 下列药物既能清热解毒,又能凉血止痢的是( )
A. 大青叶 B. 连翘 C. 板蓝根
D. 青黛 E. 金银花

31. 柴胡、升麻都具有的功效是( )
A. 解表生津 B. 清热解毒 C. 疏肝解郁
D. 透发麻疹 E. 升阳举陷

32. 为了增强药物的活血作用,宜采用( )
A. 蜜炙 B. 酒炙 C. 醋炙
D. 姜炙 E. 盐炙

33. 下列药物中,解生半夏毒应首选的药物是( )
A. 麻黄 B. 紫苏 C. 羌活
D. 生姜 E. 白芷

34. 下列属于十九畏的配伍药对是( )
A. 川乌与草乌 B. 桃仁与红花

C. 人参与五灵脂　　D. 三棱与莪术
E. 甘草与甘遂

35. 确定归经学说的理论基础是(　　)
A. 阴阳学说　　B. 脏腑经络理论　　C. 药性理论
D. 药味理论　　E. 五行学说

36. 下列药物中不具备健脾功效的是(　　)
A. 木香　　B. 苍术　　C. 薏苡仁
D. 葛根　　E. 白术

37. 治疗肝风内动,惊痫抽搐,无论寒热虚实皆可配伍应用的药物是(　　)
A. 钩藤　　B. 天麻　　C. 牛黄
D. 地龙　　E. 蜈蚣

38. 治疗肝肾阴虚诸证,宜选用的药物是(　　)
A. 熟地　　B. 当归　　C. 白芍
D. 阿胶　　E. 龙眼肉

39. 茯苓的性味是(　　)
A. 甘寒　　B. 甘淡凉　　C. 甘淡平
D. 辛苦温　　E. 甘酸平

40. 下列药物中既能益肾固精,又能补脾止带的是(　　)
A. 山茱萸　　B. 覆盆子　　C. 枸杞子
D. 金樱子　　E. 莲须

[B 型题]

41 ~ 42 题共用备选答案
A. 解表散寒,祛风透疹　　B. 发汗解表,温肺化饮
C. 发汗解表、利水消肿　　D. 发汗解表,化湿和中
E. 解表散寒,宣通鼻窍

41. 细辛、白芷功效的共同点是(　　)
42. 麻黄、香薷功效的共同点是(　　)

43 ~ 44 题共用备选答案
A. 玉竹配白薇　　B. 大黄配芒硝
C. 苍术配厚朴　　D. 苍术配黄柏、牛膝
E. 栀子配茵陈蒿、大黄

43. 治疗热结便秘,宜选用(　　)
44. 治疗湿热黄疸,宜选用(　　)

45 ~ 46 题共用备选答案
A. 藿香　　B. 苍术　　C. 厚朴
D. 砂仁　　E. 白豆蔻

45. 具有明目作用的药物是(　　)
46. 具有安胎作用的药物是(　　)

47 ~ 48 题共用备选答案

A. 回阳通脉　　B. 引火归原　　C. 理气和胃

D. 暖肝散寒　　E. 降逆止呕

47. 肉桂具有的功效是(　　)

48. 干姜具有的功效是(　　)

49 ~ 50 题共用备选答案

A. 消食化积,降气化痰　　B. 消食化积,涩精止遗

C. 消食化积,回乳消胀　　D. 消食化积,通淋化石

E. 消食化积,行气散瘀

49. 山楂具有的功效是(　　)

50. 麦芽具有的功效是(　　)

51 ~ 52 题共用备选答案

A. 活血调经,补益肝肾　　B. 活血调经,凉血解毒

C. 活血通经,清心解郁　　D. 活血调经,利尿消肿

E. 活血祛瘀,行气止痛

51. 郁金、姜黄的功效共同点是(　　)

52. 益母草、泽兰的功效共同点是(　　)

53 ~ 54 题共用备选答案

A. 半夏　　B. 川贝母　　C. 天南星

D. 杏仁　　E. 白芥子

53. 尤善治风痰的药物是(　　)

54. 尤善清热化痰的药物是(　　)

55 ~ 56 题共用备选答案

A. 人参　　B. 西洋参　　C. 黄芪

D. 党参　　E. 白术

55. 善于大补元气的药物是(　　)

56. 善于补气升阳的药物是(　　)

57 ~ 58 题共用备选答案

A. 发散、行气、行血　　B. 补益、和中、缓急　　C. 软坚散结、泻下

D. 收敛固涩　　E. 渗湿利水

57. 甘味药的作用是(　　)

58. 辛味药的作用是(　　)

59 ~ 60 题共用备选答案

A. 麻黄　　B. 紫苏叶　　C. 桂枝

D. 生姜　　E. 白芷

59. 功能发汗解表、宣肺平喘、利水消肿的药物是(　　)

60. 功能解表散寒、温中止呕、温肺化饮的药物是(　　)

61 ~ 62 题共用备选答案

A. 夏枯草　　B. 栀子　　C. 天花粉

D. 知母　　E. 石膏

61. 功能清热泻火、滋阴润燥的药物是(　　)

62. 功能清肝泻火、明目、散结消肿的药物是(　　)

63 ~ 64 题共用备选答案

A. 络石藤　　B. 桑寄生　　C. 秦艽

D. 木瓜　　E. 五加皮

63. 既能祛风湿,又能退虚热的药是(　　)

64. 既能祛风湿,又能清湿热的药是(　　)

65 ~ 66 题共用备选答案

A. 清肝火　　B. 清肺热　　C. 清胃热

D. 清肾热　　E. 清心火

65. 黄芩偏于(　　)

66. 青黛偏于(　　)

67 ~ 68 题共用备选答案

A. 罗布麻　　B. 钩藤　　C. 僵蚕

D. 刺蒺藜　　E. 全蝎

67. 能祛风明目的药物是(　　)

68. 既能平降肝阳,又能息风止痉的药物是(　　)

69 ~ 70 题共用备选答案

A. 黄芩　　B. 砂仁　　C. 白术

D. 菟丝子　　E. 阿胶

69. 能清热安胎的药物是(　　)

70. 能补肝肾安胎的药物是(　　)

71 ~ 72 题共用备选答案

A. 血虚便秘　　B. 寒积便秘

C. 热结便秘　　D. 津亏肠燥便秘

E. 久病体虚便秘

71. 大黄主治的病证是(　　)

72. 巴豆主治的病证是(　　)

73 ~ 74 题共用备选答案

A. 薄荷　　B. 牛蒡子　　C. 蝉蜕

D. 桑叶　　E. 菊花

73. 功能疏散风热、清肺润燥、平肝明目的药物是(　　)

74. 功能疏散风热、平肝明目、清热解毒的药物是(　　)

75 ~ 76 题共用备选答案

A. 渗湿除痹　　B. 渗湿安神　　C. 渗湿泻热解毒

D. 渗湿利尿止痒　　E. 通淋退黄

75. 薏苡仁的功效是(　　)

76. 茯苓的功效是(　　)

77 ~ 78 题共用备选答案

A. 青蒿　　B. 银柴胡　　C. 地骨皮

D. 白薇　　E. 胡黄连

77. 治疗疟疾寒热,宜选用(　　)

78. 治疗感受暑邪,发热、头痛、口渴宜选用(　　)

79 ~ 80 题共用备选答案

A. 少阳头痛　　B. 太阳头痛　　C. 阳明头痛

D. 少阴头痛　　E. 厥阴头痛

79. 吴茱萸善治(　　)

80. 白芷善治(　　)

81 ~ 82 题共用备选答案

A. 通经下乳　　B. 宁心安神　　C. 清热解暑

D. 健脾补中　　E. 清肝明目

81. 滑石具有的功效是(　　)

82. 车前子具有的功效是(　　)

83 ~ 84 题共用备选答案

A. 滑石配甘草　　B. 桔梗配甘草　　C. 茯苓配甘草

D. 白芍配甘草　　E. 瓦楞子配甘草

83. 治疗咽喉肿痛宜选用(　　)

84. 治疗脘腹挛急疼痛宜选用(　　)

85 ~ 86 题共用备选答案

A. 补肾壮阳　　B. 补益肝肾　　C. 补益肺肾

D. 补益脾肾　　E. 补益气血

85. 紫河车、龙眼肉均具有的功效是(　　)

86. 墨旱莲、女贞子均具有的功效是（　　）

87 ~ 88 题共用备选答案

A. 修制法　B. 火制法　C. 水制法
D. 水火共制法　E. 其他

87. 淬法属于（　　）

88. 水飞法属于（　　）

［X 型题］

89. 与甘草相反的药物是（　　）

A. 甘遂　B. 大戟　C. 巴豆
D. 芫花　E. 海藻

90. 龙骨的功效是（　　）

A. 镇心安神　B. 平肝潜阳　C. 收敛固涩
D. 生肌敛疮　E. 强筋健骨

91. 白术与苍术均具有的功效是（　　）

A. 健脾　B. 利水　C. 燥湿
D. 止汗　E. 祛风湿

92. 黄芪与白术均具有的功效是（　　）

A. 补肺气　B. 补脾气　C. 利水
D. 止汗　E. 生津

93. 能补肺阴的药物是（　　）

A. 西洋参　B. 山药　C. 玉竹
D. 麦冬　E. 百合

94. 能补胃阴的药物是（　　）

A. 山药　B. 黄芪　C. 石斛
D. 黄精　E. 北沙参

95. 能补肝肾之阴的药物是（　　）

A. 墨旱莲　B. 女贞子　C. 龟甲
D. 鳖甲　E. 百合

96. 鹿茸可用于治疗（　　）

A. 阳痿早泄　B. 脾虚泄泻　C. 肾虚骨弱
D. 肺虚作喘　E. 阴疽内陷

97. 当归可用治（　　）

A. 月经不调　B. 痈疽疮疡　C. 血虚发热
D. 跌打损伤　E. 肠燥便秘

98. 属性为阳的味有（　　）

A. 酸　B. 苦　C. 甘
D. 辛　E. 淡

99. 具有止痛功效的补虚药物有（　　）

A. 当归　B. 白芍　C. 紫河车

D. 甘草　　E. 南沙参

100. 药性理论包括(　　)

A. 四气　　B. 五味　　C. 升降浮沉

D. 归经　　E. 七情

101. 兼能明目的药物是(　　)

A. 石决明　　B. 枸杞子　　C. 苍术

D. 藿香　　E. 酸枣仁

102. 与乌头相反的药物是(　　)

A. 贝母　　B. 瓜蒌　　C. 半夏

D. 白及　　E. 芍药

103. 山茱萸的功效是(　　)

A. 补益肝肾　　B. 敛肺止咳　　C. 涩肠止泻

D. 温中散寒　　E. 收敛固涩

104. 下列有安神作用的药物是(　　)

A. 茯苓　　B. 龙骨　　C. 五味子

D. 柏子仁　　E. 人参

105. 桔梗的功效包括(　　)

A. 润肠　　B. 宣肺　　C. 祛痰

D. 利咽　　E. 排脓

106. 既能安神,又能活血的药物是(　　)

A. 朱砂　　B. 龙骨　　C. 琥珀

D. 合欢皮　　E. 丹参

107. 半夏可用于治疗(　　)

A. 胸痹结胸证　　B. 湿痰证　　C. 呕吐

D. 瘿瘤　　E. 梅核气

108. 下列药物中,有毒的是(　　)

A. 全蝎　　B. 蜈蚣　　C. 僵蚕

D. 朱砂　　E. 刺蒺藜

109. 下列药物入汤剂宜后下的是(　　)

A. 沉香　　B. 天麻　　C. 檀香

D. 钩藤　　E. 砂仁

110. 下列药物能补肝肾之阴的是(　　)

A. 墨旱莲　　B. 女贞子　　C. 枸杞子

D. 鳖甲　　E. 黄精

111. 全蝎与蜈蚣相同的功效有(　　)

A. 平喘利尿　　B. 平抑肝阳　　C. 息风镇痉

D. 攻毒散结　　E. 通络止痛

112. 下列药物中,具有固精止遗功效的有(　　)

A. 补骨脂　　B. 金樱子　　C. 覆盆子

D. 桑螵蛸　　E. 益智仁

113. 以下药物中，兼能平肝阳的是（　　）
A. 枸杞子　B. 龟甲　C. 鳖甲
D. 白芍　E. 黄精

114. 肉桂的功效是（　　）
A. 补火助阳　B. 散寒止痛　C. 温肺化饮
D. 温通经脉　E. 引火归原

115. 牛膝的功效是（　　）
A. 补肝肾　B. 强筋骨　C. 活血通经
D. 利水通淋　E. 引火下行

116. 下列药物中，具有止呕作用的药物是（　　）
A. 苍术　B. 砂仁　C. 白豆蔻
D. 藿香　E. 草豆蔻

117. 陈皮在临床可用于治疗（　　）
A. 脾胃气滞　B. 泻痢里急后重　C. 乳房胀痛
D. 湿痰咳嗽　E. 黄疸胁痛

118. 使君子的临床治疗包括（　　）
A. 蛔虫　B. 蛲虫　C. 钩虫
D. 小儿疳积　E. 疥癣湿疮

119. 中药常用的炮制方法有（　　）
A. 修制　B. 水制　C. 火制
D. 水火共制　E. 其他制法

120. 下列药物既能清实热，又能退虚热的是（　　）
A. 白薇　B. 知母　C. 地骨皮
D. 牡丹皮　E. 黄柏

四、名词解释

1. 解表药　2. 制剂不妥　3. 相畏　4. 升降浮沉
5. 配伍禁忌　6. 炮制　7. 有毒　8. 配伍失误
9. 相恶　10. 攻下药

五、问答题

1. 药物性能理论包括哪些方面？说明四性的含义和临床意义。
2. 利水渗湿药、祛风湿药、芳香化湿药、清热燥湿药的性味特点是什么？分别适用于什么湿证？
3. 利水渗湿药与峻下逐水药均可治疗水肿，功用有何不同？
4. 理气药为什么常与化湿药、泻下药、活血化瘀药及补益药同用？
5. 止血药分为哪几类？各适用于何病证？
6. 牛膝“性善下行”体现在哪些方面？
7. 如何理解“一味丹参散，功同四物汤”？
8. 药物炮制的目的是什么？举例说明之。
9. 配伍七情有何临床意义？
10. 甘味药的作用与适应证是什么？

11. 举出十味属于矿物类的中药。
12. 什么是药物的五味？各种药味的功效是什么？
13. 什么是“道地药材”，请举出五种药例。
14. 平肝息风药含义及适应证是什么？
15. 什么是清热药？根据功效分为哪几类？分析各类临床适应证。
16. 麻黄、附子、猪苓、白术、芫花都可用治水肿，它们的作用机制与主治病证有何不同？
17. 黄芩、桑寄生、白术、砂仁均可用治胎动不安，其作用机制与所治证型有何不同？
18. 简述中药的性能与性状的区别。
19. 简述鹿茸的用量用法及使用注意。
20. 从中药学角度，指出下列处方中的错误。

人参 10g	川楝子 8g	白芍 10g	藜芦 1g
半夏 8g	川乌 6g	细辛 3g	五灵脂 10g

第二章

方　　剂

【内容提要】

本章由两部分组成:一为方剂的基础知识,内容包括方剂与治法和药物的关系,方剂的分类、组成、变化、剂型及煎药与服药法;二为方剂的分类介绍。按照以法统方的原则,将常用方剂分为解表、祛风……外用等十八类,每类方剂选择临床常用的1～2方加以介绍,每首方剂按方名、来源(出处)、组成与方解、功效、主治及药物常用量加以介绍,部分处方附有现代应用及现代研究等内容供参考。

【学习目标】

1. 掌握　方剂君、臣、佐、使的组方原则。
2. 熟悉　方剂的组成变化,方剂的类别及主要方方名。
3. 了解　其他方剂的功用及主治。

【内容要点】

第一节　方剂的基础知识

一、方剂与治法

方剂是在中医理论指导下,针对具体病证,以辨证立法为依据,选择适当的药物,按照组方原则,酌定用量、用法,恰当配伍而成,是中医辨证施治的具体体现,也是中医临床治疗的重要手段。

二、方剂的组成及其变化

(一) 组方原则

1. 君药　是方剂中针对主病或主证起主要治疗作用的药物。其药力居方中之首,是方剂中必须具有的药物。

2. 臣药　意义有二。一是辅助君药加强治疗主病或主证的药物;二是针对兼病或兼证起主要治疗作用的药物,其药力次于君药。

3. 佐药　意义有三。一是佐助药,即配合君、臣药以加强治疗作用,或直接治疗次要的兼证;二是佐制药,即用以消除或减缓君、臣药的毒性与烈性;三是反佐药,即根据病情需要,用与君药性味相反而又能在治疗中起相成作用的药物。

4. 使药　意义有二。一是引经药,即能引方中诸药直达病所的药物;二是调和药,即具有调和诸药作用的药物。

临床应用时,不一定每首方剂都具备佐、使药。一般君药宜少,臣药可多于君药,佐药可多于臣药,而使药用一二味即可。

(二) 组成变化

方剂的组成既有严格的原则性,又有极大的灵活性,临证组方时必须根据具体病情而灵活化裁。

1. 增减药味　药物是决定方剂功效的主要因素,因此药物的增减必然使方剂的功效发生变化。药味增减有两种情况,一种是佐使药的加减,另一种是臣药的加减。

2. 增减药量　药量是药物在方中药力大小的重要标志之一,方剂的药物组成虽然相同,但用量各异,致使方剂的配伍关系及功用、主治亦不相同。

3. 剂型变化　方剂的剂型各有特点,同一方剂,若剂型不同,其作用亦有大小与缓峻之别,在主治病情上亦有轻重缓急之分。

三、方剂的剂型

常用的剂型:汤剂、丸剂(蜜丸、水丸、糊丸、浓缩丸)、散剂、膏剂、丹剂、酒剂、露剂、栓剂、冲剂、片剂、糖浆剂、口服液、注射剂、茶剂。

第二节　方剂的分类及常用方剂

1. 掌握　麻黄汤、银翘散、川芎茶调散、镇肝熄风汤、藿香正气散、白虎汤、半夏泻心汤、黄连解毒汤、大承气汤、二陈汤、理中丸、四君子汤、四物汤的组成、功用、主治、方解。

2. 熟悉　桂枝汤、麻杏石甘汤、独活寄生汤、天麻钩藤饮、平胃散、茵陈蒿汤、五苓散、清热地黄汤、龙胆泻肝汤、小柴胡汤、逍遥散、保和丸、温脾汤、麻子仁丸、定喘汤、小青龙汤、四逆汤、越鞠丸、血府逐瘀汤、补阳还五汤、归脾汤、六味地黄汤、四神丸、酸枣仁汤、乌梅丸、金黄散的组成、功用、主治。

3. 了解　其余方剂的功用及主治。

一、解表剂

剂名	麻黄汤	银翘散
主治	外感风寒表实证 (太阳伤寒)	风热表证
辨证要点	恶寒发热,无汗而喘,脉浮紧	发热,微恶风寒,咽痛,口渴,脉浮数

续表

剂名	麻黄汤	银翘散
病机	风寒束表(主),肺气不宣(次)	风热袭表,热毒偏盛
治法	发汗解表,宣肺平喘	辛凉透表,清热解毒
方解	**君:麻黄**—发汗散寒,宣肺平喘; **臣:桂枝**—解肌发表,温经散寒; **佐:杏仁**—宣降肺气,止咳平喘; **使:炙甘草**—和中,调药; * **麻+桂**—相须为用,加强发汗散寒解表; **麻+杏**—宣降肺气,增强平喘止咳	**君:金银花、连翘**—清热解毒,芳香辟秽,轻散透表,除上焦邪; **臣:薄荷、牛蒡子**—辛凉解表,利咽解毒; **荆芥穗、淡豆豉**—辛散透邪; **佐:桔梗**—宣肺化痰止咳; **竹叶、芦根**—清热生津,除烦止渴; **使:甘草**—清热解毒,调药 * **荷+蒡+荆+豉**—助君疏散风热,透邪外出(荆芥穗"去性存用") * 解表药+清热药

二、祛风剂

(一) 疏散外风

剂名	川芎茶调散	独活寄生汤
主治	外感风邪头痛	痹证日久,肝肾两虚,气血不足证
辨证要点	头痛,鼻塞,脉浮等	腰膝冷痛、痿软,肢节屈伸不利,舌淡苔白,脉细弱
病机	风邪循经上犯头目,阻遏清阳	风寒湿日久不愈,肝肾损伤,气血不足
治法	祛风散寒止痛	祛风湿,止痹痛,益肝肾,补气血
方解	**君:川芎**—祛风活血,通络止痛。尤善治少阳、厥阴经头痛 **臣:羌活**—祛风止痛;善治太阳经头痛 **白芷**—祛风止痛;善治阳明经头痛 * 羌活、白芷与川芎相须为用,增强祛风邪、止头痛之力,以祛少阳、厥阴、阳明、太阳四经之风邪而治四经之头痛 **佐:细辛**—辛散搜风,散寒止痛,通鼻窍,并治少阴经头痛 **薄荷**—辛散疏风,清利头目 **荆芥、防风**—疏风止痛 **清茶**—苦寒清上降下,清利头目,且制约诸祛风药之温燥、升散 **使:甘草**—调和诸药	**君:独活**—善祛下肢筋骨间的风寒湿邪而通痹止痛 **桑寄生**—补肝肾,壮筋骨,祛风湿,止腰腿疼痛 **臣:细辛、肉桂心**—辛散寒湿,温通经脉而止痛 **防风**—祛风胜湿而止痛,透邪外出 * 辛、防助独活祛风散寒去湿,止痹痛 **秦艽**—搜筋肉之风湿,通经止痛 **杜仲、牛膝**—益肝肾,强筋壮骨,止痹痛 * 杜仲、牛膝助桑寄生补肝肾,强筋骨 **佐:当归、芍药**、**地黄、川芎**—养血活血以治风 **人参、茯苓**—益气健脾 **使:甘草**—调和诸药

(二) 平息内风

剂名	镇肝熄风汤
主治	肝肾阴亏,肝阳上亢,肝风内动证
辨证要点	头晕目眩,目胀耳鸣,面色如醉,心中烦热,脉弦长有力

续表

剂名	镇肝熄风汤
病机	阴虚阳亢,气血上逆
治法	镇肝息风,滋阴潜阳
方解	**君:怀牛膝**—重用之引血下行以降折亢阳,并能补益肝肾。 **臣:代赫石**—降气镇逆,平肝潜阳。 * 怀牛膝、代赫石均量重而用,相互配合,重在引血导气下行,又能平肝镇逆,以治气血并走于上之证。 **生龙骨、生牡蛎**—重镇平肝潜阳,又敛阴安神。 **佐:生龟板、生杭芍**—滋阴柔肝,潜阳息风。 * 龙、牡、龟、芍与代赫石相须为用,其重镇潜阳而息风之力尤强。 **玄参**—滋水养阴以制浮火。 **天冬**—养阴滋肾而清火。 * 玄参、天冬配合白芍,重在滋阴以制阳,柔肝以息风。与重镇之药相配又增强滋阴潜阳而息风之效。 **茵陈、川楝子、生麦芽**—清泄肝阳之有余,条达肝气之郁滞,以利于肝阳的平降镇潜。 **使:甘草**—和中调药,与麦芽相伍,养胃和中

三、祛湿剂

剂名	藿香正气散	五苓散
主治	外感风寒,内伤湿滞证	①伤寒太阳膀胱蓄水证 ②水湿内停之水肿、泄泻、小便不利 ③痰饮
辨证要点	恶寒发热,霍乱吐泻,脘腹胀痛,舌苔白腻	小便不利,舌苔白,脉浮
病机	湿滞内阻,复感风寒—外寒内湿	①风寒客表 ②膀胱气化不利,水湿内停
治法	解表化湿,理气和中	利水渗湿,温阳化气,兼以解表
方解	**君:藿香**—辛温散寒,解表化湿 —芳香化湿,和胃止呕 **臣:白芷**、**紫苏**—辛散风寒以助君解表,芳化湿浊,和中止呕 **半夏曲**、**厚朴**—燥湿和胃止呕,行气化湿除满 **佐:陈皮**—理气化湿,和中止呕 **大腹皮**—行气除满,利湿 **桔梗**—宣肺宽胸利膈 **白术、茯苓**—健脾祛湿 **生姜、大枣**—调和脾胃,止呕 **使:炙甘草**—调药 * **组方特点:** **①表里双解;②扶正祛邪**	**君:泽泻**—重用之以甘淡渗湿利水 **臣:猪苓、茯苓**—利水渗湿 **佐:白术**—健脾而运化水湿,合茯苓相使为用,以助健脾利湿之力 **桂枝**—①温阳化气以利水,②外散风寒以解表 方中泽泻配茯苓、猪苓,以加强利水作用;茯苓配白术以实脾利水;桂枝配茯苓,以温化水饮,通阳利水 综观全方,重在利水渗湿健脾,佐以化气解表,使水行气化,脾气健运,表邪得解则诸证自除

四、清热剂

剂名	白虎汤	黄连解毒汤
主治	阳明气分热盛证	实热火毒，三焦热毒证
辨证要点	身大热，汗大出，口大渴，脉洪大	大热烦躁，口燥咽干，舌红苔黄，脉数有力
病机	温病热邪内传气分，气分热盛，阴津损伤	火热毒盛，充斥三焦，波及上下内外
治法	清热生津	泻火解毒
方解	**君：石膏**—清热泻火，除烦生津 **臣：知母**—清热除烦，润燥生津 * **石+知**：相须为用，加强清热除烦，生津止渴的作用 **佐、使：粳米、炙甘草**—和中益胃，生津止渴；—调和药物 * 寒凉的石膏、知母配伍益胃护津的粳米和甘草，防寒凉伤胃，祛邪不伤正	**君**：黄连—清心泻火，兼泻中焦之火 **臣**：黄芩—清肺热，泻上焦之火 **佐**：黄柏—清下焦之火 **使**：栀子—清三焦之火，又导热下行，兼引药入三焦 * 配伍要点：苦寒直折，上下俱清，三焦兼顾

五、和解剂

剂名	小柴胡汤	逍遥散
主治	①伤寒少阳证；②热入血室证；③黄疸、疟疾及内伤杂病见少阳证者	肝郁血虚证
辨证要点	寒热往来，胸胁苦满，默默不欲饮食，心烦喜呕，口苦，咽干，目眩，舌苔薄白，脉弦	两胁作痛，目眩，神疲食少，舌淡，脉弦细
病机	伤寒邪传少阳，邪正相争于半表半里	肝气郁结，血虚脾弱
治法	和解少阳	疏肝解郁，养血健脾
方解	**君：柴胡**—苦辛微寒，轻清升散，清解透达少阳半表之邪，疏泄气机之郁滞 **臣：黄芩**—苦寒，清少阳半里之热，为胆经要药 **佐：半夏、生姜**—和胃降逆止呕 **人参、大枣**—益气健脾，扶正祛邪 **使：炙甘草**—助参、枣扶正，并调和诸药	**君：柴胡**—疏肝理气而解郁 **臣：当归**—养血补肝，调血行滞 **白芍**—养血敛阴，柔肝缓急 **佐：白术、茯苓**—健脾益气，资营血生化，又实土以御木乘 **薄荷**—疏达肝气，助柴胡以解肝郁 **煨姜**—温胃和中 **使：炙甘草**—配白芍以养阴缓急止痛；益气和中调药

六、消导剂

剂名	保和丸
主治	食积证
辨证要点	脘腹痞满或胀痛，嗳腐吞酸，恶食呕逆，苔厚腻，脉滑

续表

剂名	保和丸
病机	饮食失节，食积内停，气机受阻，脾胃失和
治法	消食和胃
方解	**君：山楂**—消一切食积，尤善消肉食油腻之积 **臣：神曲**—消食健脾，尤善消酒积 **萝卜子**—下气消食，长于消谷面之积 * 以上三药相配，可消一切饮食积滞 **佐：半夏**、**陈皮**—行气化滞，和胃止呕 **茯苓**—健脾渗湿，和中止泻 **连翘**—清热散结

七、催吐剂

剂名	瓜蒂散
主治	痰涎宿食壅滞胸脘证
辨证要点	胸脘痞硬，懊恼不安，欲吐不出，气上冲咽喉不得息
病机	痰涎壅滞胸中，宿食停积上脘，气逆上冲
治法	涌吐痰涎宿食
方解	**君：瓜蒂**—味苦，涌吐痰涎宿食 **臣：赤小豆**—味酸，祛湿除满 **佐：淡豆豉**—轻清上行，宣解胸中郁气以助酸苦涌泄之力；并于快吐之中兼以护胃安中，使吐不伤正

八、泻下剂

剂名	大承气汤	温脾汤
主治	阳明腑实证	脾阳不足
辨证要点	燥，实，痞，满	便秘，腹痛，手足不温，脉沉弦
病机	热邪、积滞壅结肠胃；热盛津伤	脾阳不足，寒积内结（肠胃）虚实夹杂
治法	峻下热结（急下存阴）	攻下寒积，温补脾阳
方解	**君：大黄（后下）**—苦寒泄热，荡涤肠胃积滞 **臣：芒硝**—咸寒泻热，软坚润燥通便 * 黄、硝相须为用，攻柔相济，清泻热结力强，燥、实并治 **佐：枳实**—破气散结，消积除痞 **厚朴**—宽肠下气，消胀除满 * 枳、朴相配，助黄、硝以推荡积滞，攻下热结	**君：附子**—温壮脾阳；温散寒凝，以宣通寒积 **大黄**—荡涤泻下，攻积通滞（制性存用） * 附、黄相配，以温制寒，温中阳，下冷积 **臣：干姜**—助附子温中阳以散寒凝 **芒硝**—软坚，泻下攻积 **佐：人参**—补脾益气，防大黄泻下伤中 **使：甘草**—和中调药

九、化痰止咳平喘剂

剂名	二陈汤	小青龙汤
主治	湿痰咳嗽	外寒内饮证
辨证要点	咳嗽痰多,色白易咯,苔白腻,脉滑	恶寒发热,无汗,头身痛,咳喘,痰清稀量多,或胸痞,或痰饮喘咳,不得平卧,或身痛重,头面四肢浮肿,舌苔白滑,脉浮
病机	脾失健运,湿聚成痰,阻滞气机,胃失和降	外感风寒,寒饮停肺,肺失宣降
治法	燥湿化痰,理气和中	解表散寒,温肺化饮
方解	**君:半夏**—燥湿化痰,降逆和胃 **臣:橘红**—理气和胃,使气顺则痰消咳止;燥湿化痰 * 半夏配橘红:即为"二陈",燥湿化痰,理气和中 **佐:茯苓**—健脾渗湿,使湿去则痰无以生(杜绝生痰之源) **生姜**—和胃降逆止呕 * 生姜配半夏,即小半夏汤:①助二陈以化痰降逆和胃;②制半夏之毒 **乌梅**—敛肺止咳 * 半夏配乌梅:散收并用,祛痰而不伤正 **使:炙甘草**—调和诸药 配伍要点:①半夏+橘红;②燥湿化痰配行气化滞药;③注意治痰之本—健脾去湿,体现"治痰必先健脾"	**君:麻黄、桂枝**—发汗散寒解表 麻黄,宣发肺气以平喘咳 桂枝,化气行水以利里饮 **臣:干姜、细辛**—温肺散肺中寒邪,助阳化饮,共助麻、桂解表散寒祛邪 **佐:五味子**—敛肺平喘止咳 **芍药**—和营养血 二药佐制君臣辛散温燥太过而伤津耗气 **半夏**—燥湿化痰,助干姜、细辛温化寒饮 **使:炙甘草**—益气和中,调和药性

十、温里剂

剂名	理中丸	四逆汤
主治	脾胃虚寒证	阴盛阳衰寒厥证
辨证要点	肢体不温,舌淡苔白,脉沉细无力	四肢厥冷,神衰欲寐,舌淡苔白,脉微
病机	中焦虚寒,不能运化,升降失常	阴寒内盛,阳气衰微
治法	温中祛寒,补气健脾	回阳救逆
方解	**君:干姜**—性味辛热,温中祛寒,扶阳抑阴。 **臣:人参**—益气补中 * 干姜、人参相配,温阳补气,温补中焦,虚寒并治 **佐:白术**—益气健脾燥湿 * 人参、白术相须为用,既补中气而助祛寒,又燥脾湿以促运化 **使:炙甘草**—益气和中,调和诸药 * 诸药合用,温补脾胃,以温为主	**君:附子**—大辛大热,温肾祛寒,回阳救逆 **臣:干姜**—温阳散寒 * 两药相须为用,助阳散寒之力尤大,有附子无姜不热之说。《本经疏注》"附子以走下,干姜以守中,有姜无附则难收斩将夺旗之功,有附无姜,难取坚壁不动之效" **佐、使:炙甘草**—益气温中,调和诸药,助干姜制约附子毒性

十一、理气剂

剂名	越鞠丸	旋覆代赭汤
主治	气郁所致的六郁证	胃虚痰阻气逆证
辨证要点	胸膈痞闷，脘腹胀痛，饮食不消	心下痞硬，嗳气不除，苔白腻，脉弦虚
病机	肝气郁滞化热，脾胃气滞，停食蕴湿生痰	胃气虚弱，痰浊内阻，胃气上逆 （胃虚，痰阻，气逆）
治法	行气解郁（疏肝理脾）	降逆化痰，益气和胃
方解	**君：香附**—行气解郁（治气郁） **臣佐：川芎**—行气活血（治血郁） **栀子**—清热泻火（治火郁） **苍术**—燥湿健脾（治湿郁） **神曲**—消食和胃（治食郁）	**君：旋覆花**—下气消痰，降逆止噫 **臣：代赭石**—质重降逆，下气止呕 *君臣相配，降逆下气，止呕化痰 **生姜**—温胃化痰，降逆止呕 **半夏**—燥湿化痰，降逆和胃 **佐：人参、大枣**—益气补虚 **使：炙甘草**—调和诸药

十二、理血剂

剂名	血府逐瘀汤	补阳还五汤
主治	胸中瘀血，血行不畅	中风后遗症之气虚血瘀证
辨证要点	胸痛、头痛、痛有定处，舌暗红或有瘀斑，脉涩或弦紧	半身不遂，口眼㖞斜，苔白，脉缓
病机	瘀血内阻胸部（主） 气机郁滞（次）	气虚血瘀，脉络瘀阻
治法	活血祛瘀、行气止痛	补气活血，祛瘀通络
方解	**君：桃仁**—活血祛瘀 **臣：红花**—活血祛瘀 **川芎**—活血行气而止痛 **当归**—养血活血，使祛瘀而不伤正 **赤芍**—活血祛瘀；清解血分之瘀热 **牛膝**—活血祛瘀，引胸中瘀血下行 **佐：枳壳**—行气宽胸 **桔梗**—宣达肺气，载药入胸中 **柴胡**—疏肝理气 **生地**—配当归以养阴血，使祛瘀而不伤正；配赤芍以清血分瘀热 **使：甘草**—调和诸药 ***桔＋枳**——一升一降，开胸行气，调畅气机，使气行则血亦行	**君：黄芪**—大补元气，使气旺而促进血行 **臣：当归尾**—活血和血，化瘀不伤血 **佐：川芎、赤芍、桃仁、红花**—活血化瘀，助归尾之力 **地龙**—通经活络 *配伍要点：大量补气药＋少量活血通络之品

十三、补益剂

剂名	四君子汤	四物汤	六味地黄丸
主治	脾胃气虚证	冲任虚损,血虚血滞证	肝肾阴虚证
辨证要点	面色萎白,食少神倦,四肢无力,舌淡苔白,脉虚弱	心悸头晕,面色无华,舌淡,脉细	腰膝酸软,头晕目眩,口燥咽干,舌红少苔,脉沉细数
病机	脾胃气虚,运化乏力	营血虚滞,血行不畅(虚、瘀)	肾阴亏损,虚热内生
治法	益气健脾	养血调经	滋补肝肾
方解	**君:人参**—甘温补气,健脾养胃 **臣:白术**—甘温苦燥,补气益中,健脾燥湿 *参、术相须为用,增强补气健脾益胃之效 **佐:茯苓**—健脾渗湿 *术、苓相配,健脾助运,相辅相成。补中健脾,渗湿助运 **使:炙甘草**—益气和中,调和诸药	**君:熟地黄**—甘润味厚,滋阴养血 **臣:当归**—补血养肝,活血调经 *地+归—相须为用,增强补虚止血之力,又具活血行滞之功; **佐:白芍**—酸甘质柔,养血敛阴 **川芎**—辛散温通,活血行气,调经止痛 *白芍、川芎助君、臣以增加活血行血之效	**君:熟地黄**—滋阴补肾,填精益髓 **臣:山萸肉**—补养肝肾,敛摄精气 **山药**—补益脾阴,益肾固精; **佐:泽泻**—利湿泻浊,并制约熟地黄之腻 **牡丹皮**—清泄肝火,制约山萸肉之温 **茯苓**—淡渗脾湿,助山药以益脾

十四、固涩剂

剂名	玉屏风散	四神丸
主治	表虚自汗	脾肾虚寒证
辨证要点	汗出恶风,面色㿠白,舌淡苔薄白,脉浮虚	五更泄泻,不思饮食,腹痛腰酸肢冷,舌淡苔白,脉沉迟无力
病机	卫气虚弱,不能固表之自汗证	肾阳虚衰,不温脾土(火不生土),肠道不固
治法	益气固表止汗	温肾暖脾(补火生土),涩肠止泻
方解	**君:黄芪**—甘温,补益脾肺之气,固表止汗 **臣:白术**—健脾益气 **佐:防风**—走表祛风	**君:补骨脂**—补肾壮阳,温脾止泻 **臣:肉豆蔻**—温脾暖胃,涩肠止泻 **佐:五味子**—涩肠止泻 **吴茱萸**—温暖肝脾肾以散阴寒 **使:生姜**—温胃散寒 **大枣**—补益脾胃 *补骨脂+肉豆蔻,两药相配,温肾暖脾、固肠止涩之力彰

十五、安神剂

剂名	酸枣仁汤
主治	肝血不足,虚热内扰证
辨证要点	虚烦不眠,头目眩晕,舌红,脉弦细
病机	肝血不足,阴虚内热,虚火内扰
治法	养血安神,清热除烦
方解	**君:酸枣仁**—养血补肝,宁心安神 **臣:知母**—滋阴清热,除烦 **茯苓**—宁心安神 **佐:川芎**—调畅气机,疏达肝气 **使:炙甘草**—调药,和中缓急 ***酸枣仁+川芎—酸收辛散并用,相反相成,有养血调肝之用**

十六、开窍剂

剂名	安宫牛黄丸
主治	邪热内陷心包证
辨证要点	神昏谵语,伴高热烦躁,舌红或绛,脉数
病机	温热之邪内陷心包,痰热蒙蔽
治法	清热解毒,开窍安神
方解	**君:牛黄**—清心解毒,息风定惊,豁痰开窍 **犀角**—清热凉血解毒 **臣:黄连、黄芩**—清热泻火解毒 **山栀子**—助牛黄以清心包之热 **麝香**—开窍醒神 **冰片、郁金**—芳香辟秽,通窍开闭 **佐:金箔衣、朱砂、珍珠**—镇心安神 **雄黄**—助牛黄豁痰解毒 **使:蜂蜜**—和胃调中 ***清心凉血解毒、清热泄火之品+芳香开窍药**

十七、驱虫剂

剂名	乌梅丸
主治	脏寒蛔厥证
辨证要点	腹痛时作,烦闷呕吐,手足厥冷
病机	脾肾虚寒蕴热,蛔虫内扰
治法	温脏安蛔

续表

剂名	乌梅丸
方解	**君:乌梅(醋浸)**—酸以安蛔止痛 **臣:川椒、细辛**—辛以伏蛔,温热以温脏散寒,杀虫驱蛔 **佐:附子、干姜、桂枝**—辛热以助温脏散寒,温补脾肾之阳 **黄连、黄柏**—苦以下蛔,寒以清热 **人参、当归**—补养气血以扶正 **蜂蜜**—甘缓和中

十八、外用剂

剂名	金黄散
主治	阳证疮疡初起
辨证要点	局部红肿,灼热疼痛,脓未形成,舌红苔黄,脉滑数
病机	热毒壅聚
治法	清热解毒,消肿止痛
方解	**君:大黄、黄柏、天花粉**—清热解毒,散瘀消肿 **臣:苍术、白芷、厚朴、陈皮、南星**—理气化湿,消肿止痛 **佐:姜黄**—活血 **使:甘草**—调和药性

【练习题】

一、填空题

1. 败毒散的功用是________,________;主治是________证。
2. 麻杏石甘汤是由________、________、________、________组成。
3. 川芎茶调散的功用是________;主治是________证。
4. 镇肝熄风汤的功用是________;主治是________,________证。
5. 五苓散是由________、________、________、________、________组成。
6. 白虎汤是由________、________、________、________组成。
7. 半夏泻心汤的功用是________,________,主治________证。
8. 逍遥散的功用是________、________;主治是________证。
9. 保和丸的功用是________;主治是________证。
10. 大承气汤是由________、________、________、________组成。
11. 二陈汤是由________、________、________、________、________、________组成。
12. 理中丸是由________、________、________、________组成。
13. 理气剂分为________、________两类。
14. 补阳还五汤的功用是________,________;主治是________证。
15. 四君子汤是由________、________、________、________组成。

16. 四物汤是由________、________、________、________组成。
17. 六味地黄丸的功用是________;主治是________证。
18. 固涩剂分为________、________、________、________四类。
19. 开窍剂分为________、________两类。

二、判断题(正确以"√"表示,错误以"×"表示)

1. 白虎汤为清热剂,主要功用是清热生津。( )
2. 保和丸属于泻下剂。( )
3. 大承气汤的主要功用是峻下热结。( )
4. 小青龙汤的主要功用是温肺化饮,止咳平喘。( )
5. 四君子汤的主要功用是燥湿健脾。( )
6. 四物汤的主要功用是活血化瘀。( )
7. 六味地黄丸的主要功用是滋补肾阴,适用于肾阴虚证。( )
8. 肾气丸的主要功用是补肾助阳,适用于阴阳俱虚证。( )
9. 安宫牛黄丸的主要功用是清热解毒,开窍安神。( )
10. 黄连解毒汤的主要功用是泻火解毒,适应证是三焦热毒证。( )
11. 玉女煎为清热剂,主要功用是清热生津。( )
12. 导赤散为泻下剂,主要功用是通下大便。( )
13. 痛泻要方的主要功用是健脾柔肝,祛湿止泻。( )
14. 增液承气汤为清热剂,主要功用是泄热通便。( )
15. 当归四逆汤的主要功用是温经散寒,养血通脉。( )
16. 金黄散的主要功用是清热解毒,消肿止痛。( )
17. 当归补血汤属于理血剂。( )
18. 一贯煎主治肝阳上亢证。( )
19. 百合固金汤的主要功用是滋肾保肺,止咳化痰。( )
20. 天王补心丹的主要功用是滋阴养血,补心安神。( )

三、选择题

[A型题]

1. 方剂中必须具有的药物是( )
   A. 佐药 B. 臣药 C. 使药
   D. 君药 E. 反佐药
2. 酒剂的特性是( )
   A. 制作简单 B. 无毒副作用 C. 携带方便
   D. 价格合理 E. 活血和助长药效
3. 组成解表剂的主要药物是( )
   A. 辛凉解表药 B. 辛散解表药 C. 辛温解表药
   D. 祛风散湿药 E. 疏散风湿药
4. 银翘散的主治病证是( )
   A. 风寒表实证 B. 风寒表虚证 C. 风热表证
   D. 气虚外感证 E. 风湿表证
5. 麻黄汤中的臣药是( )

A. 麻黄　　B. 桂枝　　C. 杏仁
D. 甘草　　E. 桂枝,杏仁

6. 麻子仁丸属( )
A. 寒下剂　　B. 润下剂　　C. 温下剂
D. 逐水剂　　E. 攻下剂

7. 下列不属于白虎汤组成药物的是( )
A. 生石膏　　B. 知母　　C. 甘草
D. 生地　　E. 粳米

8. 补阳还五汤的君药是( )
A. 赤芍　　B. 地龙　　C. 当归尾
D. 黄芪　　E. 桃仁

9. 镇肝熄风汤的君药是( )
A. 代赭石　　B. 怀牛膝　　C. 龙骨
D. 玄参　　E. 茵陈

10. 不属于逍遥散主治证候的是( )
A. 寒热往来　　B. 胸闷嗳气　　C. 月经不调
D. 神疲食少　　E. 两胁作痛

11. 热入营分证治疗时主要选用( )
A. 清营汤　　B. 犀角地黄汤　　C. 白虎汤
D. 小柴胡汤　　E. 五味消毒饮

12. 不属于四神丸组成的是( )
A. 补骨脂　　B. 肉豆蔻　　C. 吴茱萸
D. 五味子　　E. 肉桂

13. 理中丸的君药是( )
A. 人参　　B. 白术　　C. 炙甘草
D. 干姜　　E. 茯苓

14. 下列药物不属于四君子汤组成的是( )
A. 人参　　B. 炙甘草　　C. 黄芪
D. 白术　　E. 茯苓

15. 体虚易感冒者平素宜服( )
A. 四物汤　　B. 玉屏风散　　C. 八珍汤
D. 六味地黄丸　　E. 肾气丸

16. 气阴两伤证的主方是( )
A. 八珍汤　　B. 生脉散　　C. 六味地黄丸
D. 四物汤　　E. 肾气丸

17. 六味地黄丸的功用是( )
A. 滋补肾阳　　B. 滋补肾阴　　C. 补益肾气
D. 补养气血　　E. 益肾健脾

18. 脾肾阳虚之五更泻的主方是( )
A. 金锁固精丸　　B. 六味地黄丸　　C. 四神丸

D. 四物汤 E. 肾气丸

19. 治疗中风气虚血瘀证的常用方剂是( )
A. 镇肝熄风汤 B. 大定风珠 C. 补阳还五汤
D. 羚角钩藤汤 E. 天麻钩藤饮

20. 藿香正气散的君药是( )
A. 厚朴 B. 苍术 C. 藿香
D. 砂仁 E. 茯苓

21. 小建中汤的主治是( )
A. 脾胃虚寒 B. 虚劳里急 C. 中气下陷
D. 脾胃虚弱 E. 胃气上逆

22. 五苓散的君药是( )
A. 桂枝 B. 茯苓 C. 泽泻
D. 白术 E. 猪苓

23. 川芎茶调散中善治阳明经头痛的药物是( )
A. 川芎 B. 羌活 C. 细辛
D. 白芷 E. 防风

24. 治疗痰饮的主方是( )
A. 防己黄芪汤 B. 苓桂术甘汤 C. 五苓散
D. 茵陈蒿汤 E. 三仁汤

25. 治疗寒饮客肺的主方是( )
A. 二陈汤 B. 小青龙汤 C. 定喘汤
D. 苓桂术甘汤 E. 苏子降气汤

26. 四神丸的主治是( )
A. 脾肾虚寒证 B. 肾阳不足证 C. 湿热痢疾
D. 脾虚泄泻 E. 脾肾阳虚泄泻证

27. 金锁固精丸属于( )
A. 补益剂 B. 安神剂 C. 祛湿剂
D. 化痰平喘止咳剂 E. 固涩剂

28. 肾气丸的主治是( )
A. 肾阴不足 B. 肾阳不足 C. 脾阳不足
D. 肝阴不足 E. 肝阳亢盛

29. 治疗“心动悸、脉结代”的主方是( )
A. 归脾汤 B. 酸枣仁汤 C. 炙甘草汤
D. 朱砂安神丸 E. 生脉散

30. 归脾汤所治心悸失眠的主证是( )
A. 心阴不足,心火亢盛 B. 肾阴不足,虚火旺盛 C. 肝血不足,虚烦不眠
D. 心脾两虚,气血不足 E. 痰湿中阻,清阳不升

31. 治疗热入营分证的主方是( )
A. 清热地黄汤 B. 白虎汤 C. 清营汤
D. 五味消毒饮 E. 黄连解毒汤

32. 治疗肺痈的主方是( )

A. 五味消毒饮　B. 苇茎汤　C. 大黄牡丹汤
D. 白头翁汤　E. 普济消毒饮

33. 温脾汤的主治是( )

A. 寒积便秘　B. 脾胃虚弱　C. 脾阳不足,寒积便秘
D. 脾阳不足　E. 脾虚湿盛

34. 治疗里热实证之热厥可选用( )

A. 四逆散　B. 大承气汤　C. 安宫牛黄丸
D. 苏合香丸　E. 白虎汤

35. 二陈汤的君药是( )

A. 半夏　B. 橘红　C. 茯苓
D. 橘红、茯苓　E. 半夏、橘红

36. 治疗胸中血瘀证的主方是( )

A. 血府逐瘀汤　B. 瓜蒌薤白白酒汤　C. 理中丸
D. 四君子汤　E. 二陈汤

[B 型题]

37 ~ 41 题共用备选答案

A. 辛凉解表,清热解毒　B. 疏风清热,宣肺止咳　C. 解肌发表,调和营卫
D. 散寒祛湿,益气解表　E. 辛凉宣泄,清肺平喘

37. 麻杏石甘汤的功用是( )
38. 桑菊饮的功用是( )
39. 桂枝汤的功用是( )
40. 银翘散的功用是( )
41. 败毒散的功用是( )

42 ~ 45 题共用备选答案

A. 二陈汤　B. 小青龙汤　C. 定喘汤
D. 贝母瓜蒌散　E. 清气化痰丸

42. 风寒外束,痰热内蕴之哮喘宜选( )
43. 燥痰咳嗽宜选( )
44. 痰热咳嗽宜选( )
45. 湿痰咳嗽宜选( )

46 ~ 49 题共用备选答案

A. 湿热黄疸　B. 湿热留恋气分
C. 水湿停聚,膀胱气化不利　D. 湿热淋证
E. 外感风寒,内伤湿滞证

46. 五苓散的主治病证是( )
47. 茵陈蒿汤的主治病证是( )
48. 藿香正气散的主治病证是( )

49. 八正散的主治病证是（ ）

50 ~ 54 题共用备选答案

A. 和解少阳，内泻热结
B. 疏风解表，清热通便
C. 和解少阳
D. 疏肝解郁，养血健脾
E. 寒热平调，散结除痞

50. 逍遥散的功用是（ ）
51. 大柴胡汤的功用是（ ）
52. 半夏泻心汤的功用是（ ）
53. 小柴胡汤的功用是（ ）
54. 防风通圣散的功用是（ ）

55 ~ 58 题共用备选答案

A. 滋阴息风
B. 镇肝息风
C. 平肝息风，清热活血
D. 凉肝息风，增液舒筋
E. 清热息风，益气解痉

55. 镇肝熄风汤的功用是（ ）
56. 羚角钩藤汤的功用是（ ）
57. 大定风珠的功用是（ ）
58. 天麻钩藤饮的功用是（ ）

59 ~ 62 题共用备选答案

A. 凉血止血，利尿通淋
B. 补气活血，祛瘀通络
C. 活血祛瘀，行气止痛
D. 活血祛瘀，温经止痛
E. 活血化瘀，缓消癥块

59. 血府逐瘀汤的功用是（ ）
60. 补阳还五汤的功用是（ ）
61. 生化汤的功用是（ ）
62. 桂枝茯苓丸的功用是（ ）

63 ~ 66 题共用备选答案

A. 固表敛汗
B. 补肾涩精
C. 温脏安蛔
D. 祛风化痰
E. 行气解郁

63. 牵正散具有的功用是（ ）
64. 牡蛎散具有的功用是（ ）
65. 金锁固精丸具有的功用是（ ）
66. 乌梅丸具有的功用是（ ）

[X 型题]

67. 下列各项中，属于“佐药”功用范畴的是（ ）

A. 协助君、臣药加强治疗作用
B. 消除或减缓君、臣药的毒性与烈性

C. 调和诸药药性
D. 针对某些症状发挥作用
E. 与君药性味相反而又能在治疗中起相成作用

68. 麻黄汤的药物组成是( )
A. 桂枝 B. 荆芥 C. 麻黄
D. 杏仁 E. 甘草

69. 六味地黄丸的组成是( )
A. 熟地、山萸肉、山药 B. 茯苓、泽泻、丹皮 C. 桂枝、附子
D. 当归、白芍 E. 丹参、川芎

70. 平胃散的药物组成是( )
A. 苍术、厚朴 B. 生姜、大枣 C. 半夏
D. 陈皮 E. 甘草

71. 属清热剂的方剂是( )
A. 白虎汤 B. 犀角地黄汤 C. 白头翁汤
D. 龙胆泻肝汤 E. 小柴胡汤

72. 四物汤的药物组成是( )
A. 熟地 B. 当归 C. 白芍
D. 川芎 E. 甘草

73. 属于解表剂的是( )
A. 柴葛解肌汤 B. 桂枝汤 C. 麻黄汤
D. 银翘散 E. 白虎汤

74. 川芎茶调散的药物组成是( )
A. 荆芥、防风 B. 羌活、白芷、细辛 C. 薄荷
D. 川芎 E. 甘草

75. 属于祛风剂的是( )
A. 川芎茶调散 B. 镇肝熄风汤 C. 独活寄生汤
D. 天麻钩藤饮 E. 麻杏石甘汤

76. 逍遥散的药物组成是( )
A. 柴胡、当归 B. 茯苓 C. 白芍、白术
D. 炙甘草 E. 黄连

77. 属于祛湿剂的是( )
A. 平胃散 B. 茵陈蒿汤 C. 八正散
D. 桑菊饮 E. 大柴胡汤

78. 属于清热剂的是( )
A. 白虎汤 B. 清营汤 C. 清热地黄汤
D. 龙胆泻肝汤 E. 五味消毒饮

79. 五苓散的药物组成是( )
A. 茯苓 B. 猪苓 C. 泽泻
D. 白术 E. 桂枝

80. 麻黄汤的药物组成是( )

A. 桂枝 B. 白芍 C. 甘草
D. 杏仁 E. 麻黄

81. 银翘散的药物组成是（ ）
A. 银花、连翘 B. 荆芥穗、淡豆豉 C. 生姜、大枣
D. 桔梗、薄荷、牛蒡子 E. 淡竹叶、芦根

82. 二陈汤的药物组成是（ ）
A. 制半夏 B. 橘红 C. 茯苓、炙甘草
D. 枳实 E. 胆南星

83. 越鞠丸的药物组成是（ ）
A. 香附 B. 川芎 C. 苍术
D. 神曲、栀子 E. 柴胡

84. 四君子汤的药物组成是（ ）
A. 人参 B. 白术 C. 甘草
D. 茯苓 E. 大枣

85. 属于理血剂的是（ ）
A. 瓜蒌薤白白酒汤 B. 生化汤 C. 血府逐瘀汤
D. 桂枝茯苓丸 E. 补阳还五汤

86. 理中丸与四君子汤共有的药物是（ ）
A. 白术 B. 茯苓 C. 炙甘草
D. 人参 E. 干姜

87. 属于理气剂的是（ ）
A. 生脉散 B. 玉屏风散 C. 小蓟饮子
D. 越鞠丸 E. 柴胡疏肝散

88. 小青龙汤的药物组成是（ ）
A. 麻黄、桂枝 B. 细辛、干姜 C. 芍药、炙甘草
D. 生姜 E. 半夏、五味子

89. 属于补益剂的是（ ）
A. 炙甘草汤 B. 六味地黄汤 C. 一贯煎
D. 归脾汤 E. 牡蛎散

90. 属于固涩剂的是（ ）
A. 金锁固精丸 B. 牡蛎散 C. 四神丸
D. 清带汤 E. 补中益气汤

91. 黄连解毒汤的药物组成是（ ）
A. 水牛角 B. 黄芩 C. 黄连
D. 黄柏 E. 栀子

92. 理中丸的药物组成是（ ）
A. 人参 B. 干姜 C. 白术
D. 炙甘草 E. 木香

93. 四逆汤的药物组成是（ ）
A. 附子 B. 干姜 C. 炙甘草

D. 人参　　E. 大枣

94. 属于温里剂的是(　　)
A. 理中丸　　B. 小建中汤　　C. 四逆汤
D. 阳和汤　　E. 当归四逆汤

95. 属于开窍剂的是(　　)
A. 安宫牛黄丸　　B. 至宝丹　　C. 苏合香丸
D. 阳和汤　　E. 乌梅丸

96. 属于和解剂的是(　　)
A. 小柴胡汤　　B. 逍遥散　　C. 半夏泻心汤
D. 四逆散　　E. 痛泻要方

97. 属于消食剂的是(　　)
A. 保和丸　　B. 枳实导滞丸　　C. 瓜蒂散
D. 温脾汤　　E. 大黄牡丹皮汤

98. 属于泻下剂的是(　　)
A. 大承气汤　　B. 麻子仁丸　　C. 温脾汤
D. 增液承气汤　　E. 十枣汤

99. 属于化痰止咳平喘剂的是(　　)
A. 二陈汤　　B. 小青龙汤　　C. 清气化痰丸
D. 贝母瓜蒌散　　E. 定喘汤

100. 当归补血汤的药物组成是(　　)
A. 当归　　B. 白芍　　C. 桂枝
D. 黄芪　　E. 炙甘草、大枣

101. 属于安神剂的是(　　)
A. 天王补心丹　　B. 朱砂安神丸　　C. 酸枣仁汤
D. 安宫牛黄丸　　E. 至宝丹

102. 大承气汤的药物组成是(　　)
A. 大黄　　B. 厚朴　　C. 枳实
D. 芒硝　　E. 炙甘草

103. 天王补心丹的功用是(　　)
A. 滋阴养血　　B. 补心安神　　C. 健脾益气
D. 滋补心阴　　E. 滋补肾阴

104. 安宫牛黄丸的功用是(　　)
A. 清热解毒　　B. 开窍安神　　C. 清热解毒
D. 开窍醒脑　　E. 芳香开窍

105. 半夏泻心汤的功用是(　　)
A. 寒热平调　　B. 散结除痞　　C. 和解少阳
D. 疏肝解郁　　E. 透邪解郁

106. 属于平息内风的方剂是(　　)
A. 消风散　　B. 大秦艽汤　　C. 镇肝熄风汤
D. 天麻钩藤饮　　E. 大定风珠

四、名词解释

1. 君药	2. 臣药	3. 佐药	4. 使药
5. 祛风剂	6. 清热剂	7. 和解剂	8. 祛湿剂
9. 理血剂	10. 补益剂		

五、问答题

1. 试述方剂的组成变化。
2. 方剂的组方原则是什么？
3. 简述解表剂的分类、适应证及代表方剂。
4. 患者临床表现为“发热微恶风寒，无汗或有汗不多，头痛口渴，咳嗽咽痛，舌尖红，苔薄黄，脉浮数”，治宜选用何方？并写出药物组成及功用。
5. 试述麻黄汤的方解。
6. 试述银翘散的方解。
7. 简述祛风剂的分类、适应证及代表方剂。
8. 试述川芎茶调散的方解。
9. 试述独活寄生汤的功用及主治。
10. 试述镇肝熄风汤的方解。
11. 简述祛湿剂的分类、适应证及代表方剂。
12. 试述藿香正气散的方解。
13. 试述五苓散的功用及主治。
14. 试述四神丸的功用及主治。
15. 简述清热剂的分类、适应证及代表方剂。
16. 试述白虎汤的方解。
17. 简述和解剂的分类、适应证及代表方剂。
18. 试述逍遥散的功用及主治。
19. 简述泻下剂的分类、适应证及代表方剂。
20. 试述大承气汤的方解。
21. 试述保和丸的功用及主治。
22. 试述二陈汤的方解。
23. 试述小青龙汤的功用及主治。
24. 试述理中丸的方解。
25. 试述四逆汤的组成、功用及主治。
26. 试述越鞠丸的功用及主治。
27. 试述血府逐瘀汤的功用及主治。
28. 试述补阳还五汤的功用及主治。
29. 试述六味地黄丸的功用及主治。
30. 试述四君子汤的方解。
31. 试述四物汤的方解。
32. 安宫牛黄丸的功用及主治是什么？
33. 简述开窍剂的分类、适应证及代表方剂。

第三章

针灸学基础

【内容提要】

针灸学是以中医理论为指导，运用针刺和艾灸等防治疾病的一门临床学科，它是中医学重要组成部分。其内容包括经络、腧穴、针灸疗法、耳针疗法及临床治疗等部分，本章节重点介绍经络理论、常用腧穴、针法、灸法、耳针、推拿和拔罐疗法。

【学习目标】

1. 掌握　十二经脉的命名，十二经脉的循行、分布衔接规律和十二经脉流注次序；掌握腧穴的基本概念、分类方法及定位方法；掌握十四经脉的循行；掌握针法与灸法异同，针灸选穴原则和配穴方法，毫针的进针方法、常用的行针手法及得气在针刺中的意义。

2. 熟悉　经络系统的组成及其作用；熟悉腧穴的主要治疗作用和主治规律；熟悉十四经脉的病候和主治概要；熟悉针灸的治疗原则，针刺练习、针刺异常情况的预防和处理，常用灸法、耳针疗法、推拿的作用原理。

3. 了解　奇经八脉的分布、作用及特点，了解经络学说的形成和发展。了解各类特定穴的意义和内容。全面了解十四经腧穴与经外奇穴，并重点了解其中 60 个常用经穴、奇穴的定位方法、主治特点和操作要求；了解主要针刺补泻手法、灸法和拔罐疗法的适应证与禁忌证及异常情况处理，推拿疗法的基本治疗方法、基本推拿手法的操作要领、适应证及禁忌证，火罐的操作及临床应用。

【内容要点】

针灸学是以中医理论为指导，运用针刺和艾灸防治疾病的学科，是中医学的重要组成部分。本章主要讲述经络、腧穴、针灸疗法、耳针疗法、按摩及临床治疗等内容。

第一节 经络学说

一、经络的概念

经络是机体运行气血、联络脏腑肢节、沟通上下内外的通道。经络是经脉和络脉的总称。

经络学说是研究人体经络系统的生理功能、病理变化及其与脏腑相互关系的学说。它与藏象学说、病机学说等基础理论结合起来,较完整地阐释了人体的生理功能、病理变化,并指导诊断和确定治法。

二、经络的组成

经络系统,包括十二经脉、奇经八脉、十二经别、十五络脉、十二经筋和十二皮部等,在内连属于脏腑,在外连属于筋肉、肢节和皮肤。

经脉分为正经和奇经两类。

正经有十二,即手足三阴经和手足三阳经,合称"十二经脉",是气血运行的主要通道。每一经脉的名称依据手足、阴阳、脏腑三个方面来命名。

奇经有八条,即督、任、冲、带、阴跷、阳跷、阴维、阳维,合称"奇经八脉",有统率、联络和调节十二经脉的作用。

督脉,行于背部正中,对全身阳经脉气有统率、总督作用。

任脉,行于胸腹正中,总任全身阴经脉气;又主胞胎,为人之妊养之本。

冲脉,其脉上至头,下至足,贯穿全身上下前后,为一身要冲,且能涵蓄十二经气血。

带脉,其运行环身一周,束腰如带。

阴阳跷脉,起于足跟,与人的"矫健"善行有关,是人体举足步行的机要。

阴阳维脉,具有维系诸阳经、阴经的功用。

十二经别是从十二经脉别出的经脉,具有加强十二经脉中相为表里的两经之间在体内的联系,并通达某些正经未循行到的器官和形体部位,以补正经之不足。

十二经筋是十二经脉之气结、聚、散、络于筋肉、关节的体系,有约束骨骼、主司关节屈伸运动的作用。

十二皮部是十二经脉的功能活动反映于体表的部位。

络脉有别络、浮络和孙络之分。

别络是较大的和主要的络脉,共 15 条,其中十二经脉与督脉、任脉各有一条别络,再加上脾之大络,合为"十五别络"。

浮络是浮现于体表的络脉,孙络是最细小的络脉,两者难以计数,遍布全身。

三、经络的走向、分布

(一) 经络的走向和交接

十二经脉的走向和交接是有一定规律的。《灵枢·逆顺肥瘦》说:"手之三阴,从胸走手;手之三阳,从手走头;足之三阳,从头走足;足之三阴,从足走腹。"即:手三阴经从胸腔走向手指末端,交手三阳经;手三阳经从手指末端走向头面部,交足三阳经;足三阳经从头面部走向足指末端,交足三阴经;足三阴经从足趾走向腹、胸腔,交手三阴经,这样就构成一个"阴阳相贯,如环无端"的循环径路。

(二) 十二经脉的分布及表里关系

1. 十二经脉在体表的分布　十二经脉在体表的分布有一定规律。

在四肢部，阳经分布于四肢的外侧面，阴经分布于四肢的内侧面。外侧分三阳，内侧分三阴，大体上，阳明、太阴在前缘，太阳、少阴在后缘，少阳、厥阴在中线。

在头面部，阳明经行于面部、额部；太阳经行于面颊、头顶及头后部；少阳经行于头侧部。

在躯干部，手三阳经行于肩胛部；足三阳经则阳明经行于前（胸腹部），太阳经行于后（背腰部），少阳经行于侧面。手三阴经均从腋下走出，足三阴经均行于腹部。循行于腹部的经脉，自内向外的顺序为足少阴、足阳明、足太阴、足厥阴。

手足三阴、三阳经，通过经别和别络互相沟通，组合成六对"表里相合"关系。

2. 十二经脉的表里关系　手足三阴、三阳经，通过经别和别络互相沟通，组合成六对"表里相合"关系。手阳明大肠经与手太阴肺经为表里；手少阳三焦经与手厥阴心包经为表里；手太阳小肠经与手少阴心经为表里；足阳明胃经与足太阴脾经为表里；足少阳胆经与足厥阴肝经为表里；足太阳膀胱经与足少阴肾经为表里。在循环路线上，凡是有表里关系的两条经脉，均在四肢末端交接，分别循行于四肢内外两个侧面的相对位置。十二经脉的表里络属关系，由于表里的两条经脉的衔接而加强了联系。

3. 十二经脉的脏腑络属　阴经与阳经在体内与脏腑之间有络属关系，即阴经属脏络腑，阳经属腑络脏。

(三) 十二经脉的流注顺序

十二经脉分布在人体内外，经脉中的气血运行是循环贯注的，从手太阴肺经开始，依次传至足厥阴肝经，再传至手太阴肺经，首尾相贯，如环无端。

(四) 奇经八脉分布

奇经八脉纵横交叉于十二经脉之间，具有加强十二经脉之间的联系、调节正经气血的作用。凡十二经脉中气血满溢时，则流注于奇经八脉，蓄以备用；不足时，也可由奇经给予补充。奇经与肝、肾等脏及女子胞、脑、髓等奇恒之腑的关系较为密切，相互之间在生理、病理上均有一定的联系。

八脉之中，督、任、冲三脉均起于胞中，同出会阴，称为"一源三歧"。

其中督脉后行于腰、背、项、头后部的正中线，上至头面，入脑，贯心、络肾，在生理上能总督一身阳经，故又称"阳脉之海"，并与脑、髓、肾的功能有密切联系。

任脉前行于腹、胸、颈、面部的正中线，在生理上能总任一身之阴经，故又称"阴脉之海"，并与妊娠有关，故又有"任主胞胎"的说法。

冲脉并足少阴肾经夹脐而上，环绕口唇，十二经脉均来汇聚，故称为"十二经脉之海"，因冲脉与妇女月经有密切关系，故又称"血海"。

由于督、任二脉各有其循行的部位和所属腧穴，故与十二正经相提并论，合称为"十四经"。

带脉起于胁下，束腰而前垂，统束纵行诸经，故有"诸脉皆属于带脉"之说，并有固护胎儿的作用。

阴跷脉左右成对，起于足跟内侧，随足少阴等经上行，至目内眦与阳脉会合。

阳跷脉左右成对，起于足跟外侧，伴足太阳等经上行，至目内眦与阴脉会合，沿足太阳经上额，于项后会合于足少阳经。

阴阳跷脉分主一身左右的阴阳，共同调节下肢的运动和眼睑的开合功能。

阴维脉左右成对，起于小腿内侧足三阴经交会之处，沿下肢内侧上行，经腹、胁，与足太阴脾经、足厥阴肝经会合后，复上行夹咽与任脉相并，主一身之里。

阳维脉左右成对，起于小腿外侧外踝的下方，沿下肢外侧上行，经躯干部的外侧，上腋、颈、面颊部而达额与督脉相并,主一身之表。

阴阳维脉维络诸阴经或阳经,使阴经或阳经的功能协调。

(五) 经别、别络、经筋、皮部分布

经别从十二经脉的四肢部分(多为肘、膝以上)别出(称为“离”),走入体腔脏腑深部(称为“入”),然后浅出体表(称为“出”)而上头面部,阴经的经别合入阳经的经别而分别注入六阳经脉(称为“合”)。

别络是经脉分出的支脉,大多分布于体表。

经筋是十二经脉之气结、聚、散、络于筋肉、关节的体系。

皮部是十二经脉及其所属络脉在皮表的分区,也是十二经脉之气的散布所在。

第二节 腧 穴

一、腧穴的概念

腧穴是脏腑、经络之气输注于体表的特殊部位,也是疾病的反应点和针灸等治法的刺激点。“腧”与“输”义同,有转输、输注的含义;“穴”即孔隙的意思。

二、腧穴的分类

腧穴包括了十四经穴、经外奇穴及阿是穴三大类。

(一) 十四经穴

简称经穴。它是分布于十四经循行路线上的腧穴,共有 361 穴名。其中双穴,即左右对称的穴位 309 对,单穴 52 个。

(二) 经外奇穴

简称奇穴。它为后世新发现且有肯定疗效,但尚未归属十四经系统的穴位。

(三) 阿是穴

又称天应穴、不定穴、压痛点,即身体上出现的临时压痛点,就是穴位所在。

三、腧穴的主治规律

十四经腧穴的主治规律,是根据“经脉所通,主治所及”的原则总结而成的。凡属同一经脉的腧穴,均有其共同性。每个穴位因其所处部位的不同,其作用范围也各有特点。总的来说,所有穴位都具有治疗局部病症的作用,有的还兼有治疗邻近部位病症或远隔部位病症的作用。

四、特定穴的意义

特定穴是指十四经中具有特殊治疗作用和特定称号的一类腧穴。

(一) 五输穴

五输穴即十二经脉分布在肘、膝关节以下的井、荥、输、经、合 5 个重要经穴,简称“五输”。

(二) 原穴

“原”即本源,原气之意。原穴是脏腑原气经过和留止的部位。

(三) 络穴

“络”即联络之意。络脉从经脉分出的部位各有一个腧穴叫作络穴。络穴具有联络表里两经的作用,可治疗表里两经及其分布部位的病证。十二经的络穴皆位于四肢肘、膝关节以下,加之任

脉络穴鸠尾位于腹，督脉络穴长强位于尾骶部，脾之大络大包位于胸胁，共15穴，总称十五络穴。

(四) 郄穴

“郄”，有空隙之意。郄穴是指经气深聚的部位。十二经脉在四肢部各有一郄穴，加上阴阳跷脉、阴阳维脉在下肢也各有一个郄穴，共16郄穴。多分布于四肢肘、膝关节以下。郄穴主治本经循行部位及其所属脏腑的急性病痛。

(五) 背俞穴

背俞穴是脏腑之气输注于背腰部的腧穴。

(六) 募穴

募穴是脏腑之气输布、会聚于胸腹部的腧穴。

(七) 八会穴

“会”即聚会之意。八会穴即脏、腑、气、血、筋、脉、骨、髓的精气聚会的8个腧穴。

(八) 下合穴

下合穴是指手足三阳六腑之气下合于足三阳经的6个腧穴。

(九) 八脉交会穴

八脉交会穴是指十二经脉与奇经八脉之气相交会的8个腧穴。它们均分布于腕、踝关节的上下，能治疗奇经八脉病证。

(十) 交会穴

交会穴是指两经以上的经脉相交或会合处的腧穴。多分布于头面、躯干部，可治疗与交会经有关的病证。

五、腧穴的定位法

腧穴各有一定的位置。临床上常用的定位方法有三种：

(一) 体表标志取穴法

(二) 骨度分寸定位法

(三) 手指同身寸取穴法

1. 中指同身寸　是以患者的中指中节屈曲时内侧两端横纹头之间作为1寸，一般用于四肢取穴的直寸和背部取穴的横寸。

2. 拇指同身寸　是以患者拇指关节的横度作为1寸，亦适用于四肢部的直寸取穴。

3. 横指同身寸　又名“一夫法”，是将患者食指、中指、无名指和小指并拢，以中指中节横纹处为准，四指横量作3寸，用于四肢及腹部的取穴。

第三节　十 四 经 脉

一、手太阴肺经

表3-1　手太阴肺经常用穴位

穴名	定位	主治	操作	附注
中府	在胸部，横平第1肋间隙，锁骨下窝外侧，前正中线旁开6寸	主治胸、肺部病症。常用于咳嗽、气喘、胸痛、胸满；肩背痛	向外斜刺或平刺0.5～0.8寸。不可向内侧直刺过深，以免伤及脏器	肺募穴，手、足太阴交会穴

续表

穴名	定位	主治	操作	附注
尺泽	在肘区，肘横纹上，肱二头肌腱桡侧缘凹陷中	主治肺部、咽部病症。常用于咳嗽，气喘，潮热，胸满，咳血，咽喉肿痛；急性腹痛吐泻；肘臂挛痛	直刺 0.8 ~ 1.2 寸，泄热可用三棱针点刺出血	止咳平喘的要穴
孔最	在前臂前区，腕掌侧远端横纹上 7 寸，尺泽与太渊连线上	主治肺部、咽部病症。常用于咳嗽，气喘，咳血，咽喉肿痛；发热无汗；痔血；肘臂挛痛	直刺 0.5 ~ 1.0 寸	止咳平喘的要穴
列缺	在前臂，腕掌侧远端横纹上 1.5 寸，拇短伸肌腱与拇长展肌腱之间，拇长展肌腱沟的凹陷中	主治肺部、咽部及头项病症。常用于外感头痛，颈项强痛，咳嗽，气喘，咽喉肿痛；半身不遂、口眼㖞斜；齿痛	向上斜刺 0.3 ~ 0.5 寸	《四总穴歌》："头项寻列缺"
太渊	在腕前区，桡骨茎突与舟状骨之间，拇长展肌腱尺侧凹陷中	主治肺部、咽部病症。常用于外感，咳嗽，气喘，咽喉肿痛；手腕痛或无力；无脉证	直刺 0.3 ~ 0.5 寸，避开桡动脉	输穴，原穴，八会穴（脉会）
少商	在手指，拇指末节桡侧，指甲根角侧上方 0.1 寸（指寸）	主治咽部、鼻部、肺部病症。常用于咽喉肿痛，发热，咳嗽，气喘，失音；鼻衄；小儿惊风；癫狂；手指挛痛	直刺 0.1 ~ 0.2 寸。热结喉闭等实热证，宜用三棱针点刺出血	井穴

二、手阳明大肠经

表 3-2　手阳明大肠经常用穴位

穴名	定位	主治	操作	附注
商阳	在手指，食指末节桡侧，指甲根角侧上方 0.1 寸（指寸）	常用于咽喉肿痛，齿痛；耳鸣，耳聋；发热无汗，神昏；手指麻木或肿痛	浅刺 0.1 ~ 0.2 寸，或点刺出血	治疗咽痛音哑的要穴
合谷	在手背，第二掌骨桡侧的中点处	主治头面部、五官病症。常用于恶寒发热，无汗，多汗；头痛，目赤肿痛，鼻衄，齿痛，咽喉肿痛，痄腮；耳聋；中风不遂，口㖞失语；痛经，闭经，难产；上肢疼痛	直刺 0.5 ~ 1.0 寸。孕妇禁针灸	《四总穴歌》："面口合谷收。"为牙拔除术、甲状腺手术等多种口面五官及颈部手术针刺麻醉的常用穴
阳溪	在腕区，腕背侧远端横纹桡侧，桡骨茎突远端，解剖学"鼻烟窝"凹陷中	主治口齿部、目部、咽部病症。常用于目赤肿痛，齿痛，咽喉肿痛；头痛，耳聋、耳鸣；手腕肿痛或无力	直刺 0.5 ~ 0.8 寸，避免损伤桡动脉	经穴
手三里	在前臂，肘横纹下 2 寸，阳溪与曲池连线上	主治局部病症。常用于肘臂痛或不遂，肩背痛；齿痛，颊肿；腹痛腹泻	直刺 0.8 ~ 1.2 寸	

续表

穴名	定位	主治	操作	附注
曲池	在肘区，尺泽与肱骨外上髁连线的中点处。主治口齿部、咽部病症	常用于热病，咽喉肿痛，齿痛，目赤肿痛；瘾疹，湿疹，瘰疬；手臂痛，上肢不遂；头痛，眩晕，癫狂	直刺 1 ~ 1.5 寸	退热、降压的要穴
臂臑	在臂部，曲池上 7 寸，三角肌前缘处	主治局部病症。常用于肩臂痛、活动受限；瘰疬	直刺或向下斜刺 0.8 ~ 1.5 寸	
肩髃	在三角肌区，肩峰外侧缘前端与肱骨大结节两骨间凹陷中	主治局部病症。常用于上肢不遂，肩痛不举；瘰疬，瘾疹	直刺或向下斜刺 0.8 ~ 1.5 寸	治疗肩痛的要穴
迎香	在面部，鼻翼外缘中点旁，鼻唇沟中。主治鼻部、口面部病症	常用于鼻渊，鼻衄；口眼㖞斜，面痒；胆道蛔虫症	斜刺或横刺 0.3 ~ 0.5 寸。《外台秘要》谓此穴不宜灸	治疗鼻炎的要穴

三、足阳明胃经

表 3-3 足阳明胃经常用穴位

穴名	定位	主治	操作	附注
承泣	在面部，眼球与眶下缘之间，瞳孔直下	主治目疾。常用于目赤肿痛，流泪，夜盲，近视；眼睑瞤动，口眼㖞斜	嘱患者闭目，医者押手轻轻固定眼球，刺手持针，紧靠眶下缘缓慢直刺 0.3 ~ 1.0 寸，不宜提插捻转。禁灸	足阳明、阳跷、任脉交会穴。斜视矫正术、青光眼手术针麻用穴
地仓	在面部，口角旁开 0.4 寸（指寸）	主治口面部病症。常用于口眼㖞斜、语言謇涩、口角流涎	斜刺或平刺 0.5 ~ 0.8 寸，或向迎香、颊车穴方向透刺 1.0 ~ 2.0 寸	治疗流涎、面瘫的要穴
颊车	在面部，下颌角前上方一横指（中指）	主治牙齿及面部病症。常用于牙关开合不利、疼痛，颊肿，齿痛，口眼㖞斜	直刺 0.3 ~ 0.5 寸，或向地仓穴方向透刺 1.5 ~ 2.0 寸	治疗牙痛的要穴。下颌牙拔除术针麻用穴
下关	在面部，颧弓下缘中央与下颌切迹之间凹陷中	主治牙齿、面部、耳部病症。常用于下颌关节脱位，面肿，齿痛；耳聋，耳鸣；口眼㖞斜	直刺或斜刺 0.5 ~ 1.0 寸	治疗下颌关节炎的要穴
头维	在头部，额角发际直上 0..5 寸，头正中线旁开 4.5 寸	主治目疾、头面部病症。常用于头痛；目痛，流泪，视物不清，眼睑瞤动	向后平刺 0.5 ~ 0.8 寸，或横刺透率谷	足阳明、少阳、阳维交会穴

续表

穴名	定位	主治	操作	附注
梁门	在上腹部，脐中上4寸，前正中线旁开2寸	主治胃肠病症。常用于胃痛，腹胀，腹痛，泄泻，不思饮食	直刺0.5～1寸	
天枢	在腹部，横平脐中，前正中线旁开2寸	主治胃肠及妇科病症。常用于腹痛，腹胀，肠鸣，泄泻，便秘；月经不调，痛经。灸治小儿慢性消化道症状	直刺1.0～1.5寸	调理胃肠的要穴
梁丘	在股前区，髌底上2寸，股外侧肌与股直肌肌腱之间	主治乳房、下肢病症。常用于乳痈，乳痛；膝肿痛，下肢不遂；胃脘痛	直刺1～1.5寸	郄穴
犊鼻	在膝前区，髌韧带外侧凹陷中	主治局部病症。常用于膝肿痛、屈伸不利	屈膝，向后内斜刺0.5～1.0寸	
足三里	在小腿外侧，犊鼻下3寸，犊鼻与解溪连线上	主治胃、脾、肠病症。用于胃脘痛，呕吐，呃逆，腹胀，腹痛，肠鸣，泄泻，便秘；发热，癫狂；乳痈，脚、膝肿痛；虚劳诸证	直刺1～2寸	《四总穴歌》："肚腹三里留。"强壮保健要穴，并常用于保健灸。胃大部切除术、胆囊切除术、阑尾切除术等腹部手术的针麻用穴
上巨虚	在小腿外侧，犊鼻下6寸，犊鼻与解溪连线上	主治胃肠病症。常用于肠鸣，腹痛，泄泻，便秘，肠痈；下肢痿痹	直刺1～1.5寸	大肠经下合穴。胃大部切除术的针麻用穴
丰隆	外踝尖上8寸，条口穴外约一横指	头痛，眩晕，咳嗽，哮喘，痰饮，胸痛，便秘，癫狂，下肢痿痹	直刺1～1.5寸，可灸	络穴
解溪	在踝区，踝关节前面中央凹陷中，当拇长伸肌腱与趾长伸肌腱之间	主治头面及腹部病症。常用于头痛，眩晕，癫狂；下肢痿痹。足踝无力；腹胀，便秘	直刺0.5～1寸，可灸	经穴
内庭	在足背，第2、3趾间，趾蹼缘后方赤白肉际处	主治头面、胃肠病症。常用于齿痛，咽喉肿痛，鼻衄，口眼㖞斜；腹痛，腹胀，食欲不振，泄泻；足背肿痛	直刺或向上斜刺0.5～0.8寸	通降胃气的要穴

四、足太阴脾经

表 3-4 足太阴脾经常用穴位

穴名	定位	主治	操作	附注
隐白	在足趾，大趾末节内侧，趾甲根角侧后方 0.1 寸(指寸)	主治脾胃、妇科病症。常用于腹胀，泄泻，呕吐；月经过多；便血、尿血、鼻衄；神昏，多梦	浅刺 0.1 ~ 0.2 寸	井穴
公孙	在跖区，第 1 跖骨底的前下缘赤白肉际处	主治脾胃病症。常用于胃脘痛，腹痛，腹胀，呕吐，泄泻；心痛，胸闷	直刺 0.5 ~ 1 寸	络穴，八脉交会穴，通冲脉。上、下颌骨手术、颞颌关节手术针麻用穴
三阴交	在小腿内侧，内踝尖上 3 寸，胫骨内侧缘后际	主治妇科、脾胃病症。常用于月经不调，崩漏，带下，子宫脱垂，不孕，难产；腹胀，肠鸣，泄泻；遗精，阳痿，遗尿，小便不利，疝气；下肢痿痹；失眠，眩晕	直刺 1 ~ 1.5 寸	孕妇禁针
地机	在小腿内侧，阴陵泉下 3 寸，胫骨内侧缘后际	主治脾胃、妇科病症。常用于腹胀，肠鸣，泄泻；月经不调，痛经，遗精，小便不利；腰痛，下肢痿痹	直刺 1 ~ 1.5 寸	郄穴
阴陵泉	在小腿内侧，胫骨内侧髁下缘与胫骨内侧缘之间的凹陷中	主治脾胃、妇科、前阴病症。常用于腹痛，腹胀，泄泻，水肿；妇人阴痛，痛经，带下；小便不利或遗尿，遗精；腰痛、膝肿	直刺 1 ~ 2 寸	健脾益肾的要穴
血海	在股前区，髌底内侧端上 2 寸，股内侧肌隆起处	主治妇科、皮肤病症。常用于月经不调，痛经，崩漏，经闭；风疹，湿疹，丹毒	直刺 1 ~ 1.5 寸	调理气血的要穴
大横	在腹部，脐中旁开 4 寸	主治腹部病症。常用于腹痛，泄泻，便秘	直刺 1 ~ 2 寸	足太阴、阴维脉交会穴
大包	在胸外侧区，第 6 肋间隙，在腋中线上	主治胁部病症。常用于胁痛，身痛，四肢倦怠	斜刺或向后平刺 0.5 ~ 0.8 寸	脾之大络

五、手少阴心经

表 3-5 手少阴心经常用穴位

穴名	定位	主治	操作	附注
极泉	在腋区，腋窝中央，腋动脉搏动处	主治心、胁部病症。常用于心痛、心悸，胸闷；胁痛，肩臂痛；瘰疬	上臂外展，充分暴露腋窝，避开腋动脉，直刺 0.5 ~ 0.8 寸	

续表

穴名	定位	主治	操作	附注
少海	在肘前区，横平肘横纹，肱骨内上髁前缘。主治心部、局部病症。	常用于心痛、呕吐；胁痛、腋痛，肘臂挛痛麻木；瘰疬	向桡侧直刺 0.3 ~ 1 寸。	治疗网球肘的要穴
通里	在前臂前区，腕掌侧远端横纹上 1 寸，尺侧屈腕肌腱的桡侧缘	主治心、咽部病症。常用于心悸，怔忡；咽喉肿痛，失音；肘臂痛	直刺 0.3 ~ 0.5 寸	络穴
神门	在腕前区，腕掌侧远端横纹尺侧端，尺侧屈腕肌腱的桡侧缘	主治心神病症。常用于心痛，心烦，惊悸，痴呆，健忘，失眠，癫，狂，痫	避开尺动、静脉，直刺 0.3 ~ 0.5 寸，不宜大幅度提插	安神益智的要穴
少冲	在手指，小指末节桡侧，指甲根角侧上方 0.1 寸(指寸)	主治心胸部病症。常用于心痛，心悸，心烦；热病，神昏；胸胁痛	浅刺 0.1 ~ 0.2 寸，或点刺出血	泄热开窍的要穴

六、手太阳小肠经

表 3-6 手太阳小肠经常用穴位

穴名	定位	主治	操作	附注
少泽	在手指，小指末节尺侧，指甲根角侧上方 0.1 寸(指寸)	主治乳房疾病，急症。常用于乳痈，产后缺乳；头痛，目翳，咽喉肿痛；发热，神昏	浅刺 0.1 ~ 0.2 寸，或点刺出血	井穴
后溪	在手内侧，第 5 掌指关节尺侧近端赤白肉际凹陷中	主治头项部、肩部病症。常用于头痛，颈项强痛，腰背痛；目赤，耳聋，鼻衄；癫，狂，痫；盗汗，疟疾；手指及肘臂挛急	直刺 0.5 ~ 1 寸，或向合谷穴方向透刺	治疗颈项、腰部活动不利的要穴
养老	在前臂后区，腕背横纹上 1 寸，尺骨头桡侧凹陷中	主治肩臂部病症、目疾。常用于肩臂痛、活动受限；目视不明，头痛	直刺 0.5 ~ 0.8 寸	郄穴
小海	在肘后区，尺骨鹰嘴与肱骨内上髁之间凹陷中	主治头项部病症。常用于头痛，颈项强痛；肘臂痛；癫痫；疝气	直刺 0.3 ~ 0.5 寸，勿损伤尺神经	合穴
颧髎	在面部，颧骨下缘，目外眦直下的凹陷中	主治局部病症。常用于口眼㖞斜，眼睑瞤动；齿痛；颊肿	直刺 0.3 ~ 0.5 寸	手少阳、太阳经交会穴。上颌窦手术，牙拔除术针麻用穴
听宫	在面部，耳屏正中与下颌骨髁突之间的凹陷中	主治耳部病症。常用于耳鸣，耳聋，聤耳；齿痛；癫狂痫	张口，直刺 0.5 ~ 1.0 寸。不宜深刺	治疗耳鸣、耳聋的要穴

七、足太阳膀胱经

表 3-7　足太阳膀胱经常用穴位

穴名	定位	主治	操作	附注
睛明	在面部，目内眦内上方眶内侧壁凹陷中	主治目疾。常用于目赤肿痛，目翳，流泪，视物不清，眩晕，夜盲；急性腰痛	嘱患者闭目，医者押手轻轻固定眼球，沿目眶鼻骨边缘刺 0.3 ~ 1.0 寸，不宜提插捻转。禁灸	手太阳、足太阳、足阳明、阴跷、阳跷脉交会穴
攒竹	在面部，眉头凹陷中，额切迹处	主治眼目、头部病症。常用于头痛，眉棱骨痛；眼睑瞤动，眼睑下垂，口眼㖞斜；视物不清，迎风流泪，目赤肿痛；小儿惊风；痔痛；呃逆；腰痛	平刺 0.5 ~ 0.8 寸，禁灸	
风门	在脊柱区，第 2 胸椎棘突下，后正中线旁开 1.5 寸	主治外感、肩背部病症。常用于咳嗽，发热，头痛，鼻塞、鼻流清涕；颈项强痛，胸背痛	斜刺 0.5 ~ 0.8 寸	足太阳、督脉交会穴
肺俞	在脊柱区，第 3 胸椎棘突下，后正中线旁开 1.5 寸	主治肺部病症。常用于咳嗽，气喘，咳血，鼻塞；潮热，盗汗；皮肤瘙痒，瘾疹	斜刺 0.5 ~ 0.8 寸，不宜直刺过深或刺向外侧，以免损伤胸膜和肺	治疗肺病的要穴
心俞	在脊柱区，第 5 胸椎棘突下，后正中线旁开 1.5 寸	主治心胸部、神志病症。常用于胸痹心痛，心悸，失眠，健忘，癫狂痫，梦遗；咳嗽，咳血，盗汗	斜刺 0.5 ~ 0.8 寸，不宜直刺或刺向外侧，以免损伤胸膜和肺	治疗心病的要穴。胃大部切除术针麻用穴
膈俞	在脊柱区，第 7 胸椎棘突下，后正中线旁开 1.5 寸	主治胸膈病症。常用于胃脘痛，呃逆，呕吐，吐血，便血；咳嗽，气喘，潮热盗汗；瘾疹	斜刺 0.5 ~ 0.8 寸，不宜深刺，宜向脊椎方向成 45° ~ 60° 角斜刺	血会
肝俞	在脊柱区，第 9 胸椎棘突下，后正中线旁开 1.5 寸	主治目疾、胁下病症。常用于胁痛，黄疸；目赤，视物不清，夜盲，流泪；眩晕，癫狂痫；吐血	斜刺 0.5 ~ 0.8 寸。不宜深刺，宜向脊椎方向成 30° ~ 60° 角斜刺	治疗肝病的要穴
脾俞	在脊柱区，第 11 胸椎棘突下，后正中线旁开 1.5 寸	主治脾部病症。常用于腹胀，纳呆，呕吐，泄泻；水肿，黄疸	斜刺 0.5 ~ 0.8 寸。不宜深刺，宜向脊椎方向成 45° ~ 60° 角斜刺	治疗脾病的要穴
胃俞	在脊柱区，第 12 胸椎棘突下，后正中线旁开 1.5 寸	主治脾胃病症。常用于胃脘痛，腹胀，呕吐，肠鸣；胸胁痛	斜刺 0.5 ~ 0.8 寸，针刺不宜过深，宜向脊椎方向成 45° ~ 60° 角斜刺	背俞穴
肾俞	在脊柱区，第 2 腰椎棘突下，后正中线旁开 1.5 寸	主治耳部、肾脏病症。常用于耳鸣，耳聋；腰痛，足寒，遗尿，尿频，遗精，阳痿，早泄；月经不调，带下，不孕；多食善饥、身体消瘦	直刺 0.5 ~ 1 寸，不宜向外侧深刺	治疗肾病的要穴

续表

穴名	定位	主治	操作	附注
大肠俞	在脊柱区，第4腰椎棘突下，后正中线旁开1.5寸	主治大肠病症。常用于腹胀，腹痛，肠鸣，泄泻，便秘；腰痛	直刺0.8～1.2寸	背俞穴
膀胱俞	在骶区，横平第2骶后孔，骶正中嵴旁开1.5寸	主治局部和前阴病症。常用于小便不利，尿频，遗尿，遗精；泄泻，便秘；腰骶痛	直刺0.8～1.2寸	背俞穴
次髎	在骶区，正对第2骶后孔中	主治局部、妇科和前阴病症。常用于前阴、腰骶部引痛，下肢痿痹；疝气，小便不利，遗精；月经不调，痛经，带下	直刺0.8～1.2寸，不宜过深	治疗妇科病的要穴。全子宫切除术、输卵管结扎术、剖宫产手术针麻用穴
委中	在膝后区，腘横纹中点	主治腰腿、前阴病症。常用于腰背痛，下肢痿痹；小腹痛，小便不利，遗尿；瘾疹，疔疮	直刺1～1.5寸。或用三棱针点刺腘静脉出血	《四总穴歌》："腰背委中求"
膏肓	在脊柱区，第4胸椎棘突下，后正中线旁开3寸	主治虚劳及肺部病症。常用于肺痨，咳嗽，气喘，盗汗；遗精，健忘，虚劳，羸瘦	斜刺0.3～0.5寸。不宜深刺，宜向脊椎方向成30°～45°角斜刺	保健灸的常用穴
秩边	在骶区，横平第4骶后孔，骶正中嵴旁开3寸	主治局部及前后阴病症。常用于腰骶痛，下肢痿痹；小便不利，便秘，痔病，前阴痛	直刺1.5～3寸	
承山	在小腿后区，腓肠肌两肌腹与肌腱交角处	主治腰腿拘急及痔疮病症。常用于痔疮，便秘；腰背痛，小腿挛痛	直刺1～2寸	《玉龙歌》云："九般痔疾最伤人，必刺承山效如神"
飞扬	在小腿后区，昆仑直上7寸，腓肠肌外下缘与跟腱移行处	主治头面部、局部病症。常用于头痛，眩晕，鼻衄；腰痛，腿软无力；痔疮	直刺1～1.5寸	络穴。剖宫产手术针麻用穴
昆仑	在踝区，外踝尖与跟腱之间的凹陷中	主治头项及腰腿病症。常用于头痛，目痛，鼻衄；颈项强痛，腰痛，足跟肿痛；癫痫；难产	直刺0.5～0.8寸	《针灸大成》云："妊妇刺之落胎。"舒筋健腰的要穴
申脉	在踝区，外踝尖直下，外踝下缘与跟骨之间凹陷中	主治头部病症。常用于头痛，眩晕，失眠，嗜睡，癫狂痫；腰腿脚痛；眼睑下垂，目赤痛	直刺0.3～0.5寸	八脉交会穴，通阳跷脉
至阴	在足趾，小趾末节外侧，趾甲根角侧后方0.1寸(指寸)。	主治头面部、胎产病症。常用于胎位不正，难产；头痛，目痛，鼻塞，鼻衄；足膝肿痛	浅刺0.1寸，或点刺出血，胎位不正用灸法	纠正胎位的要穴

八、足少阴肾经

表 3-8　足少阴肾经脉常用穴位

穴名	定位	主治	操作	附注
涌泉	在足底，屈足卷趾时足心最凹陷中	主治热病，咽喉、腰及二阴病症。常用于头痛，眩晕，昏厥，小儿惊风；咽喉肿痛，舌干，失音；足心热，腰脊痛；大便难，小便不利	直刺 0.5 ~ 1 寸，针刺不宜过深和刺激过强	滋阴降火的要穴
太溪	在踝区，内踝尖与跟腱之间的凹陷中	主治二阴、少腹、咽部病症。常用于月经不调；遗精，阳痿；咳嗽，气喘，咳血，胸痛；咽喉肿痛，齿痛；失眠，眩晕，耳鸣，耳聋；消渴，便秘；腰背痛，下肢厥冷	直刺 0.5 ~ 1 寸	滋阴补肾的要穴
照海	在踝区，内踝尖下 1 寸，内踝下缘边际凹陷中	主治目疾、咽喉、前阴及妇科病症。常用于目赤肿痛；咽干、咽痛；月经不调，赤白带下，子宫脱垂，疝气，癃闭；癫痫，失眠	直刺 0.5 ~ 0.8 寸	八脉交会穴，通阴跷脉
复溜	在小腿内侧，内踝尖上 2 寸，跟腱的前缘	主治腹、腰脊部病症。常用于腹痛、腹泻；水肿，小便不利；盗汗，热病无汗或汗出不止；腰背痛；下肢痿痹	直刺 0.5 ~ 1 寸	经穴

九、手厥阴心包经

表 3-9　手厥阴心包经常用穴位

穴名	定位	主治	操作	附注
曲泽	在肘前区，肘横纹上，肱二头肌腱的尺侧缘凹陷中	主治心、胃病症。常用于心痛，心悸，善惊；胃脘痛，吐血，呕吐；发热，中暑；肘臂痛	直刺 1 ~ 1.5 寸，或用三棱针点刺出血	清心退热的要穴
间使	在前臂前区，腕掌侧远端横纹上 3 寸，掌长肌腱与桡侧腕屈肌腱之间	主治心胃病症。常用于心痛，心悸，心烦；胃脘痛，呕吐；癫狂痫；热病，疟疾；肘臂痛	直刺 0.5 ~ 1 寸	经穴
内关	在前臂前区，腕掌侧远端横纹上 2 寸，掌长肌腱与桡侧腕屈肌腱之间	主治心、胃病症。常用于心痛，心悸，心烦；胸闷，气喘，胁痛；失眠，癫狂痫；胃脘痛，呕吐，呃逆；上肢痹痛	直刺 0.5 ~ 1 寸，不宜大幅度提插、捻转	宽胸和胃的要穴。五总穴歌中谓“心胸谋内关”。心脏手术、甲状腺手术、剖宫产手术、胃大部切除术的针麻用穴

续表

穴名	定位	主治	操作	附注
大陵	在腕前区，腕掌侧远端横纹中，掌长肌腱与桡侧腕屈肌腱之间	主治心胃病症。常用于心痛，心悸，胸胁痛；胃脘痛，呕吐，吐血；悲恐善笑，癫狂痫；上肢痹痛；疮肿	直刺 0.3 ~ 0.5 寸	输穴，原穴
劳宫	在掌区，横平第 3 掌指关节近端，第 2、3 掌骨之间偏于第 3 掌骨	主治心胃病症。常用于口疮，口臭，鼻衄；癫狂痫，癔病；心痛，心烦；呕吐	直刺 0.3 ~ 0.5 寸	荥穴
中冲	在手指，中指末端最高点	主治热病、急症。常用于中风，舌强不语；神昏，心烦；中暑，热病；小儿惊风，小儿夜啼	浅刺 0.1 寸，或用三棱针点刺出血	井穴

十、手少阳三焦经

表 3-10 手少阳三焦经常用穴位

穴名	定位	主治	操作	附注
关冲	在手指，第 4 指末节尺侧，指甲根角侧上方 0.1 寸（指寸）	主治头面五官部病症。常用于头痛，目翳，耳鸣，耳聋，咽喉肿痛；热病，昏厥，中暑	浅刺 0.1 寸，或用三棱针点刺出血	井穴
中渚	在手背，第 4、5 掌骨间，第 4 掌指关节近端凹陷中	主治头面五官部病症。常用于头痛，目痛，耳聋，耳鸣，咽喉痛；肩背、肘臂痛，手指屈伸不利；热病，消渴	直刺 0.3 ~ 0.5 寸	输穴
阳池	在腕后区，腕背侧远端横纹上，指伸肌腱的尺侧缘凹陷中	主治局部病症。常用于手腕痛，肩背痛；目赤肿痛，咽喉肿痛；疟疾；消渴	直刺 0.3 ~ 0.5 寸	治疗腕、肩痛的要穴
外关	在前臂后区，腕背侧远端横纹上 2 寸，尺骨与桡骨间隙中点	主治耳部病症。常用于耳鸣，耳聋；头痛，目赤肿痛；胸胁痛；上肢痹痛	直刺 0.5 ~ 1 寸	通耳窍的要穴。颈椎前路手术、颞颌关节手术等头颈部手术时针麻用穴
支沟	在前臂后区，腕背侧远端横纹上 3 寸，尺骨与桡骨间隙中点	主治耳、咽部病症。常用于耳鸣、耳聋，失音；落枕，胸胁痛；呕吐，便秘；热病	直刺 0.5 ~ 1 寸	治疗便秘的要穴。上颌窦手术、二尖瓣扩张分离术的针麻用穴
肩髎	在三角肌区，肩峰角与肱骨大结节两骨间凹陷中	主治局部病症。常用于肩痛、活动受限	直刺 0.8 ~ 1.2 寸	
翳风	在颈部，耳垂后方，乳突下端前方凹陷中	主治局部病症。常用于耳鸣，耳聋；口眼㖞斜，口噤；齿痛，颊肿，瘰疬；习惯性下颌关节脱位	直刺 0.5 ~ 1 寸，不宜深刺	手、足少阳经交会穴。颅脑外科手术、腭裂整复术的针麻用穴

续表

穴名	定位	主治	操作	附注
耳门	在耳区,耳屏上切迹与下颌骨髁突之间的凹陷中	主治耳、齿部病症。常用于耳鸣,耳聋;齿痛,颊肿痛	张口,直刺0.5~1寸	
丝竹空	在面部,眉梢凹陷中	主治头目部病症。常用于头痛,眩晕,目赤肿痛,眼睑瞤动;癫狂痫、目上视	平刺0.5~1寸,不灸	

十一、足少阳胆经

表 3-11　足少阳胆经常用穴位

穴名	定位	主治	操作	附注
瞳子髎	在面部,目外眦外侧0.5寸凹陷中	主治头目部病症。常用于头痛;目赤肿痛,内障,青盲,目翳,流泪	平刺0.3~0.5寸,或三棱针点刺出血	手太阳、手足少阳经交会穴
率谷	在头部,耳尖直上入发际1.5寸	主治头部病症。常用于偏头痛,眩晕,呕吐;耳鸣,耳聋;小儿惊风	平刺0.5~0.8寸	足少阳、足太阳经交会穴
阳白	在头部,眉上1寸,瞳孔直上	主治头目部病症。常用于头痛,眩晕;目痛,目痒,目翳;眼睑下垂,面瘫	平刺0.3~0.5寸	足少阳、阳维脉交会穴。斜视矫正术、青光眼手术的针麻用穴
风池	在颈后区,枕骨之下,胸锁乳突肌上端与斜方肌上端之间的凹陷中	主治脑部、耳目部病症。常用于中风,癫、狂、痫,眩晕;耳鸣、耳聋,目赤肿痛;发热、头痛、鼻塞、鼻衄;颈项强痛	针尖微下,向鼻尖方向直刺0.8~1.2寸,或平透刺风府穴。针刺不宜过深,禁止大幅度提插、捻转,以免损伤椎动脉及延髓	祛风邪的要穴。颅脑外科手术的针麻用穴
肩井	在肩胛区,第7颈椎棘突与肩峰最外侧点连线的中点	主治局部病症。常用于颈项强痛,肩背痛;中风、上肢不遂;瘰疬;难产,乳痈,产后缺乳	直刺0.3~0.5寸,不可向前下方刺入或直刺过深,孕妇禁用	治疗肩颈的要穴
环跳	在臀区,股骨大转子最凸点与骶管裂孔连线的外1/3与内2/3交点处	主治腰腿部病症。常用于腰腿痛,下肢痿痹、麻木,半身不遂	直刺2~3寸	治疗坐骨神经痛的要穴
阳陵泉	在小腿外侧,腓骨头前下方凹陷处	主治胆、胁部病症。常用于胁痛,口苦,呕吐,黄疸,吐酸;膝膑肿痛,下肢痿痹及麻木;小儿惊风	直刺1~1.5寸	治疗胆囊疾病的要穴

续表

穴名	定位	主治	操作	附注
光明	在小腿外侧,外踝尖上5寸,腓骨前缘	主治目疾。常用于目痛,夜盲,近视,目翳;乳房胀痛,乳汁少	直刺1～1.5寸	络穴
悬钟	在小腿外侧,外踝尖上3寸,腓骨前缘	主治脾胃、局部病症。常用于颈项强痛,偏头痛;五心烦热,脑鸣,耳鸣;胸胁胀痛,不思饮食;痔疾,便秘;半身不遂,下肢痿痹,足胫挛痛	治疗髓海不足、眩晕耳鸣的要穴	又名"绝骨"
丘墟	在踝区,外踝的前下方,趾长伸肌腱的外侧凹陷中	主治胁部、目部病症。常用于胸胁痛;疟疾;视物不清,目翳;下肢痿痹,小腿酸痛,外踝肿痛	直刺0.5～0.8寸	原穴
足临泣	在足背,第4、5跖骨底结合部的前方,第5趾长伸肌腱外侧凹陷中	主治头部、胸胁部病症。常用于偏头痛,眩晕,胁痛,瘰疬;膝痛,足痛;月经不调,乳痈	直刺0.3～0.5寸	输穴,八脉交会穴,通带脉。颅脑外科手术(后颅窝)的针麻用穴

十二、足厥阴肝经

表3-12　足厥阴肝经常用穴位

穴名	定位	主治	操作	附注
大敦	在足趾,大趾末节外侧,趾甲根角侧后方0.1寸(指寸)	主治前阴部、妇科病症。常用于疝气;睾丸肿痛、前阴痛、少腹疼痛,遗尿,癃闭;月经不调,子宫下垂;小儿惊风,癫痫;神昏	浅刺0.1～0.2寸,或点刺出血	治疗疝气的要穴
行间	在足背,第1、2趾之间,趾蹼缘的后方赤白肉际处	主治前阴部,咽部病症。常用于头痛,目眩,目赤肿痛,青盲;胁痛,善怒,太息,癫痫;疝气,少腹疼痛;前阴痛,遗尿,癃闭;月经不调,带下;脚膝肿痛;咽喉肿痛	直刺0.5～0.8寸	荥穴
太冲	在足背,第1、2跖骨间,跖骨底结合部前方凹陷中,或触及动脉搏动	主治前阴部、胁下、咽部病症。常用于胁痛,急躁易怒,目赤肿痛,青盲;咽喉干痛,耳鸣,耳聋;月经不调,崩漏;疝气,前阴痛,少腹肿;癃闭,遗尿;小儿惊风,癫痫;下肢痿痹、足跗肿痛	直刺0.5～1寸	清肝降火的要穴。与合谷穴合称"四关穴"。颅脑外科手术、剖宫产等手术针麻用穴
曲泉	在膝部,腘横纹内侧端,半腱肌肌腱内缘凹陷中	主治前阴部、少腹部病症。常用于疝气,前阴痛、少腹痛,小便不利;遗精,阳痿;月经不调,带下,子宫脱垂,阴痒;膝股肿痛,下肢痿痹	直刺0.8～1寸	合穴
章门	在侧腹部,在第11游离端的下际	主治肝、脾、胸胁部病症。常用于腹胀,泄泻,痞块;胁痛,黄疸	直刺0.8～1寸	脏会,脾募穴,足厥阴、足少阳经交会穴

续表

穴名	定位	主治	操作	附注
期门	在胸部，第6肋间隙，前正中线旁开4寸	主治肝、脾、胸胁部病症。常用于胸胁胀痛，胁下积聚、气喘，呃逆；呕吐，腹胀，泄泻；乳痈	斜刺0.5～0.8寸	肝募穴，足厥阴、足太阴与阴维脉交会穴

十三、督脉

表3-13　督脉常用穴位

穴名	定位	主治	操作	附注
长强	在会阴区，尾骨下方，尾骨端与肛门连线的中点处	主治肛肠部、督脉病症。常用于痔疮，脱肛，泄泻，便秘；癫狂痫，小儿惊风；腰脊部、尾骶部疼痛	紧靠尾骨前面斜刺0.5～1寸，不宜直刺，以免伤及直肠	络穴，督脉、足少阳、足少阴经交会穴
腰阳关	在脊柱区，第4腰椎棘突下凹陷中，后正中线上	主治局部、妇科、男科病症。常用于腰骶痛，下肢痿痹；月经不调，带下；遗精，阳痿	直刺0.5～1寸	治疗腰部冷痛的要穴
命门	在脊柱区，第2腰椎棘突下凹陷中，后正中线上	主治局部、妇科、男科病症。常用于腰痛、少腹痛，脊强，下肢痿痹；赤白带下，月经不调；阳痿，遗精，尿频，遗尿；泄泻，痔漏下血	直刺0.5～1.0寸	培元补肾的要穴
至阳	在脊柱区，第7胸椎棘突下凹陷中，后正中线上	主治局部、妇科、男科病症。常用于胸胁腹痛，乳痈；胃痛；黄疸，胆蛔症，身热；咳嗽，气喘；脊背强痛	斜刺0.5～1寸	
大椎	在脊柱区，第7颈椎棘突下凹陷中，后正中线上	主治热病、局部病症。常用于热病，疟疾、骨蒸盗汗；咳嗽，气喘；感冒，风疹，颈项强痛，脊痛	向上斜刺0.5～1寸，不宜深刺，以免损伤脊髓	“诸阳之会”，可补阳，可退热
百会	在头部，前发际正中直上5寸	主治头目、心神病症。常用于头痛，目痛，眩晕，耳鸣；中风，神昏，癫狂痫，小儿惊风；失眠，健忘；久泻，脱肛，子宫脱垂	斜刺或平刺0.5～1寸	治疗中气下陷、内脏下垂的要穴
神庭	在头部，前发际正中直上0.5寸	主治头目、心神病症。常用于头痛，眩晕，失眠，癫痫；鼻渊，流泪，目痛	平刺0.3～0.5寸	督脉、足太阳、足阳明经交会穴
水沟	在面部，人中沟的上1/3与中1/3交点处	主治急症。常用于一切神昏之急救；中风、口眼㖞斜、流涎，口噤；鼻塞，鼻衄；癫狂痫；水肿，黄疸，消渴；闪挫腰痛，腰脊强痛	向上斜刺0.3～0.5寸，一般不灸	交通阴阳的急救要穴

十四、任脉

表 3-14 任脉常用穴位

穴名	定位	主治	操作	附注
中极	在下腹部，脐中下 4 寸，前正中线上	主治妇科、前阴部病症。常用于月经不调，崩漏，子宫脱垂，阴痒，不孕，恶露不尽，带下；遗尿，小便不利，疝气，遗精，阳痿	直刺 1 ~ 1.5 寸，针前让患者排尿。孕妇慎用	膀胱募穴，任脉、足三阴经交会穴
关元	在下腹部，脐中下 3 寸，前正中线上	主治前阴部、妇科及虚劳病症。常用于疝气，少腹疼痛；癃闭，尿频，遗精，阳痿；月经不调，痛经，经闭，崩漏，带下，子宫脱垂，恶露不尽，不孕；泄泻；虚劳诸疾；保健灸的常用穴	直刺 1 ~ 2 寸，针前让患者排尿。孕妇慎用。可灸	培补元气的要穴
气海	在下腹部，脐中下 1.5 寸，前正中线上	主治虚劳、前阴部、妇科病症。常用于虚脱，泄泻，虚劳羸瘦；疝气，腹痛；小便不利，遗尿，遗精，阳痿；月经不调，带下，子宫脱垂，恶露不尽。保健灸的常用穴	直刺 1 ~ 1.5 寸。孕妇慎用。可灸	补气调气的要穴
神阙	在脐区，脐中央	主治腹部、水液病症。常用于脐周痛，腹胀，肠鸣，泄泻；水肿，小便不利；中风脱证	临床多用灸法	治疗胃肠病证的要穴
中脘	在上腹部，脐中上 4 寸，前正中线上	主治腹部病症。常用于胃脘痛，呕吐，不思饮食；腹胀，腹痛，肠鸣；身肿	直刺 0.5 ~ 1.5 寸，可灸。对肝脾肿大和胃、十二指肠溃疡患者，针刺方向以斜向下方刺为宜	健脾和胃的要穴
膻中	在上腹部，横平第 4 肋间隙，前正中线上	主治心胸病症。常用于胸闷、心痛；咳嗽，气喘；噎膈；产后缺乳	平刺 0.3 ~ 0.5 寸	心包募穴，气会，任脉、足太阴、足少阴、手太阳、手少阳交会穴
廉泉	在颈前区，喉结上方，舌骨上缘凹陷中，前正中线上	主治舌咽部病症。常用于中风失语，暴喑；梅核气；舌下肿痛，咽喉肿痛	向舌根斜刺 0.5 ~ 0.8 寸	任脉、阴维脉交会穴
承浆	在面部，颏唇沟的正中凹陷处	主治口部病症。常用于口眼㖞斜，口噤，齿龈肿痛，失音；暴喑，面肿	斜刺 0.3 ~ 0.5 寸	任脉、足阳明经交会穴

第四节 经外奇穴

表 3-15 经外奇穴常用穴位

穴名	定位	主治	操作
四神聪	在头部，百会前后左右各旁开1寸，共4穴	常用于头痛、眩晕；失眠，健忘；癫痫	平刺0.5～0.8寸
太阳	在头部，眉梢与目外眦之间，向后约一横指的凹陷中	常用于头痛，齿痛，面痛；目赤肿痛，目涩	直刺或斜刺0.3～0.5寸，或用三棱针点刺出血
定喘	在脊柱区，横平第7颈椎棘突下，后正中线旁开0.5寸	常用于哮喘，咳嗽，肩背痛	直刺或偏向内斜刺0.5～0.8寸
夹脊	在脊柱区，第1胸椎至第5腰椎棘突下两侧，后正中线旁开0.5寸，一侧17穴	胸1～5夹脊：心肺、胸部及上肢疾病；胸6～12夹脊：胃肠、脾、肝、胆疾病；腰1～5夹脊：腰、骶、小腹部及下肢疾病	稍向内斜刺0.5～0.8寸，待有麻胀感即停止进针
腰痛点	在手背，第2、3掌骨间及第4、5掌骨之间，腕背侧远端横纹与掌指关节中点处，一手2穴	急性腰扭伤	直刺0.3～0.5寸
外劳宫	在手背，第2、3掌骨间，掌指关节后约0.5寸（指寸）凹陷中	落枕，手指麻木、屈伸不利	直刺0.5～0.8寸
四缝	在手指，第2～5指掌面的近侧指间关节横纹的中央，一手4穴	小儿疳积，百日咳	点刺出血，或挤出少许黄白色透明黏液
十宣	在手指，十指尖端，距指甲游离缘0.1寸（指寸），左右共10穴	高热，中暑；昏迷，癫痫；咽喉肿痛	浅刺0.1～0.2寸，或点刺出血
胆囊	在小腿外侧，腓骨小头直下2寸	急慢性胆囊炎，胆石症，胆道蛔虫症，胁痛，食积，下肢痿痹	直刺1～1.5寸
阑尾	在小腿外侧，髌韧带外侧凹陷下5寸，胫骨前嵴外一横指（中指）	急慢性阑尾炎，食积，泄泻，下肢瘫痪	直刺1～1.5寸

第五节 针灸法

针法和灸法是两种不同的治疗方法，由于在临床上常结合使用故称针灸法。

一、针法

针法是利用金属制成的针具，通过一定的手法，刺激人体腧穴，以治疗人体多种疾病的方法。临床常用的针具有毫针、皮肤针、三棱针、皮内针等。其中毫针为临床最常用针具之一。

（一）毫针

1. 构造　毫针的构造，可分为针柄、针尾、针尖、针身与针根五个部分。

2. 规格　毫针的长短、粗细规格，是以针身为准。其长短规格：13～25mm多用于头面等浅表穴位，40 ~ 50mm 多用于躯干、四肢穴位，75 ~ 100mm 多用于肌肉丰满处，如环跳穴，或用于透穴。

3. 修藏　目前提倡使用一次性针具。

（二）针刺练习

操作练习，先选用较短毫针在纸垫或棉团上练习进针、出针、上下提插、左右捻转等基本操作方法，待短针应用自如以后，再改用长针练习。为了更好掌握针刺方法，体验各种针刺感觉，还应进行自身试针，或学员间相互试针，反复体会，在实际临床操作时才能心中有数，运用自如。

（三）针刺操作

1. 针刺前的准备

(1) 做好诊断、辨证及解释工作。

(2) 检查选择针具。

(3) 体位选择：选择适当的体位，具有重要临床意义。常用的体位有 5 种：仰卧位、侧卧位、俯卧位、仰靠坐位、俯伏坐位。

(4) 消毒：针灸治疗室内的消毒包括治疗床上用的床垫、枕巾、毛毯、垫席等物品，提倡采用一人一用消毒垫布、垫纸、枕巾。治疗室也应定期消毒，保持空气流通，环境卫生整洁。针具消毒可以采用高压蒸汽灭菌，将针具用布包好放在密闭的高压蒸汽锅内灭菌；也可以药液浸泡消毒，将针具放入 75% 乙醇内浸泡 30 ~ 60 分钟，取出后用消毒巾或消毒棉球擦干使用；注意和毫针直接接触的针盘、针管、针盒、镊子等物品，可用 2% 苏尔溶液浸泡 1 ~ 2 小时进行消毒；术者手指的消毒，术前应用肥皂水将手指洗净，然后用 75% 乙醇棉球擦拭施术的手指；同样，患者针刺部位也要注意消毒，在针刺的腧穴部位用 75% 乙醇或 0.5% 碘伏棉球擦拭。使用一次性毫针，要注意保质期。

2. 毫针针法

(1) 进针方法：针刺治疗时，执针进行操作的手称为刺手，一般为右手；配合刺手按压穴位局部、协同刺手进针、行针的手称为押手，一般为左手。押手的作用主要是固定穴位，减少进针时的疼痛，以及使针身有所依靠，不致摇晃和弯曲。刺手的作用主要是掌握针具。持针姿势，一般以拇、食、中三指夹持针柄，进针时运用指力使针尖快速透入皮肤，再捻转刺向深层。临床常用的进针方法有以下几种：指切进针法、夹持进针法、提捏进针法、舒张进针法。

(2) 针刺的角度和深度：正确掌握针刺的角度和深度，是针刺操作过程的重要环节，它影响针刺感觉、治疗效果。

1) 角度：针刺角度是指针身和皮肤所呈的夹角。一般有直刺、斜刺和横刺（又叫平刺）三种。

2) 深度：指针身刺入皮肉的深浅。一般以既有针感又不伤及重要脏器为原则。凡年老气血虚弱、小儿娇嫩之体宜浅刺，年轻力壮、气血旺盛者可适当深刺；瘦小者宜浅刺，肥胖者宜深刺；头面胸背部宜浅刺，四肢及臀、腹部可深刺；阳证、新病宜浅刺，阴证、久病可深刺。针刺的深度和角度之间，有着相辅相成的关系，深刺多用直刺，浅刺则多用斜刺或横刺。

(3) 行针与得气：进针后，为了使病人产生针刺的感应，而行使一定的手法，称为行针。针刺部位产生酸、麻、胀、重等感觉，而医者指下亦有一种沉紧的反应，称为得气，也称针感。常用的行针手法有以下几种：提插法、捻转法、刮针法、震颤法。

提插和捻转是诱发针感的主要手法，可以单独使用，也可结合运用；刮针法和震颤法，通常是在已有针感的情况下使用的一种辅助手法，目的在于使针感持续或加强。

(4) 留针与出针

1) 留针：将针刺入腧穴后，留置 20 ~ 30 分钟左右，医生可根据病情来确定留针时间，在此期间可行针。对针感较差者，留针可以起到候气的作用。

2）出针：留针时间已到，针下轻滑，即可出针；如针下仍沉紧者，则稍稍向上提针，待针下轻滑时即可出针。押手持消毒干棉球轻压针刺部位，刺手拇、食指持针柄，将针退出皮肤后，立即用棉球按压针孔，以防止出血。

3. 针刺注意事项

(1) 饥饿、饱食、醉酒、大怒、大惊、过度疲劳、精神紧张者，不宜立即进行针刺；体质虚弱，气血亏损者，其针感不宜过重，应尽量采取卧位行针。

(2) 针刺时应避开大血管，腧穴深部有脏器时应掌握针刺深度，切不可伤及脏器。

(3) 小儿囟门未闭合时，囟门附近的腧穴不宜针刺。由于小儿不易配合，所以一般不留针。

(4) 孕妇不宜刺下腹部、腰骶部以及三阴交、合谷、至阴等对胎孕反应敏感的腧穴。

(5) 皮肤有感染、溃疡、瘢痕或肿瘤部位，除特殊治疗需要外，均不应在患部直接针刺。

(6) 有凝血机制障碍的患者，应禁用针刺。

二、灸法

灸法是主要用艾绒制成灸材，点燃后悬置或放置在穴位或病变部位，进行烧灼、温熨，借灸火的热力以及药物的作用，达到治病、防病和保健目的的一种外治方法。

（一）常用灸法

临床常用的灸法有艾炷灸、艾条灸和温针灸三种。

1. 艾炷灸　将艾绒放在平板上，用拇、食、中三指捏成圆锥状艾炷，大者如半枣粒，小者如半麦粒，每一炷称为一壮。艾炷灸可分为直接灸和间接灸两类。包括：瘢痕灸、无瘢痕灸、隔姜灸、隔蒜灸、隔盐灸、隔饼灸。

2. 艾条灸　用细桑皮纸或容易燃烧的薄纸，取艾绒卷成直径 1.5cm，长度为 15 ~ 20cm 的圆柱体，越紧越好，制成艾条。将艾条一端用火点燃，对准施灸穴位约距 2 ~ 3cm，进行熏灸，使病人有温热感或轻微灼痛感；亦可一上一下如雀啄状或一左一右回旋熏灸，以灸至局部红润为度。

3. 温针灸　首先在选定的腧穴上针刺，毫针刺入穴位得气并施行适当的补泻手法后，在留针时将 2 ~ 3g 艾绒包裹于毫针针柄顶端捏紧成团状，或将 1 ~ 3cm 长短的艾条段直接插在针柄上，点燃施灸，待艾绒或艾条燃尽无热度后除去灰烬。艾灸结束，将针取出。适用于寒湿所致筋骨痹痛诸证。

（二）灸法的适应证与禁忌证

1. 适用范围　临床适用范围广泛，尤其对慢性虚弱性疾病及风寒湿邪所致病证均可应用，如阳虚、气虚、久泻、肢冷、痹病、痰饮等。

2. 禁忌　颜面、心前区、大血管部和关节、肌腱处不可用瘢痕灸；乳头、外生殖器官不宜直接灸；中暑、高血压危象、肺结核晚期大量咯血等不宜使用艾灸疗法；妊娠期妇女腰骶部和少腹部不宜使用瘢痕灸。

（三）灸法的注意事项

1. 施灸次序　一般先灸阳经，后灸阴经；先灸上部、背部，后灸下部、腹部；先灸头身，后灸四肢。但在特殊情况下，也可例外。艾灸火力应先小后大，灸量先少后多，程度先轻后重，以使病人逐渐适应。

2. 隔姜、蒜灸容易起疱，需加注意。如起疱大者，可用消毒针抽出水液，再涂以甲紫，防止感染。

对行瘢痕灸者，灸疮化脓期间，应注意休息，保持局部清洁，防止感染，可用敷料保护灸疮，待其自然愈合。

3. 注意晕灸的发生。患者在精神紧张、大汗后、劳累后或饥饿时不宜艾灸。

4. 注意防止艾灰脱落或艾炷倾倒而烫伤皮肤或烧坏衣被。尤其幼儿患者更应认真守护观察，以免发生烫伤。艾条灸毕后，应将剩下的艾条套入灭火管内或将燃头浸入水中，以彻底熄灭，防止再燃。如有绒灰脱落床上，应清扫干净，以免复燃烧坏被褥等物品。

第六节 针灸治疗

一、概述

针灸治疗学是在熟悉和掌握经络、腧穴基本知识和刺法灸法基本技术的基础上，进一步阐述运用针灸方法刺激腧穴以防治疾病的临床学科。

1. 针灸治疗的特点 有效、安全、简便、用穴。

2. 针灸治疗作用 通经活络、调和阴阳、扶正祛邪。

二、针灸治疗原则

补虚泻实、清热温寒、治病求本、三因制宜。

三、针灸的选穴与配穴

（一）选穴原则

近部选穴、远部选穴、辨证选穴、对症选穴。

（二）配穴方法

配穴方法是在选穴原则的指导下，针对疾病的病位、病因病机等，选取主治作用相同或相近，对于疾病治疗具有协同作用的腧穴进行配伍应用的方法。临床上穴位配伍的方法多种多样，主要有按部配穴和按经配穴两大类。按部配穴法是指根据腧穴分布的部位进行穴位配伍的方法，主要包括远近配穴法、上下配穴法、前后配穴法、左右配穴法。按经配穴法是指依据经络理论而进行腧穴配伍的方法，主要包括本经配穴法、表里经配穴法、同名经配穴法和子母经配穴法。

四、针灸异常情况及处理

1. 晕针 临床表现：在针刺过程中，患者突感头晕、目眩、心慌、恶心欲吐；重者出现面色苍白，冷汗淋漓，四肢厥冷，心慌气短，脉细弱而数，甚者出现晕厥。原因分析：多见于初次接受治疗的患者，可因情绪紧张、体质虚弱、劳累过度、饥饿或大汗之后均可引起晕针；患者体位不当，施术者手法过重，也能出现晕针。处理预防：发生晕针时，应立即停止针刺，或停止留针，将已刺之针迅速起出，让患者平卧，头部放低，松开衣带，注意保暖。轻者给予热水饮之，静卧片刻即可恢复。重者可取水沟、合谷、足三里等穴点刺或指压。出现晕厥现象时，应采取相应的急救措施处理。晕针应注重预防。对于初次接受针灸治疗和精神紧张者，应先做好解释工作。对初次就诊者，尽量采取卧位，取穴不宜过多，刺激切勿过重。对于饥饿、过度疲劳者，应待其进食、体力恢复后再进行针刺。在行针过程时医生要密切注意患者，见稍有晕针征兆，如面色有变化、额角微见汗、语言应对謇涩等，应立即点刺水沟，令其平卧，即可预防。

2. 滞针　临床表现：行针或留针后，术者感觉针下涩滞，提插、捻转、出针均感困难，有时病人感觉剧痛。原因分析：患者精神紧张，或捻针不当使肌肉缠针，或进针后患者体位挪动，局部肌肉挛缩，以致滞针。处理预防：滞针时切忌强力捻转、提插和出针。若因患者精神紧张，或肌肉痉挛而引起的滞针，可安抚患者令其放松，术者在滞针之邻近部位予以循按，或弹动针柄，或在附近再刺一针，即可缓解。

对精神紧张者，应先做好解释工作，消除顾虑。注意患者的体位和针刺强度。

3. 弯针　临床表现：弯针是指将针刺入腧穴后，针体在穴内发生弯曲。轻者形成钝角弯曲，重者形成直角弯曲。原因分析：多由于术者进针手法不熟练，用力不均匀或用力过猛所致，或针下碰到坚硬组织，或留针时改变体位，或针柄受外力碰击，或滞针处理不当均可导致弯针。处理预防：出现弯针后，不可再行提插、捻转。如系轻度弯曲，可按一般拔针法，将针慢慢地退出。若针体弯曲较大，则应顺着弯曲方向将针退出。如弯曲不止一处，须视针柄扭转倾斜的方向，逐渐分段退出，切勿急拔猛抽，以防折针。术者进针手法要熟练，运针要轻巧。患者的体位要选择恰当，并嘱其在留针时不要随意变动体位。

4. 折针　临床表现：折针又称断针，可在进针、行针或出针时出现，或部分针体浮露于皮肤之外，或完全没于皮肤里。原因分析：多由于针的质量不佳，或针体、针根有剥蚀损伤，术前失于检查，针刺时将针体全部刺入，或行针时强力提插、捻转所致。处理预防：术者应沉着，安抚患者不要恐惧，一定保持原有体位，以防残端隐陷。如皮肤外尚露有残端，可用镊子钳出。若残端与皮肤相平，折面仍可看见，可用押手拇、食两指在针旁按压皮肤，使之下陷，以使残端露出皮肤，再用镊子将针拔出。如残端没于皮内，可采用外科手术方法取出。针前应仔细检查针具，特别是针根部分，更应认真刮拭。凡接过脉冲电针仪的毫针，应定期更换淘汰。因针根部是最易折针的地方，针刺时不应将针体全部刺入腧穴，体外应留一定的长度。行针和退针时，如果发现有弯针、滞针等异常情况，应按规定方法处理，不可强力硬拔。

5. 出血和皮下血肿　临床表现：出血是指出针后针刺部位出血；皮下血肿是指出针后针刺部位出现肿胀，继之皮肤呈现青紫色。原因分析：刺伤血管所致。处理预防：出针时出血者，可用干棉球按压出血部位，切忌揉动。若微量的皮下出血而出现局部小块青紫时，一般不必处理，可自行消退。若局部肿胀较重，青紫面积较大者，可先做冷敷以止血，24 小时后再做热敷，以促使局部瘀血消散吸收。针刺时应避开血管，行针时避免手法过强，并嘱患者不可随意改变体位。对于易于出血穴位如眼区周围穴位，出针时立即用消毒干棉球按压针孔，只能按压，切勿揉动。

6. 气胸　临床表现：在针刺胸背部附近穴位时，患者突感胸闷、胸痛、气短、心悸，严重者呼吸困难、发绀、冷汗、烦躁、恐惧，甚则血压下降，出现休克等危急现象。检查时，肋间隙变宽，外胀，叩诊呈鼓音，听诊肺呼吸音减弱或消失，气管可向健侧移位。X 线胸透可见肺组织被压缩现象。部分因针刺出现创伤性轻度气胸者，起针后并未出现症状，而是过了一定时间才慢慢感到胸闷、胸痛、呼吸困难等症状。原因分析：针刺的深度和角度不当。处理预防：一旦发生气胸，应立即起针，并让患者采取半卧位休息，要求患者心情平静，切勿恐惧而反转体位。一般轻度气胸者，可自然吸收。医者要密切观察，随时对症处理，如给予镇咳、消炎类药物，以防止肺组织因咳嗽扩大创口，加重漏气和感染。对严重病例需及时组织抢救，如胸腔排气、低流量输氧等。

为了防止气胸的发生，医者针刺时要集中思想，选好适当体位，根据患者体形肥瘦，掌握进针深度，施行提插手法的幅度不宜过大。胸背部腧穴应斜刺、横刺，不宜长时间留针。

7. 皮肤灼伤(起疱)

临床表现:施灸后,局部皮肤出现微红灼热属于正常现象,如因施灸过量,时间过长,局部出现小水疱或大水疱,或出现灸疮。原因分析:不同灸法对穴位局部皮温存在着较大差异,即有着各自不同的温度曲线特征,而操作过程中的施术方式、强度等关系都难以确定,因此导致皮肤易灼伤,甚至出现灸疮。另外起疱形成瘢痕灸是传统灸法之一。

处理预防:施灸前要保持心情平静,较大情绪波动后,不宜马上艾灸;如轻度微红灼热无须处理。如因施灸过量,时间过长,局部出现小水疱,只要注意不擦破,可任其自然吸收。如水疱较大,可用消毒的毫针刺破水疱,放出水液,或用注射针抽出水液,再涂以烫伤油等,并以纱布包敷。

如采用瘢痕灸者,在灸疮化脓期间,要注意适当休息,加强营养,保持局部清洁,并可用敷料保护灸疮,以防污染,待其自然愈合。灸疮溃烂出脓一般先从灸痂周围开始,大约在灸后 25 ~ 30 天黑痂脱落。灸疮溃发后,每天在灸疮周围用 75% 的酒精棉球消毒,用干棉球吸干表面脓液,不可以清理脓苔,否则不仅会引起灸疮疼痛,而且还会阻碍脓液外渗。灸疮出脓愈多,病除根愈净。如果发现灸疮有不断扩大的趋势,脓色由淡白色变为黄绿色,而且有恶臭味。可以先用过氧化氢溶液冲洗,之后用消炎膏或生肌玉红膏涂贴。如果灸疮出血较多,可以在换药时外敷云南白药处理。

第七节 其他疗法

一、耳针疗法

耳针疗法是使用一定方法刺激耳穴以防治疾病的一种方法。

(一) 耳郭的表面解剖

耳轮、耳轮脚、耳轮结节、耳轮尾、对耳轮、对耳轮上脚、对耳轮下脚、三角窝、耳舟、耳屏、屏上切迹、对耳屏、屏间切迹、屏轮切迹、耳垂、耳甲艇、耳甲腔、外耳道口。

(二) 耳穴的定位和主治(见表 3-16)

表 3-16 耳穴的定位和主治

分部	穴名	定位	主治
耳轮脚	膈(耳中)	在耳轮脚上	呃逆,黄疸
耳轮	直肠下段	在与大肠穴同水平的耳轮处	便秘,里急后重
	尿道	在与膀胱穴同水平的耳轮处	尿频,尿急
	外生殖器	在与交感穴同水平的耳轮处	睾丸炎,附睾炎
	耳尖	将耳轮向耳屏对折时,耳郭上的尖端处	退热,降血压,消炎,睑腺炎
耳舟	指	在耳轮结节上方的耳舟部	相应部位疼痛
	腕	在平耳轮结节突起处的耳舟部	
	肘	在腕穴与肩穴之间	
	肩	在与屏上切迹同水平的耳舟部	
	肩关节	在肩穴与锁骨穴之间	
	锁骨	在与屏轮切迹同水平的耳舟部,偏耳轮尾侧	

续表

分部	穴名	定位	主治
对耳轮上脚	趾	在对耳轮上脚的外上角	相应部位疼痛
	踝	在对耳轮上脚的内上角	
	膝	在对耳轮上脚起始部,与对耳轮下脚上缘同水平	
对耳轮下脚	臀	在对耳轮下脚的外侧 1/2 处	相应部位疼痛
	坐骨神经	在对耳轮下脚的内侧 1/2 处	
	交感	在对耳轮下脚与耳轮内侧交界处	消化、循环系统疾病
对耳轮	腹	在对耳轮上与对耳轮下脚下缘同水平处	腹腔疾患,消化系统,妇科疾患
	胸	在对耳轮上与屏上切迹同水平处	胸痛,肋间神经痛
	颈	在屏轮切迹偏耳舟侧处	落枕,颈部扭伤,单纯性甲状腺肿
	腰骶椎 胸椎 颈椎	对耳轮的耳腔缘相当于脊柱,从直肠下段同水平处与肩关节同水平处分作两个分界线,将脊椎分成三段,自上而下分为:腰骶椎,胸椎,颈椎	相应部位疼痛
三角窝	子宫(精宫)	在三角窝耳轮内侧缘的中点	月经不调,白带过多,痛经,盆腔炎,阳痿,遗精
	神门	在三角窝内靠对耳轮上脚的下、中 1/3 交界处	镇静,安神,消炎,止痛
	盆腔	在对耳轮上、下脚分叉处	盆腔炎,腰痛
耳屏	外鼻	在耳屏外侧面的中央	鼻疖,鼻炎
	咽喉	在耳屏内侧面与外耳道口上方相对处	咽痛,扁桃体炎
	内鼻	在耳屏内侧面,咽喉的下方	鼻炎,上颌窦炎、伤风感冒
	屏尖	在耳屏上部外侧缘	消炎,止痛
	肾上腺	在耳屏下部外侧缘	低血压,休克,昏厥,无脉症,咳嗽,气喘
	高血压点	在肾上腺穴与目穴中点稍前	降血压
屏轮切迹	脑干	在屏轮切迹正中处	脑膜炎后遗症,脑震荡后遗症
对耳屏	脑点	在对耳屏的上缘,脑干穴和平喘连线的中点	遗尿症,功能性子宫出血
	平喘(腮腺)	在对耳屏的尖端	哮喘,气管炎,腮腺炎
	皮质下	在对耳屏的内侧面	镇静,止痛,消炎,无脉症
	睾丸(卵巢)	在对耳屏的内侧前下方,是皮质下穴的一部分	生殖系统疾患
	枕	在对耳屏外侧面的后上方	神经系统疾病,皮肤病,休克,晕厥
	额	在对耳屏外侧面的前下方	头痛,头昏
	太阳	在对耳屏外侧面,枕穴与颞穴之间	偏头痛

续表

分部	穴名	定位	主治
屏间切迹耳轮脚周围	目 1	在屏间切迹前下方	青光眼
	目 2	在屏间切迹后下方	近视眼
	内分泌	在屏间切迹底部	生殖系统疾病，妇科病
	食道	在耳轮脚下方内侧 2/3 处	恶心、呕吐，吞咽困难
	贲门	在耳轮脚下方外侧 1/3 处	恶心、呕吐
	胃	在耳轮脚消失处	胃痛，呃逆，呕吐，消化不良
	十二指肠	在耳轮脚上方外侧 1/3 处	胆道疾患，十二指肠溃疡
	小肠	在耳轮脚上方中 1/3 处	消化系统疾病，心悸
	大肠	在耳轮脚上方内 1/3 处	痢疾，肠炎，腹泻，便秘
	阑尾	在小肠穴和大肠穴之间	单纯性阑尾炎
耳甲艇	膀胱	在对耳轮下脚的下缘，小肠穴直上方	膀胱炎，尿潴留，遗尿
耳甲艇	肾	在对耳轮下脚的下缘，小肠穴直上方	泌尿生殖疾病，妇科疾病，腰痛，耳鸣
	胰(胆)	在肝穴与肾穴之间，左耳为胰穴，右耳为胆穴	胰腺炎，糖尿病，胆道疾患
	肝	在胃穴和十二指肠穴的后方	肝炎，眼病
	脾	在左耳肝穴的下部分(此区在右耳仍为肝穴)	消化系统疾病，血液病
耳甲腔	口	在耳甲腔中，紧靠外耳道口的后壁	面神经麻痹
	心	在耳甲腔中心最凹陷处	心血管系统疾病
	肺	在心穴的上下周围	呼吸系统疾病，皮肤病
	气管	在口穴与心穴之间	气管炎
	三焦	在口，内分泌，皮质下和肺穴之间	便秘，利尿消肿
耳垂	上拔牙麻醉点	在耳垂 1 区的外下角	拔牙麻醉，牙痛
	下拔牙麻醉点	在耳垂 4 区的中央	
	上颌	在耳垂 3 区正中处	牙痛，下颌关节炎
	下颌	在耳垂 3 区上的横线中点	
耳垂	眼	在耳垂 5 区的中央	眼病
	面颊部	在耳垂 5、6 区交界线之周围	面神经麻痹，三叉神经痛
	内耳	在耳垂 6 区正中稍上方	耳鸣，听力减退，中耳炎
	扁桃体	在耳垂 8 区正中	扁桃体炎

续表

分部	穴名	定位	主治
耳郭背面	降压沟	在耳郭背面,由内上方斜向外下方行走的凹沟处	降血压
	上耳背	在耳前上方的软骨隆起处	皮肤病,坐骨神经痛,背痛
	中耳背	在上耳背与下耳背之间隆起最高处	
	下耳背	在耳背下方的软骨隆起处	
	耳迷根	在耳郭背与乳突交界处(相当于耳轮脚同水平)的耳根部	胃痛,胆道蛔虫症,腹泻,气喘,鼻塞

(三) 耳穴的应用

1. 适用范围　耳针在临床上,不仅常用于治疗许多功能性疾病,还可治疗一部分器质性疾病,主要治疗以下几类病证:各种疼痛性病证、各种炎症性病证、一些功能紊乱性病证、过敏与变态反应性病证、内分泌代谢性病证、一部分传染性病证、各种慢性病证等。

2. 选穴处方原则　根据病变部位选穴、根据中医理论辨证选穴、根据现代医学理论选穴、根据临床经验选穴,以上方法可单独使用,亦可配合使用,但力求少而精。一般每次选穴 2 ~ 3 个穴左右,多用同侧,亦可取对侧或双侧。

3. 耳针的操作方法　耳针有毫针、皮内针、电针等多种刺激方法。下面主要介绍最常用的毫针针法。

(1) 寻找反应点:按疾病需要确定处方后,在选用的穴区寻找反应点,可用探针、火柴头或针柄按压,出现明显痛点即为反应点;亦可用耳穴探测仪进行探测。

(2) 消毒:用 75% 酒精;或先用 2% 碘酒,后用 75% 酒精脱碘。

(3) 针刺:医者一手固定耳郭,另一手拇、食、中指持针刺入耳穴。针刺方向视耳穴所在部位灵活掌握,针刺深度宜 0.1 ~ 0.3cm,以不穿透对侧皮肤为度。针刺手法与留针时间应视患者病情、体质及耐受度综合考虑。宜留针 15 ~ 30 分钟,留针期间宜间断行针 1 ~ 2 次。

(4) 出针:出针时一手固定耳郭,另一手将针拔出,应用无菌干棉球或棉签按压针孔。

(5) 疗程:每天一次或隔天一次,连续 10 次为一个疗程;停针数日,再行新的疗程。

4. 注意事项

(1) 施术部位应防止感染。

(2) 紧张、疲劳、虚弱患者宜卧位针刺以防晕针。

(3) 湿热天气、耳穴压丸、耳穴埋针留置时间不宜过长,耳穴压丸宜 2 ~ 3 天,耳穴埋针宜 1 ~ 2 天。

(4) 耳穴压丸、耳穴埋针留置期间应防止胶布脱落或污染。对普通胶布过敏者宜改用脱敏胶布。

(5) 耳穴刺血施术时,医者避免接触患者血液。

(6) 妊娠期间慎用耳针。

二、推拿疗法

推拿学是以中医理论为指导,运用各种手法作用于人体特定部位的一种治疗方法,又称“按摩”。

(一) 推拿的作用原理

推拿的基本作用是通过手法作用于人体体表的特定部位,以达到调理疏通经络、促进气血运行、调整脏腑功能、舒筋滑利关节、增强抗病能力等作用。

1. 调理疏通经络　推拿手法作用于体表，就能引起局部经络反应，激发和调整经气，并通过经络影响到所连属的脏腑、组织的功能活动，从而调理机体的生理、病理状况，使百脉疏通，五脏安和。

2. 促进气血运行　其途径有二：一是通过健运脾胃，二是疏通经络和加强肝的疏泄功能。

3. 调整脏腑功能　推拿对脏腑的不同状态有着双向的良性调整作用。其调节作用，是通过手法刺激体表直接影响脏腑功能，以及经络与脏腑间的联系来实现的。

4. 舒筋滑利关节　作用表现为三个方面：一是通过手法促进局部气血运行，消肿祛瘀，改善局部营养，促进新陈代谢。二是运用适当的活动关节的手法松解粘连。三是应用整复手法纠正筋出槽、关节错缝。

5. 增强抗病能力　作用机制有三：一是通过刺激经络，直接激发、增强机体的抗病能力。二是通过疏通经络，调和气血，有利于正气发挥其固有的作用。三是通过调整脏腑功能，使机体处于最佳的功能状态，对抗邪气。

(二) 推拿的基本治法

推拿的治法包括推拿八法、手法治疗、固定和功能锻炼等四个方面。有时也辅助于药物内服和外用、牵引、针灸及封闭等其他疗法。

推拿八法是推拿基本治法，有温、补、和、散、通、泻、汗、清等，是各科临床常见病治疗中的基本方法。

(三) 推拿的适应证与禁忌证

1. 适应证　内、外、妇、儿、骨伤、五官科病症。

2. 禁忌证

(1) 一些急性传染病，如肝炎、脑膜炎、肺结核等；

(2) 外伤出血、骨折早期、截瘫初期以及内脏的损伤等；

(3) 一些感染性疾病，如疔、丹毒、骨髓炎与化脓性关节炎等；

(4) 各种出血症，如尿血、便血、吐血与衄血等；

(5) 烫伤与溃疡性皮炎的局部病灶等；

(6) 肿瘤及脓毒血症等。

(四) 推拿手法简介

用手或肢体的其他部分，按照各种特定的技巧和规范化的动作，以力的形式在体表进行操作，称为推拿手法。

1. 推拿手法的补泻意义　手法的补泻作用，主要与所用手法的性质、刺激的强弱和时间的长短有关。凡刺激较弱、较浅，作用时间较长的手法，具有兴奋作用，属于“补”的范畴；反之，凡刺激较强、较深，作用时间较短的手法，具有抑制作用，属“泻”的范畴。

2. 基础手法　见表 3-17。

表 3-17　基础手法定义及应用

名称	定义	应用
一指禅推法	用大拇指指端，或指面，或偏峰着力于一定穴位或部位上，沉肩、垂肘、悬腕，通过前臂与腕部的协调摆动和指间关节的屈伸活动，使之产生的力持续地作用于穴位或部位上	本法可用于全身各部。临床常用于头面、胸腹及四肢等部位，治疗头痛、胃痛、腹痛及关节痛等病症，具有舒筋活络、调和营卫、祛瘀消积、健脾和胃的功能

续表

名称	定义	应用
㨰法	用手背近小指部分或小指、环指和中指的掌指关节着力于一定穴位或部位上，通过前臂的旋转摆动，连同肘关节做屈伸外旋的连续动作，使之产生的力持续地作用于部位或穴位上	本法适用于肩背、腰臀及四肢等肌肉较丰厚的部位。临床治疗肌肉酸痛或麻木、肢体运动功能障碍等病症，具有舒筋活血、滑利关节、缓解痉挛等作用
揉法	用掌，或掌根，或大鱼际，或小鱼际，或手指拇指面以及肘尖部等其他部位着力，固定于一定的穴位或部位上，做轻柔缓和的回旋揉动	本法常与其他手法同时使用，组成如按揉、拿揉、点揉、掐揉、揉捏等复合手法，适用于全身各部，常用于治疗脘腹痛、胸胁痛、便秘、泄泻等病症，具有宽胸理气、消积导滞、活血化瘀、消肿止痛等作用
推法	用指端，或掌根，或大鱼际，或小鱼际、肘面、肘后鹰嘴突起部着力于一定穴位或部位，缓缓地做单方向的直线推动	本法可应用于人体各部，具有行气活血、舒筋活络、增强肌肉兴奋性等作用
摩法	用手掌掌面或食指、中指、无名指三指指面，附着于一定穴位或部位上，以腕关节连同前臂在皮肤做环形有节律的抚摩	本法是胸腹、胁肋部常用手法，常用于治疗脘腹疼痛，食积胀满，气滞及胸胁迸伤等病症，具有理气和中、消积导滞、调节肠胃蠕动等作用
擦法	用四指面、手掌掌面、大小鱼际部位附着于一定的部位上，做直线往返的摩擦	本法常用于治疗内脏虚损及气血功能失常的病症。掌擦法多用于胸胁及腹部；小鱼际擦法多用于肩背腰臀及下肢部；大鱼际擦法多用于胸腹、腰背、四肢等部位。本法具有温经通络、行气活血、消肿止痛、健脾和胃等作用
抹法	用双手或单手拇指指面为着力部位，贴于一定的部位上，做上下或左右轻轻地往返移动	本法常用于头面及颈项部，治疗头晕、头痛及颈项强痛等病症。抹法有开窍镇静、醒脑明目等作用
搓法	用双手掌面，或小鱼际部位，对称地夹住肢体的一定部位，相对用力，自上而下地做快速搓揉	本法常治疗损伤性疾病与风湿痹证而用于四肢，以上肢部最为常用，并多作为治疗的结束手法，与捻、抖两法同时配合应用。搓法具有调和气血、舒筋通络的作用
按法	以手指拇指端或中指端，或掌根部，或肘尖部，或肢体的其他部位为着力点，按压一定穴位或部位，逐渐用力深按，按而留之。本法在临床上常与揉法结合应用，组成“按揉”的复合手法	本法在临床上常与揉法结合应用，组成“按揉”的复合手法。常用于治疗胃脘痛，头痛，肌肉酸痛、麻木等病症。指按法适用于全身各部穴位；掌按法常用于腰背和腹部。按法具有放松肌肉、开通闭塞、活血止痛的作用
点法	以指峰或屈指后第一指间关节突起部为着力部位，在一定穴位或部位用力下压	本法是伤科推拿的主要手法，亦是小儿推拿、气功推拿、自我保健推拿以及治疗运动损伤的常用手法。临床用于治疗脘腹挛痛、腰腿痛等病症，具有开通闭塞、活血止痛、调整脏腑功能等作用
拿法	用拇指与其他手指指面或拇指与食、中二指为着力部位，对称用力，一紧一松，一拿一放，拿取一定的穴位或部位	本法适用于颈项、肩部和四肢等部位，具有祛风散寒、开窍止痛、舒筋通络等作用。

续表

名称	定义	应用
捏法	用拇指与食指、中指三指的指腹部为着力部位，捏住一定部位，将皮肉捏起，对称用力做连续捻转挤捏的一种手法	本法适用于颈、肩、脊柱、四肢和腰胁等部位，具有舒筋通络、行气活血的作用。捏脊疗法对消化系统病症有较好的治疗作用，可增强人的体质，故无论小儿、成人均可运用
掐法	用拇指指甲为着力部位，在一定穴位或部位深深地掐压	本法刺激力极强，一般临床很少使用，常作为急救时的主要手法而运用于对昏迷、惊风、肢体痉挛、抽搐等病症的治疗，具有开窍醒神、镇惊止痛、解除痉挛的作用。亦是小儿推拿的主要手法之一，但运用时，多与揉法结合，组成掐揉的复合手法而运用于临床
踩跷法	用双足前部为着力部位，交替踩踏一定部位。临床常用于腰椎间盘突出症的治疗	本法刺激量大，应用时必须谨慎，对体质虚弱者或脊椎骨质有病变者均不可使用本法。临床常用于腰椎间盘突出症的治疗，具有矫正脊柱畸形、帮助复位、舒筋活络的作用
振法	用手掌掌面或拇指或中指为着力部位，术者将上臂肌肉持续收缩产生震颤，然后将震颤逐渐向下传到指端或掌面，引起着力的部位被动震颤	本法是治疗内脏病证及儿科疾病的常用手法。一般常用单手操作，也可双手同时操作，适用于全身各部位，具有和中理气、消食导滞、温经止痛等作用
抖法	用双手握住肢体远端，用力做缓缓的、连续不断的、小幅度的上下抖动。属比较轻松、柔和、舒畅的一种手法	本法可用于四肢部，以上肢为常用。临床常与搓法配合运用，作为治疗的结束手法。常与拔伸法结合，组成牵抖的复合手法而多用于腰骶部和下肢部；与提、拿法结合，组成提拿抖或提抖，或拿抖的复合手法，多用于腰部、膝部、肩部等。本法具有调和气血、舒筋通络的作用
拍法	用虚掌或实掌或拍子，拍打体表一定部位	本法主要适用于肩背、腰臀及下肢部等部位，常配合其他手法治疗风湿酸痛，局部感觉迟钝或肌肉痉挛等病症，具有舒筋通络、行气活血的作用
击法	用拳背、掌根、小鱼际、指端或棒为着力部位，叩击体表一定部位或穴位	本法常配合其他手法用于治疗风湿痹痛，局部感觉迟钝，肌肉痉挛或头痛等病症，具有舒筋通络、调和气血的作用。拳击法常用于腰背部；掌击法常用于头顶、腰臀及四肢部；侧击法常用于腰背及四肢部；指尖击法常用于头面、胸腹部；棒击法常用于头顶、腰背及四肢部
摇法	用一手握住或夹住关节近端肢体，另一手握住或固定关节远端肢体，做缓和回旋转动	本法适用于四肢关节及颈项、腰等部位，治疗关节强硬、屈伸不利等病症，具有滑利关节、增强关节活动等作用
背法	术者与患者背靠背站立，用两肘挽住患者肘弯部，将患者反背起来，进行晃动或抖动	本法可使腰脊柱及其两侧伸肌过伸，促使扭错的小关节复位，并有助于缓解腰椎间盘突出症的症状。常用配合本法治疗腰部扭闪疼痛及腰椎间盘突出症等病症

续表

名称	定义	应用
扳法	用两手分别固定关节的远、近端，或肢体的一定部位，做相反方向或同一方向用力扳动	本法临床常和其他手法配合使用，常用于脊柱及四肢关节等部位，治疗关节错位或关节应用障碍等病证，具有舒筋通络、滑利关节、纠正解剖位置异常等作用

三、拔罐疗法

拔罐疗法又称火罐疗法或吸筒疗法。是以罐为工具，利用燃烧、抽吸、蒸汽等方法造成罐内负压，使罐吸附于腧穴或体表的一定部位，以产生良性刺激，达到调整机体功能、防治疾病目的的外治方法。

（一）罐具种类

罐具的种类包括竹罐、陶瓷罐、玻璃罐。

（二）拔罐方法

拔罐的方法有火罐、水罐、抽气罐。

1. 火罐法

（1）投火法；

（2）闪火法；

（3）贴棉法。

2. 水罐法。

（1）水煮法；

（2）蒸汽法。

3. 抽气法。

（三）起罐方法

一手握住罐体腰底部稍倾斜，另一手拇指或食指按压罐口边缘的皮肤，使罐口与皮肤之间产生空隙，空气进入罐内，即可将罐取下。

（四）适应证与禁忌证

拔罐疗法适用于肩背痛、腰腿痛、胃痛、咳嗽、痈疽初起等病症。单罐应用于病变范围较小的穴位或压痛点等部位，如胃痛，可拔中脘穴；冈上肌腱炎，可拔肩髃穴。多罐应用于病变范围广泛的部位，采用数个或十多个罐同时进行治疗。

拔罐疗法的禁忌病证：急性严重疾病、接触性传染病、严重心脏病、心力衰竭；皮肤过敏、传染性皮肤病，以及皮肤肿瘤（肿块）部、皮肤溃烂部；血小板减少性紫癜、白血病及血友病等出血性疾病；心尖区体表大动脉搏动处及静脉曲张处；精神分裂症、抽搐、高度神经质及不合作者；急性外伤性骨折、中度和重度水肿部位；瘰疬、疝气及活动性肺结核；眼、耳、口、鼻等五官孔窍部。

【练习题】

一、填空题

1. 经络是________和________总称，在内连属于________，在外连属于________、________、

和________。

2. 十二经脉中,阴经与阳经在体内与脏腑之间有络属关系,即阴经属________络________,阳经属________络________。

3. 奇经八脉是________、________、________、________、________、________、________、________的总称。

4. 十二经脉的名称是依据________、________、________三个方面来命名的。

5. 在四肢部,阳经分布于四肢的________,阴经分布于四肢的________。

6. 手三阴经从________走向________,交手________经;手三阳经从________走向________,交足________经。

7. 穴位都具有治疗________的作用,有的还兼有治疗________部位病症或________部位病症的作用。

8. 十四经穴,简称________,是指分布于十二经脉及督脉、________循行线上的腧穴。

9. 经外奇穴简称________,是指既有一定的名称,又有明确的位置,但尚未归属________系统的穴位。

10. 根据人体体表的各种骨性标志和肌性标志而取穴的方法称________。人体的体表标志有两种,一种是________,另一种是活动标志。

11. 督脉络穴长强位于________________。

12. 腧穴是________、________、________之气输注于体表的特殊部位,也是疾病的反应点和针灸等治法的刺激点。

13. 八脉交会穴是指十二经脉与________之气相交会的8个腧穴。

14. 八会穴中,血会________。

15. 手太阴肺经经脉首穴是________,末穴是________。

16. 手少阴心经起于________,走出后属心系,向下穿过膈肌,络________。

17. 足三里位于小腿外侧,犊鼻下________寸,犊鼻与解溪连线上。

18. 足太阳膀胱经起于目内眦________穴,向上到达额部,左右交会于头顶部________穴。

19. 定喘穴主治________、________、________。

20. 针刺得气时,病人会有________的感觉,医者指下则体会到________的反应。

21. 临床常用的进针手法有________进针法、________进针法、________进针法、________进针法四种。

22. 临床常用的行针手法有________、________、________、________四种。

23. 临床针灸常用的体位有________、________、________、________、________、________。

24. 临床常用的间接灸有________灸、________灸、________灸以及________灸。

25. 临床常用的灸法有________灸、________灸、________灸。

26. 针灸的治疗作用包括________、________、________。

27. 推拿的作用有________、________、________、________、________。

28. 拔罐疗法临床常用的罐具有________罐、________罐、________罐三种,拔火罐方法临床常用的有________法、________法、________法等方法。

29. 毫针的构造可分为________、________、________、________、________五个部分。

30. 针刺的深度是指针身刺入皮肉的深浅,一般以既有________又________为原则。

31. 针刺角度是指________所成的夹角。一般有________、________和________三种。

32. 临床常用的补泻手法，除提插、捻转补泻法外，还包括________、________、________、________和________。

33. 常用的配穴方法主要分为________和________。

34. 耳针疗法的选穴方法包括________、________、________和________。

35. 推拿在临床上常用的治疗大法有________、________、________、________、________、________、________、________等，并根据这些治疗大法来选择手法，确定施法的穴位或部位。

二、判断题（正确的以“√”表示，错误的以“×”表示）

1. 经络系统由十二经脉、奇经八脉和络脉组成。 （ ）
2. 经脉大多循行于深部，且有一定的循行路径。 （ ）
3. 经脉可分为正经和奇经两类。 （ ）
4. 络脉是经脉的分支，多循行于较浅的部位。 （ ）
5. 十二经脉对称地分布于人体的两侧。 （ ）
6. 手三阴经从胸腔走向手指末端，交手三阳经。 （ ）
7. 十二经脉中，手足三阳经在头面部交接。 （ ）
8. 十二经脉中，手足三阴经在胸腹部交接。 （ ）
9. 手三阴经在上肢外侧的分布是：太阴经在前，厥阴经在中，少阴经在后。 （ ）
10. 足三阳经在下肢外侧的分布是：太阳经在前，少阳经在中，阳明经在后。 （ ）
11. 络脉有别络、浮络和孙络之分。 （ ）
12. 手足三阴、三阳经，通过奇经和经别互相沟通，组合成六对“表里相合”关系。 （ ）
13. 手少阴心经的起点与足少阳胆经相交接。 （ ）
14. 足少阴肾经的终点与手厥阴心包经相接。 （ ）
15. 手太阴肺经络大肠属肺，止于食指的桡侧端。 （ ）
16. 手少阴经起于心中，属心过膈肌络小肠。 （ ）
17. 奇经络属于脏腑，但分布没有十二经脉那样规则。 （ ）
18. 奇经与奇恒之腑的关系较为密切。 （ ）
19. 奇经八脉中，只有任脉、督脉才有专穴。 （ ）
20. 任脉起于胞中，与妇女妊娠有关，故称“任主胞胎”。 （ ）
21. 十二经别主要有加强十二经脉中相为表里两经之间联系的作用。 （ ）
22. 经络是传递病邪和反映病变的途径。 （ ）
23. 经络系统具有协调机体阴阳平衡的作用。 （ ）
24. 浮络是最细的络脉。 （ ）
25. 经筋和皮部，是十二经脉与筋肉和体表的连属部分。 （ ）
26. 手少阳三焦经的终点与足少阳胆经的起点在目内眦相接。 （ ）
27. 足少阴肾经的起点与手厥阴心包经的终点在胸中相接。 （ ）
28. 手太阳小肠经与足太阳膀胱经在目外眦相接。 （ ）
29. 手阳明大肠经与足阳明胃经在鼻翼旁相接。 （ ）
30. 足太阴脾经的分支注入心中，交手少阴心经。 （ ）
31. 足太阳膀胱经起于目内眦，上达额部，左右交会于头顶部。 （ ）
32. 手少阳三焦经起于无名指的桡侧端。 （ ）
33. 足少阴肾经起于足大趾下，斜行于足心。 （ ）

34. 足厥阴肝经环绕在口唇的里边。 ( )

35. 冲脉、任脉均与女子生殖功能有关。 ( )

36. 带脉起于胞中,有诸脉皆属于带脉之说。 ( )

37. 人体的腧穴很多,大体上可归纳为十二经穴、奇穴、阿是穴三类。 ( )

38. 腧穴的名称是以其所居部位和作用为基础而确定的。 ( )

39. 近治作用是一切腧穴主治作用所具有的共同特点。 ( )

40. 针刺天枢既能止泻,又能通便。 ( )

41. 所有的特定穴都是经穴。 ( )

42. 八脉交会穴能主治奇经病症,均位于腕踝部上下。 ( )

43. 下颌角前上方约一横指当咀嚼时咬肌隆起,按之凹陷处取颊车穴属标志取穴法。 ( )

44. 横指同身寸,又名"一夫法"。 ( )

45. 根据骨度分寸法,两侧额角发际(侧头维穴)之间为 8 寸。 ( )

46. 腧穴的治疗作用有:近治作用、远治作用、局部病症。 ( )

47. 十四经脉在肘膝关节以下各有称为井、荥、输、经、合的五个腧穴,合称"五输穴"。 ( )

48. 十二经脉在四肢各有一个原穴,合称"十二原"。 ( )

49. 十二络穴能联络表里两经,可以治疗表里两经及其分布部位的病症。 ( )

50. 郄穴是各经脉在四肢部经气深聚的部位。 ( )

51. 背俞穴是脏腑之气输注于背腰部的腧穴。 ( )

52. 脏腑之气结聚于胸腹的腧穴称为募穴。 ( )

53. 足少阳胆经最后一个腧穴为足窍阴,故足少阳胆经与足厥阴肝经交会于足窍阴。 ( )

54. 足临泣为八脉交会穴,通于带脉,故能治妇科疾病。 ( )

55. 平刺又称横刺、沿皮刺,是指针身与皮肤表面呈 15° 角左右刺入。 ( )

56. 一般来讲,阳证、新病宜深刺,阴证、久病可浅刺。 ( )

57. 针刺得气与否对疗效有很大关系,一般得气迅速,效果较好,得气迟钝,效果较差。 ( )

58. 得气快慢或不得气,与患者病情和体质、取穴是否准确、针刺的深浅和角度等有密切关系,而其针感性质、传导方向,与穴位部位无关。 ( )

59. 饥饿、饱食、醉酒、大怒、大惊、过度疲劳、精神紧张者,可立即进行针刺。 ( )

60. 孕妇不宜刺下腹部、腰骶部以及三阴交、合谷、至阴等对胎孕反应敏感的腧穴。 ( )

61. 熟练的推拿手法技术应该具备持久、有力、均匀、柔和这四大基本要求,从而达到"深透"作用而又不损伤机体。 ( )

62. 推法是用指端或掌根或大鱼际或小鱼际、肘面、肘后鹰嘴突起部着力于一定穴位或部位,缓缓地做单方向的直线推动的一种手法。 ( )

63. 擦法是用四指面、手掌掌面、大小鱼际部位附着于一定的部位上,做单方向直线摩擦的一种手法。 ( )

64. 在针灸治疗中,凡热邪在表,或热闭清窍而致神昏不省人事的,针刺应深而留针。 ( )

三、选择题

[A 型题]

1. 经络系统中,同脏腑有直接络属关系的是( )

A. 奇经八脉　　B. 十二经别　　C. 十二经脉

D. 十二经筋　　E. 十五别络

2. 经络系统中,“内属于脏腑,外络于肢节”的为(　　)
A. 经别　B. 经筋　C. 正经
D. 奇经　E. 别络
3. 大多循行于深部,有一定的循行路径的是(　　)
A. 络脉　B. 孙络　C. 浮络
D. 别络　E. 经脉
4. 有约束骨骼作用,主司关节屈伸运动的是(　　)
A. 经别　B. 经筋　C. 皮部
D. 经脉　E. 别络
5. 加强十二经脉中相为表里的两经之间在体内联系的是(　　)
A. 皮部　B. 别络　C. 正经
D. 奇经　E. 经别
6. 有一定的起止、一定的循行部位和交接顺序的是(　　)
A. 十五别络　B. 浮络　C. 孙络
D. 正经　E. 奇经
7. 十二经脉之气“结、聚、散、络”于筋肉、关节的体系是(　　)
A. 十五别络　B. 十二经别　C. 十二经筋
D. 十二皮部　E. 奇经八脉
8. 十二经脉的功能活动反映于体表的部位是(　　)
A. 浮络　B. 孙络　C. 经筋
D. 别络　E. 皮部
9. 内踝上八寸以下,循行于下肢内侧中部的经脉是(　　)
A. 足少阴肾经　B. 足太阴脾经　C. 足厥阴肝经
D. 足阳明胃经　E. 足少阳胆经
10. 下列各组经脉中,从胸腔走向手指末端的是(　　)
A. 心、肝、肾经　B. 胆、胃、三焦经　C. 心、肺、心包经
D. 心、胆、小肠经　E. 肺、脾、胆经
11. 下列各组经脉中,从足趾走向腹、胸腔的是(　　)
A. 肝、胆、肾经　B. 脾、肝、肾经　C. 肾、膀胱、胃经
D. 脾、胃、肾经　E. 肝、脾、胃经
12. 在头面部,分布于面部、额部的经脉是(　　)
A. 阳明经　B. 太阳经　C. 少阳经
D. 厥阴经　E. 少阴经
13. 上达头部巅顶的经脉是(　　)
A. 足少阳胆经　B. 手少阳三焦经　C. 手太阴肺经
D. 足厥阴肝经　E. 手少阴心经
14. 经脉流行顺序正确的是(　　)
A. 肺经→大肠经→胃经→心经　B. 心包经→三焦经→胆经→肝经
C. 膀胱经→肾经→心包经→脾经　D. 小肠经→大肠经→膀胱经→心经
E. 脾经→心经→小肠经→肾经

15. 十二经脉气血流注运行为(　　)
A. 直线贯注　B. 手足贯注　C. 上下贯注
D. 循环贯注　E. 左右贯注
16. 下列经脉中,不与脏腑连属的是(　　)
A. 太阳经　B. 厥阴经　C. 太阴经
D. 阳明经　E. 带脉
17. 具有固护胎儿作用的经脉是(　　)
A. 督脉　B. 带脉　C. 任脉
D. 阴维脉　E. 阳维脉
18. 下列经脉中,具有表里关系的是(　　)
A. 冲脉与任脉　B. 足阳明与足少阴　C. 阴维脉与阳维脉
D. 阴脉与阳脉　E. 手太阳与手少阴
19. 在十二经气血循环流注中,与足厥阴肝经终端相接的是(　　)
A. 足少阳胆经　B. 手厥阴心包经　C. 手少阳三焦经
D. 手太阴肺经　E. 足少阴肾经
20. 十二经脉循行于腹部,自内向外的顺序是(　　)
A. 足少阴经、足阳明经、足太阴经、足厥阴经
B. 足太阴经、足阳明经、足少阴经、足厥阴经
C. 足少阴经、足阳明经、足太阴经、足厥阴经
D. 足少阴经、足阳明经、足厥阴经、足太阴经
E. 足厥阴经、足少阴经、足阳明经、足太阴经
21. 与手太阴肺经的起点相接的是(　　)
A. 手阳明大肠经　B. 手少阴心经　C. 手太阳小肠经
D. 足厥阴肝经　E. 足阳明胃经
22. 具有"阳脉之海"称谓的奇经八脉是(　　)
A. 督脉　B. 冲脉　C. 任脉
D. 带脉　E. 阳维脉
23. 十二经脉的脏腑络属关系正确的是(　　)
A. 肺和胃　B. 心和肝　C. 肝和胆
D. 膀胱和三焦　E. 肾和胆
24. 具有加强足三阴、足三阳经脉与心脏联系作用的是(　　)
A. 别络　B. 经别　C. 奇经
D. 经筋　E. 手少阴心经
25. 下列十二经脉气血流注次序中错误的是(　　)
A. 手太阴→手阳明→足阳明　B. 足阳明→足少阳→足厥阴
C. 手厥阴→手少阳→足少阳　D. 足少阳→足厥阴→手太阴
E. 足太阴→手少阴→手太阳
26. 凡十二经脉中气血满溢时,则流注于(　　)
A. 经别　B. 别络　C. 奇经
D. 督脉　E. 浮络

27. 与月经关系最密切的奇经是(　　)
A. 冲脉、督脉　B. 任脉、带脉　C. 阳跷、阴跷
D. 阴维、阳维　E. 冲脉、任脉
28. 十二经脉中,沿着喉咙,夹于舌根部的是(　　)
A. 足太阴脾经　B. 足厥阴肝经　C. 足少阴肾经
D. 足阳明胃经　E. 手太阴肺经
29. 奇经八脉中与任脉在咽喉部相会的是(　　)
A. 冲脉　B. 督脉　C. 阴脉
D. 阳维脉　E. 阴维脉
30. 奇经八脉中与脑、髓、肾的功能有密切联系的是(　　)
A. 带脉　B. 冲脉　C. 任脉
D. 督脉　E. 阴跷脉
31. 奇经八脉中,分主一身左右的阴阳,共同调节下肢运动和眼睑开合功能的是(　　)
A. 阴维脉、阳维脉　B. 阳跷脉、阴跷脉　C. 督脉
D. 带脉　E. 任脉
32. 任脉的终点是在(　　)
A. 目内眦　B. 口唇　C. 目眶下
D. 胞宫　E. 会阴
33. 别络是较大的和主要的络脉,全身共有(　　)
A. 12 条　B. 18 条　C. 14 条
D. 10 条　E. 15 条
34. 肺经的经穴数目为(　　)
A. 13 个　B. 11 个　C. 26 个
D. 9 个　E. 23 个
35. 郄穴的数目是(　　)
A. 12 个　B. 8 个　C. 16 个
D. 15 个　E. 32 个
36. 根据骨度分寸法,以下选项中,两者间距离不为 9 寸的是(　　)
A. 耳后两乳突之间　B. 腋前、后纹头至肘横纹(平肘尖)
C. 胸骨上窝至胸剑联合中点　D. 前两额发角之间
E. 歧骨至脐中
37. "一夫法"是指(　　)
A. 手指同身寸　B. 中指同身寸　C. 拇指同身寸
D. 横指同身寸　E. 以上都不是
38. 大椎的取穴法为(　　)
A. 活动标志取穴法　B. 肌性标志取穴法　C. 骨度折量取穴法
D. 骨性标志取穴法　E. 简便取穴法
39. 以下脏腑组织中,不属于足厥阴肝经联络的是(　　)
A. 胆　B. 肝　C. 肺
D. 脾　E. 横膈

40. 足厥阴肝经起于(　　)
A. 大敦穴　B. 隐白穴　C. 至阴穴
D. 期门穴　E. 少商穴
41. 手少阳三焦经在头面部的循行过眼、耳、口、鼻、咽喉等五种器官中的(　　)
A. 一种　B. 二种　C. 三种
D. 四种　E. 五种
42. 下列疾病中,不是手少阳三焦经所主证候的是(　　)
A. 小便不利　B. 目赤肿痛　C. 耳鸣耳聋
D. 胸胁疾病　E. 腹胀
43. 下列穴位中,为手少阳三焦经络穴的是(　　)
A. 中冲　B. 少冲　C. 外关
D. 太冲　E. 天冲
44. 下列手少阳三焦经穴位中,可以治疗便秘的是(　　)
A. 液门　B. 中渚　C. 阳池
D. 支沟　E. 外关
45. 手少阳三焦经与足少阳胆经相接的部位是(　　)
A. 目内眦　B. 目外眦　C. 耳门
D. 听宫　E. 无名指外侧
46. 足少阳胆经起于(　　)
A. 目内眦　B. 目外眦　C. 足第 4 趾外侧端
D. 足小趾外侧端　E. 眉毛外侧端
47. 下列穴位中,属于足少阳胆经穴的是(　　)
A. 耳门　B. 听宫　C. 听会
D. 角孙　E. 头维
48. 足少阳胆经作为阳经循行于(　　)
A. 身侧边　B. 身前　C. 身后
D. 足阳明胃经内侧　E. 足太阳膀胱经内侧
49. “从耳后进入耳中,出走耳前”的经脉除胆经外还有(　　)
A. 手阳明大肠经　B. 手少阳三焦经　C. 足阳明胃经
D. 足太阳膀胱经　E. 足厥阴肝经
50. 风池穴属于(　　)
A. 肝经　B. 胆经　C. 三焦经
D. 小肠经　E. 大肠经
51. 足少阳胆经穴中善治乳痈、瘰疬的穴是(　　)
A. 环跳　B. 肩井　C. 悬钟
D. 足窍阴　E. 风池
52. 定喘穴位于背部,当第 7 颈椎棘突下,旁开(　　)
A. 0.5 寸　B. 1 寸　C. 1.5 寸
D. 2 寸　E. 3 寸
53. 下列选项中,不属于十宣穴主治病症的是(　　)

A. 昏迷　B. 高热　C. 咽喉肿痛
D. 癫狂　E. 肺气不宣

54. 腧穴可分为三类,即(　　)
A. 十二经穴、经外奇穴、阿是穴　B. 十四经穴、奇穴、特定穴
C. 十四经穴、经外奇穴、阿是穴　D. 经穴、络穴、阿是穴
E. 经穴、络穴、经外奇穴

55. 四神聪穴主治不包括(　　)
A. 头痛　B. 眩晕　C. 失眠
D. 健忘　E. 高热

56. 下列特定穴中,常用于治疗本经循行部位及其所属脏腑急性病痛的是(　　)
A. 原穴　B. 背俞穴　C. 八会穴
D. 八脉交会穴　E. 郄穴

57. 脏腑原气经过和留止的部位是(　　)
A. 原穴　B. 郄穴　C. 八会穴
D. 募穴　E. 腧穴

58. 下列有关骨度分寸法的描述中,错误的是(　　)
A. 臀横纹至腘横纹的距离是 14 寸
B. 胫骨内侧髁下方至内踝尖的距离是 13 寸
C. 两乳突之间的距离是 9 寸
D. 肘横纹至腕横纹的距离是 10 寸
E. 胸剑联合至耻骨联合上缘的距离是 13 寸

59. 膝中至外踝尖是(　　)
A. 18 寸　B. 13 寸　C. 14 寸
D. 16 寸　E. 19 寸

60. 眉心至后发际为(　　)
A. 18 寸　B. 13 寸　C. 14 寸
D. 15 寸　E. 12 寸

61. 痰疾多首选(　　)
A. 中府　B. 尺泽　C. 丰隆
D. 梁门　E. 风门

62. 关于足三里,下列描述中错误的是(　　)
A. 是治疗消化系疾病的重要穴位　B. 可治下肢痿痹病
C. 是胃经的荥穴　D. 有强身壮体作用
E. 可治疗乳痈、肠痈等外科病证

63. 鼻疾应选(　　)
A. 合谷　B. 迎香　C. 曲池
D. 偏历　E. 人中

64. 下列症状中,一般不选用内关穴来治疗的是(　　)
A. 心悸　B. 疟疾　C. 呕吐
D. 失眠　E. 眩晕

65. 下列腧穴定位中,正确的是( )
A. 中冲穴在手中指末节尖端中央
B. 关冲穴在手无名指末桡侧,距指甲角 0.1 寸
C. 少冲穴在手小指末节尺侧,距指甲角 0.1 寸
D. 少商穴在手拇指末节尺侧,距指甲角 0.1 寸
E. 内关穴在腕背横纹上 2 寸,两骨之间

66. 常用于治疗小儿疳积的腧穴是( )
A. 定喘 B. 八邪 C. 十宣
D. 四缝 E. 八风

67. 针刺不当易引起气胸的腧穴是( )
A. 天府 B. 中府 C. 尺泽
D. 侠白 E. 鱼际

68. 髌骨内上缘上两寸的腧穴是( )
A. 阳陵泉 B. 梁丘 C. 复溜
D. 血海 E. 风市

69. 针刺睛明穴时,下列操作中不可应用的是( )
A. 眼球向外固定 B. 提插 C. 出针后按压针孔
D. 禁灸 E. 闭眼

70. 膀胱经的体表走向是( )
A. 从胸走手 B. 从手走头 C. 从头走足
D. 从足走胸 E. 从胸走足

71. 下列穴位中,治疗感冒、风疹首选( )
A. 上星 B. 百会 C. 大椎
D. 身柱 E. 风府

72. 下列不属关元穴主治的是( )
A. 眩晕 B. 痛经 C. 泄泻
D. 中风闭证 E. 疝气

73. 临床上最常用的拔罐方法是( )
A. 水罐 B. 抽气罐 C. 火罐
D. 竹罐 E. 陶瓷罐

74. 针刺背俞穴时常选用的体位是( )
A. 仰卧位 B. 侧卧位 C. 俯卧位
D. 仰靠坐位 E. 俯伏坐位

75. 患者因体质虚弱,或过于饥饿、情绪紧张及针刺手法过强等引起头晕、恶心、面色苍白,甚至胸闷心慌、汗出肢冷、脉搏微弱、不省人事的属针刺异常情况中的( )
A. 滞针 B. 后遗感 C. 弯针
D. 晕针 E. 气胸

76. 用手背近小指部分或小指、环指和中指的掌指关节着力于一定穴位或部位上,通过前臂的旋转摆动,连同肘关节做屈伸外旋的连续动作,使之产生的力持续地作用于部位或穴位上的一种手法,称之为( )

A. 㨰法　　B. 揉法　　C. 擦法
D. 推法　　E. 抹法

77. 用双手握住肢体远端，用力做缓缓的、连续不断的、小幅度的上下抖动，该法属比较轻松、柔和、舒畅的一种手法，称之为（　　）
A. 拍法　　B. 击法　　C. 摇法
D. 抖法　　E. 踩跷法

78. 下列晕针的处理方法中，错误的是（　　）
A. 立即起针　　B. 卧床时头部抬高
C. 饮适量温水或热茶　　D. 针刺人中穴
E. 必要时配合其他急救措施

79. 在推拿手法中，常与搓法、捻法一同配合运用，组成治疗中的结束手法的是（　　）
A. 推法　　B. 捏法　　C. 抖法
D. 摇法　　E. 拿法

80. 下列耳穴中，位于三角窝的是（　　）
A. 眼　　B. 神门　　C. 耳尖
D. 胃　　E. 降压沟

81. 耳穴“交感”的位置，应在（　　）
A. 对耳轮下脚外二分之一处　　B. 对耳轮下脚内二分之一处
C. 对耳轮下脚与耳轮内侧交界处　　D. 对耳轮下脚的内上角
E. 对耳轮上脚的外上角

82. 取中府配肺俞治疗咳喘，属配穴法中的（　　）
A. 表里配穴法　　B. 远近配穴法　　C. 上下配穴法
D. 左右配穴法　　E. 前后配穴法

［B 型题］

83 ~ 85 题共用备选答案
A. 孙络　　B. 浮络　　C. 别络
D. 正经　　E. 奇经

83. 浮现于体表的是（　　）
84. 加强相为表里的两条经脉之间在体表联系的是（　　）
85. 在人体上肢无分布的是（　　）

86 ~ 88 题共用备选答案
A. 足阳明胃经　　B. 足少阴肾经　　C. 足太阴脾经
D. 冲脉与任脉　　E. 足少阳胆经

86. 沿食管两旁，连舌本、散舌下的经脉是（　　）
87. 沿着喉咙，夹于舌根部的经脉是（　　）
88. 环绕口唇后到目眶下的经脉是（　　）

89 ~ 91 题共用备选答案
A. 足厥阴肝经　　B. 手太阴肺经　　C. 手少阳三焦经

D. 手太阳小肠经　　E. 阳跷脉
89. 循喉咙、入颃颡的是(　　)
90. 环绕唇内的是(　　)
91. 上连目系的是(　　)

92～94 题共用备选答案
A. 手阳明大肠经　　B. 手少阳三焦经　　C. 足少阳胆经
D. 足太阳膀胱经　　E. 足少阴肾经
92. 起于目内眦(睛明穴),其支者从头顶部分出,到耳上角部的是(　　)
93. 起于目外眦,其支者从耳后分出,进入耳中,出走耳前者为(　　)
94. 起于无名指末端(关冲穴),其支者从耳后进入耳中,出走耳前者为(　　)

95～97 题共用备选答案
A. 督脉　　B. 足厥阴肝经　　C. 足少阴肾经
D. 足太阳膀胱经　　E. 手太阳小肠经
95. 其脉左右交会于头顶部(百会穴)的是(　　)
96. 出于额上达巅顶的是(　　)
97. 沿头部正中线,经头顶的是(　　)

98～100 题共用备选答案
A. 足少阴肾经　　B. 足太阳膀胱经　　C. 任脉
D. 督脉　　E. 冲脉
98. 沿人体脊柱两旁循行的经脉是(　　)
99. 沿人体脊柱里面上行的经脉是(　　)
100. 其分支从胞中出,向后与督脉相通,上行于脊柱内的是(　　)

101～103 题共用备选答案
A. 冲脉　　B. 任脉　　C. 阴维脉
D. 督脉　　E. 阴脉
101. 称为“血海”的经脉是(　　)
102. 称为“十二经脉之海”的经脉是(　　)
103. 称为“阴脉之海”的经脉是(　　)

104～106 题共用备选答案
A. 督脉　　B. 任脉　　C. 带脉
D. 冲脉　　E. 阳脉
104. 与妇女月经有密切关系的经脉是(　　)
105. 与妊娠最有关的经脉是(　　)
106. 能调节全身阳经气血的经脉是(　　)

107 ~ 108 题共用备选答案

A. 手少阳小肠经　B. 手少阴心经　C. 足厥阴肝经
D. 足少阳胆经　E. 以上都不对

107. 以上经脉不和目联系的是(　　)
108. 以上经脉和肺脏联系的是(　　)

109 ~ 111 题共用备选答案

A. 肩井、足临泣　B. 风池、足窍阴　C. 肩井、日月、风池
D. 目窗、通天、承灵　E. 以上都不是

109. 以上组合可以治疗妇科病的胆经腧穴是(　　)
110. 以上组合可以治疗目、鼻疾病的胆经腧穴是(　　)
111. 以上组合可以治疗热病的胆经腧穴是(　　)

112 ~ 113 题共用备选答案

A. 翳明　B. 足三里　C. 胆囊
D. 子宫　E. 阑尾

112. 位于小腿前侧上方,当犊鼻下 3 寸,胫骨前缘旁开一横指的腧穴是(　　)
113. 可治食积、泄泻的奇穴是(　　)

114 ~ 116 题共用备选答案

A. 虚寒性吐泻　B. 痈疽初起　C. 阳痿遗精
D. 便秘　E. 乳少

114. 隔姜灸可用于治疗(　　)
115. 隔附子灸可用于治疗(　　)
116. 隔蒜灸可用于治疗(　　)

117 ~ 119 题共用备选答案

A. 指切进针法　B. 夹持进针法　C. 舒张进针法
D. 提捏进针法　E. 平刺

117. 适宜于短针的进针方法是(　　)
118. 适宜于长针的进针方法是(　　)
119. 多用于腹部腧穴的进针方法是(　　)

120 ~ 122 题共用备选答案

A. 进针慢,少捻转,出针快　B. 进针快,多捻转,出针慢
C. 呼气时进针,吸气时出针　D. 吸气时进针,呼气时出针
E. 先浅后深,重插轻提,提插幅度小,频率慢

120. 呼吸补泻法的补法是(　　)
121. 呼吸补泻法的泻法是(　　)
122. 疾徐补泻法的补法是(　　)

123 ~ 126 题共用备选答案

A. 行针时捻转角度过大,肌纤维缠绕针身

B. 过于疲劳、饥饿、情绪紧张以及针刺手法过强等

C. 针身有腐蚀损坏

D. 误伤血管

E. 用力过猛或体位移动

123. 折针的主要原因是( )

124. 滞针的主要原因是( )

125. 弯针的主要原因是( )

126. 血肿的主要原因是( )

[X 型题]

127. 下列属于经脉的是( )

A. 十二经别　B. 十二经筋　C. 十二皮部

D. 十二经脉　E. 奇经八脉

128. 分布于上肢前部的经脉有( )

A. 脾经　B. 肺经　C. 胃经

D. 肾经　E. 大肠经

129. 经络学说的产生与下列医疗实践关系最密切的是( )

A. 熨法　B. 针灸　C. 气功

D. 推拿　E. 敷药

130. 奇经八脉的作用是( )

A. 加强十二经脉之间的联系　B. 加强五脏六腑间的联系

C. 与肝、肾、脑、髓关系密切　D. 调节十二经脉气血

E. 统率全身经脉

131. 属于足厥阴肝经循行的部位有( )

A. 阴器　B. 少腹　C. 两胁

D. 两乳　E. 巅顶

132. 起于胞中的经脉有( )

A. 冲脉　B. 阴维脉　C. 督脉

D. 带脉　E. 任脉

133. “奇经”异于“正经”之处是( )

A. 不是气血运行的主要通道　B. 分布没有正经规则

C. 与脏腑不直接络属　D. 相互间无表里关系

E. 人之气血并非常行奇经

134. 从腋下走出的经脉是( )

A. 手太阴经　B. 足厥阴经　C. 足太阴经

D. 手少阴经　E. 手厥阴经

135. 针灸治疗的特点是( )

A. 有效　B. 安全　C. 简便

D. 用穴　　E. 双向

136. 经络的生理功能是(　　)

A. 调节功能平衡　　B. 感应传导　　C. 通行气血,濡养脏腑组织

D. 沟通表里上下　　E. 联系脏腑器官

137. 经络在阐述病理方面的作用是(　　)

A. 内脏病变反映于五官九窍的途径　　B. 五脏病变相互影响的途径

C. 内脏病变反映于体表一定部位的途径　　D. 脏与腑之间病变相互影响的途径

E. 外邪由表入里的途径

138. 关于十二经别正确的描述是(　　)

A. 从十二经脉的四肢部分(多为肘、膝以上)别出(称为“离”)

B. 具有结、聚、散、络

C. 走入体腔脏腑深部(称为“入”)

D. 浅出体表(称为“出”)而上头面部

E. 阴经的经别合入阳经的经别而分别注入六阳经脉(称为“合”)

139. 循行于腹面的经脉有(　　)

A. 足太阴经　　B. 足少阴经　　C. 足阳明经

D. 任脉　　E. 足厥阴经

140. 经过大椎穴的经脉是(　　)

A. 足阳明经　　B. 足太阳经　　C. 手太阳经

D. 手少阳经　　E. 手阳明经

141. 采用骨性标志取穴法的穴位有(　　)

A. 阳陵泉　　B. 廉泉　　C. 下关

D. 内关　　E. 攒竹

142. 手指同身寸取穴法包括(　　)

A. 中指同身寸　　B. 拇指同身寸　　C. 横指同身寸

D. 骨度分寸　　E. 体表标志

143. 八会穴正确的有(　　)

A. 脏会章门　　B. 筋会阳陵泉　　C. 血会膈俞

D. 骨会大椎　　E. 髓会绝骨

144. 下列经脉中和“唇、口”相联系的有(　　)

A. 足厥阴肝经　　B. 手太阳小肠经　　C. 足阳明胃经

D. 任脉　　E. 手阳明大肠经

145. 足厥阴肝经能主治的病证有(　　)

A. 腰痛　　B. 妇科病　　C. 小便不利

D. 疝气　　E. 呃逆

146. 手少阳三焦经所主治的病证有(　　)

A. 遗尿　　B. 小便不利　　C. 咽喉肿痛

D. 耳鸣耳聋　　E. 水肿

147. 可以治疗发热伴头痛、咽肿、目赤肿痛的配伍是(　　)

A. 关冲、曲池、少商、头临泣　　B. 外关、中渚、液门、角孙

C. 丝竹空、阳池、关冲、支沟　　D. 大椎、风池、廉泉、关冲
E. 中脘、外关、内关、足三里

148. 以下为足少阳胆经穴主治病证的是( )
A. 偏头痛　　B. 耳目疾患　　C. 神志病
D. 咽喉病　　E. 小便不利

149. 三焦经主治的病症有( )
A. 水肿,遗尿　　B. 小便不利　　C. 耳鸣,耳聋
D. 目赤　　E. 咽喉痛

150. 治疗月经不调、痛经、崩漏、经闭,风疹、湿疹、丹毒的穴位是( )
A. 风市　　B. 三阴交　　C. 太冲
D. 血海　　E. 八风

151. 下列各穴中,宜张口取穴的有( )
A. 听宫　　B. 下关　　C. 颊车
D. 耳门　　E. 听会

152. 十宣穴点刺出血所治的病证是( )
A. 高热　　B. 昏迷　　C. 咽喉肿痛
D. 中暑　　E. 泄泻

153. 关于涌泉穴的说法,正确的有( )
A. 肾经井穴　　B. 为膀胱经气所出　　C. 可治疗头痛、眩晕、昏厥
D. 可治失音　　E. 可治小便不利

154. 关于气胸的处理,正确的是( )
A. 一旦发生气胸,应立即起针
B. 告知患者此为正常现象,不予理会
C. 医者要密切观察,随时对症处理,如给予镇咳、消炎类药物
D. 留针,保持患者体位不动
E. 对严重病例需及时组织抢救,如胸腔排气、低流量输氧等

155. 毫针刺法中常用的进针方法有( )
A. 夹持进针法　　B. 指切进针法　　C. 提捏进针法
D. 自然仰卧法　　E. 舒张进针法

156. 毫针刺法中常用的行针手法有( )
A. 催针法　　B. 提插法　　C. 捻转法
D. 震颤法　　E. 刮针法

157. 拔火罐是用火力将罐内的气体排出,从而产生负压吸附的方法,常用的方法有( )
A. 投火法　　B. 抽气法　　C. 闪火法
D. 贴棉法　　E. 水煮法

158. 拔罐疗法的禁忌证有( )
A. 出血性疾病　　B. 水肿性疾病　　C. 大血管部
D. 孕妇腰腹部　　E. 毛发过多处

159. 妊娠 3 月以内,下腹部和腰骶部的穴位禁针;妊娠 3 月以上,不宜针刺上腹部穴位以及能引起子宫收缩的腧穴,这包括下列选项中的( )

A. 合谷　　B. 三阴交　　C. 肾俞
D. 至阴　　E. 大椎

160. 推拿作用的原理有(　　)
A. 调理疏通经络　　B. 促进气血运行　　C. 调整脏腑功能
D. 舒筋滑利关节　　E. 增强抗病能力

161. 提插补泻法的补法是(　　)
A. 先深后浅　　B. 重插轻提　　C. 提插幅度大
D. 提插频率慢　　E. 提插幅度小

162. 艾灸的适应证包括(　　)
A. 阳虚　　B. 气虚　　C. 痹病
D. 痰饮　　E. 久泻

163. 耳穴的临床应用中,根据临床经验选穴正确的有(　　)
A. 耳中穴治疗膈肌痉挛　　B. 神门穴用于止痛、镇静、安神
C. 目赤肿痛用耳尖穴消炎退热　　D. 高血压病用高血压点
E. 胃穴用于神经系统疾病

164. 推拿手法中的补法应是(　　)
A. 刺激较强　　B. 作用时间较长　　C. 刺激较弱
D. 作用时间较短　　E. 具有兴奋作用

四、名词解释

1. 经络　　2. 十二经脉　　3. 奇经八脉　　4. 经别
5. 一源三歧　　6. 任主胞胎　　7. 腧穴　　8. 经穴
9. 阿是穴　　10. 五输穴　　11. 原穴　　12. 络穴
13. 募穴　　14. 体表标志取穴法　　15. 中指同身寸　　16. 一夫法
17. 针法　　18. 灸法　　19. 行针　　20. 得气
21. 刺手　　22. 耳穴　　23. 一指禅推法　　24. 㨰法
25. 扳法　　26. 拔罐疗法

五、问答题

1. 十二经脉的走向和交接规律如何?
2. 试述十二经脉的脏腑络属关系。
3. 简述腧穴的分类特点。
4. 腧穴的定位方法有哪几种?
5. 外关穴的定位及功能主治。
6. 风池穴的定位、主治及针刺注意事项。
7. 试述十二经脉的流注具体次序。
8. 简述针灸治疗作用。
9. 奇经八脉的主要功能是什么?
10. 简述耳穴的选穴处方原则。
11. 试述腧穴的主治规律。
12. 临床上常用的进针手法有哪些?请写出其名称。
13. 在双手进针时,何谓押手?其作用如何?

14. 请写出临床上针刺常用行针手法的名称。
15. 针刺的补法具体如何操作?
16. 针刺的泻法具体如何操作?
17. 晕针的原因是什么? 如何处理?
18. 妇女在妊娠期间,针刺应注意哪些方面?
19. 试述施灸的禁忌。
20. 耳针疗法的注意事项有哪些?
21. 简述推拿临床常用的八大治法及适应证。
22. 试述针灸的治疗原则。
23. 针灸的选穴原则是什么? 常用的配穴方法有哪些? 各种配穴方法请举出一例。

下　篇

第一章 内科常见病证

第一节　感　冒

【学习目标】

1. 掌握　风寒束表与风热犯表感冒的辨证论治。
2. 熟悉　感冒的病因病机。
3. 了解　普通感冒与时行感冒的区别；感冒其他证型的辨证论治。

【内容要点】

1. 风寒束表与风热犯表感冒的证候表现、治法、方药是本章的学习重点。二者的鉴别要点：恶寒发热孰轻孰重、渴与不渴、咽痛与否、汗出与否、脉象浮紧与浮数等。风寒束表治以辛温解表，代表方荆防败毒散；风热犯表治以辛凉解表，代表方银翘散。

2. 外感邪气和卫外不固是感冒发病的病因，其中“风邪”是外感邪气的主要病因。感冒病位在肺卫，基本病机是邪犯肺卫，卫表不和，肺失宣肃。

【练习题】

一、填空题

1. 感冒全年均可发病，但以________、________季节为多，有一定传染性。
2. 感冒病变部位主要在________，本病的基本病机为________，________，________。

二、判断题（正确的以“√”表示，错误的以“×”表示）

1. 风热犯表感冒，常见身热，微恶风，有汗不解，肢体酸重或疼痛。（　　）
2. 倦怠无力，气短懒言，舌淡苔白，脉浮无力是气虚感冒的证候。（　　）

三、选择题

［A 型题］

1. 感冒病情较轻时称为（ ）

A. 风寒 B. 伤风 C. 伤寒

D. 风热 E. 时行感冒

2. 下列选项中，不是风寒束表感冒和风热犯表感冒区别点的是（ ）

A. 恶寒发热的孰重孰轻 B. 渴与不渴

C. 咽喉疼痛与否 D. 舌苔的黄与白，脉象的数与不数

E. 头痛身疼与否

3. 实证感冒的基本治疗原则是（ ）

A. 散寒解表 B. 扶正解表 C. 解肌发汗

D. 解表发汗 E. 解表达邪

4. 患者发热，微恶风寒，头痛干咳，咽干舌燥，烦热口渴，舌红少苔，脉细数，诊断为（ ）

A. 气虚感冒 B. 阴虚感冒 C. 风寒束表感冒

D. 风热犯表感冒 E. 暑湿伤表感冒

5. 时行感冒热毒症状明显，且多人同时发病，症状相类，当以银翘散加以下药物中的（ ）

A. 益气药 B. 辛温解表药 C. 攻里药

D. 清热解毒药 E. 宣肺解表药

6. 患者李某，8 月 1 日就诊，诉突然发病，壮热，有汗而热不解，身重倦怠，口渴，小便短赤，舌苔黄腻，脉濡数，此为（ ）

A. 风热犯表感冒 B. 风热夹燥感冒 C. 风热夹暑湿感冒

D. 风寒束表感冒 E. 时行感冒

［B 型题］

7 ~ 8 题共用备选答案

A. 风寒束表感冒 B. 风热犯表感冒 C. 暑湿伤表感冒

D. 气虚感冒 E. 阴虚感冒

7. 荆防败毒散适用于（ ）

8. 新加香薷饮适用于（ ）

［X 型题］

9. 感冒一年四季均可发病，但最多见于（ ）

A. 春 B. 夏 C. 长夏

D. 秋 E. 冬

10. 属于虚体感冒证型的有（ ）

A. 风寒束表感冒 B. 阴虚感冒 C. 风热犯表感冒

D. 气虚感冒 E. 时行感冒

四、名词解释

1. 感冒 2. 时行感冒

五、问答题

1. 如何鉴别风寒束表感冒与风热犯表感冒？

2. 普通感冒与时行感冒的区别是什么？

第二节 咳 嗽

【学习目标】

1. 掌握 咳嗽的概念，外感咳嗽与内伤咳嗽在辨治上的异同。
2. 熟悉 咳嗽的病因病机。
3. 了解 咳嗽的辨证论治；肺及其他脏腑与咳嗽发病的关系。

【内容要点】

1. 咳嗽的概念 咳嗽是指因肺失宣降而出现以发出咳声或伴有咳痰为主要表现的病证。分别言之，“咳”指有声无痰，“嗽”是有痰无声，一般为痰声并见，故以咳嗽并称。

2. 咳嗽病位与相关脏腑 本证病位主要在肺系，“五脏六腑皆令人咳”，肺脏自病或其他脏腑病变累及肺脏，导致肺失宣降，肺气上逆时，均可引起咳嗽。

3. 咳嗽基本病机 邪犯于肺，肺失宣降，肺气上逆。

4. 外感咳嗽与内伤咳嗽的辨证和治疗异同 咳嗽的辨证，首当区别外感与内伤之所属，治疗应分清邪正虚实。外感咳嗽，起病较急，病程短，并伴有外感表证，多属邪实，治疗以祛邪利肺为主，不宜过早使用收涩、镇咳之品，以免敛涩留邪，同时注意化痰顺气；内伤咳嗽，发病较缓，病程较长，兼见它脏里证表现，多邪实正虚互见，病理因素主要为痰与火，痰有寒热之分，火有虚实之异，治宜祛邪止咳，调理脏腑，标本兼顾。临床调理脏腑常运用健脾、养肺、补肾、清肝法。

【练习题】

一、填空题

1. 内伤咳嗽原因很多，总由________，________所致。
2. 外感咳嗽，起病较________，病程________，并伴有________，多属邪实。

二、判断题（正确的以“√”表示，错误的以“×”表示）

1. 内伤咳嗽的治疗以宣通肺气、疏散外邪为主。 （ ）
2. 治疗外感咳嗽时宜尽早使用收涩、镇咳之药。 （ ）

三、选择题

［A 型题］

1. 风燥伤肺型咳嗽宜选用（ ）

A. 桑菊饮　　B. 桑杏汤　　C. 银翘散
D. 止嗽散　　E. 养阴清肺汤

2. 外感咳嗽的病机为（ ）

A. 邪实正虚　　B. 邪实正不虚　　C. 邪实
D. 正虚　　E. 邪不实正不虚

3. 内伤咳嗽的主要病理因素为(　　)

A. 火　B. 湿　C. 痰

D. 痰与火　E. 气虚

4. 内伤咳嗽治宜(　　)

A. 祛痰止咳　B. 润肺止咳　C. 祛邪止咳,调理脏腑

D. 补虚　E. 治标

5. 外感咳嗽的治疗原则为(　　)

A. 调理脏腑　B. 化痰止咳　C. 燥湿化痰

D. 疏散解表　E. 祛邪利肺

6. 患者黄某,女,30岁,咳嗽数天,现症见:咳嗽,鼻塞流涕,喉痒身重,恶寒无汗,舌苔薄白,脉浮。辨证为(　　)

A. 风热犯肺　B. 风燥伤肺　C. 风寒袭肺

D. 痰湿蕴肺　E. 痰热壅肺

[B型题]

7～8题共用备选答案

A. 桑杏汤　B. 桑菊饮　C. 二陈汤

D. 清金化痰汤　E. 杏苏散

7. 风寒袭肺咳嗽宜选用(　　)

8. 风热犯肺咳嗽宜选用(　　)

[X型题]

9. 内伤咳嗽多运用调理脏腑法,包括(　　)

A. 清肝　B. 宁心安神　C. 健脾

D. 补肾　E. 养肺

10. 咳嗽的治疗除了治疗肺脏外,还应从整体出发,注意调理的脏腑有(　　)

A. 肝　B. 心　C. 脾

D. 肾　E. 胃

四、名词解释

1. 咳嗽　2. 外感咳嗽

五、问答题

1. 外感咳嗽与内伤咳嗽的鉴别要点有哪些?

2. 简述内伤咳嗽的病因病机。

第三节　喘　证

【学习目标】

1. 掌握　喘证的定义;实喘与虚喘的临床特点。

2. 熟悉　喘证的病因病机。

3. 了解　喘证的辨证论治。

【内容要点】

1. 喘证的定义 喘证是以呼吸困难，甚至张口抬肩、鼻翼扇动、不能平卧等为主要临床表现的病证。

2. 主要病机 肺失肃降、肾失摄纳。

3. 实喘与虚喘的临床特点 实喘呼吸深长有余，呼出为快，气粗声高，脉数有力，病势骤急，其治主要在肺，以祛邪利气为主，要区分寒、热、痰、气的不同。虚喘呼吸短促难续，深吸为快，气怯声低，脉微弱或浮大中空，一般病势徐缓，时轻时重，过劳即甚，治疗着重在肺肾两脏，以培补摄纳为要。

【练习题】

一、填空题

1. 实喘呼吸________，________为快，气粗声高，脉________，病势骤急。

2. 虚喘呼吸________，________为快，气怯声低，脉微弱或浮大中空，一般病势徐缓，时轻时重，过劳即甚。

二、判断题（正确的以"√"表示，错误的以"×"表示）

1. 临床上，辨治喘证时，须首先辨别寒热。 （ ）

2. 虚喘其治主要在肺，以祛邪利气为主。 （ ）

三、选择题

［A 型题］

1. 喘证的特有症状为（ ）

A. 鼻翼扇动　B. 呼吸困难　C. 张口抬肩　D. 不能平卧　E. 呼多吸少

2. 喘证的发病部位主要在（ ）

A. 脾、肺　B. 心、肺　C. 肺、肾　D. 心、肝　E. 心、肾

3. 喘证的最主要辨证要点为（ ）

A. 辨部位　B. 辨寒热　C. 辨虚实　D. 辨阴阳　E. 辨气血

4. 下列选项中，不是喘证病因的是（ ）

A. 外邪侵袭　B. 心血不足　C. 痰浊壅盛　D. 情志所伤　E. 饮食所伤

5. 下列选项中，不是喘证治疗原则的是（ ）

A. 宣肺散寒　B. 健脾益气　C. 宣肺泄热　D. 补益肺气　E. 补肾纳气

6. 下列选项中，不是实喘与虚喘的鉴别要点的是（ ）

A. 病势急与缓　B. 呼吸深长与短促

C. 气粗声高与气怯声低　D. 脉数有力与微弱

E. 痰多与痰少

［B 型题］

7 ~ 8 题共用备选答案

A. 麻黄汤　B. 麻杏石甘汤　C. 三子养亲汤合二陈汤

D. 五磨饮子　E. 补肺汤

7. 痰浊阻肺型喘证治方可选用（　　）

8. 风寒犯肺型喘证治方可选用（　　）

［X 型题］

9. 喘证的病机为（　　）

A. 肺失宣降　B. 肺气上逆　C. 卫外不固

D. 肾失摄纳　E. 肺阴亏虚

10. 喘证的治法包括（　　）

A. 宣肺祛邪　B. 化痰降逆　C. 开郁降气平喘

D. 补益肺气　E. 补肾纳气

四、名词解释

1. 喘证　2. 实喘

五、问答题

1. 喘证该如何进行辨证论治?

2. 简述肾气虚喘证的临床表现,并进行证候分析。

第四节　心　　悸

【学习目标】

1. 掌握　心悸的定义,惊悸、怔忡的临床特点。
2. 熟悉　心悸的辨治要点。
3. 了解　心悸的病因病机、证型方药。

【内容要点】

1. 心悸的概念　是心中悸动不安,甚则不能自主的一种自觉病证,包括惊悸、怔忡。

2. 惊悸、怔忡的临床特点　惊悸多因惊恐、恼怒等情志过极而诱发,病情较轻,实证居多;惊悸日久,可发展为怔忡。怔忡是并未受惊,而自觉心慌不安,稍劳即发,病情较重,多属虚证,或虚中夹实。二者在病因、病情及程度上虽有差异,但又有联系。本病每因身心劳累或情志波动而发作。

3. 辨治要点　心悸先辨虚实。本病有虚有实,常是虚中夹实。次辨标本。气血虚或心阳虚为其本,痰火瘀阻是其标。论治时治本以补气、养血、滋阴、温阳为主;治标以清火、祛痰、化饮、行瘀为主。同时,因惊悸、怔忡均有心神不宁的共同特点,故应酌情加入安神宁心或镇心之法。

【练习题】

一、填空题

1. 心悸的发病有虚有实，但常是________。其中________或________是其本，________是其标。

2. 惊悸、怔忡均有心神不安的共同特点，治疗时均可加入________或________的药物。

二、判断题(正确的以"√"表示，错误的以"×"表示)

1. 惊悸病情重于怔忡。(　　)

2. 惊悸实证居多，怔忡多属虚证，或虚中夹实。(　　)

3. 心血不足心悸的证候表现为善惊易恐，坐卧不安，多梦易醒，舌苔如常，脉细数或细微弦。(　　)

三、选择题

[A 型题]

1. 以下选项中，不是心悸的病因病机的是(　　)
   A. 感受外邪　B. 七情所伤　C. 劳倦内伤
   D. 药食不当　E. 痰湿内停

2. 治疗心悸、脉结代之炙甘草汤中，应重用的药物为(　　)
   A. 人参　B. 桂枝　C. 炙甘草
   D. 麦冬　E. 熟地

3. 患者平素体弱多病，近日来出现心悸不安，动则加剧，胸闷胸痛，气短喘促，畏寒肢冷，面色苍白，舌淡，苔白，脉沉细无力或结代。本病应辨证为(　　)
   A. 心虚胆怯　B. 心阳不振　C. 心血不足
   D. 心血瘀阻　E. 阴虚火旺

4. 患者心悸易惊，五心烦热，虚烦不寐，口干咽燥，腰酸耳鸣，盗汗，头晕目眩，舌红少苔，脉细数。治疗宜选用(　　)
   A. 六味地黄丸　B. 左归丸　C. 朱砂安神丸
   D. 天王补心丹　E. 黄连阿胶汤

5. 患者平素性格内向，善惊易恐，现症见：心悸不宁，坐卧不安，少寐多梦易醒，舌淡红，脉细。本病的治法为(　　)
   A. 镇惊定志，养心安神　B. 滋阴降火，宁心安神
   C. 温补心阳，安神定惊　D. 活血祛瘀，理气通络
   E. 补血养心，益气安神

6. 心血瘀阻型心悸可出现(　　)
   A. 畏寒肢冷　B. 善惊易恐　C. 五心烦热
   D. 舌淡，脉细弱　E. 胸痛如针刺

[B 型题]

7～8 题共用备选答案
   A. 桃仁红花煎　B. 归脾汤　C. 天王补心丹
   D. 桂枝甘草龙骨牡蛎汤　E. 安神定志丸

7. 心悸易惊，五心烦热，虚烦不寐，口干咽燥，腰酸耳鸣，盗汗，头晕目眩，治疗宜选用（　　）

8. 心悸不安，动则加剧，胸闷胸痛，气短喘促，畏寒肢冷，面色苍白，治疗宜选用（　　）

［X型题］

9. 心悸病证中常见脉象有（　　）

A. 细数脉　　B. 弱脉　　C. 结代脉

D. 涩脉　　E. 沉脉

10. 心悸表现为虚实夹杂时，当根据虚实轻重之多少灵活应用的方法有（　　）

A. 益气养血　　B. 滋阴温阳　　C. 化痰涤饮

D. 行气化瘀　　E. 安神

四、名词解释

1. 惊悸　　2. 怔忡

五、问答题

1. 简述心悸的病因要点，惊悸与怔忡在病性上的区别。

2. 简述心悸的辨证治法。

第五节　胸　　痹

【学习目标】

1. 掌握　胸痹的定义、辨治要点。
2. 熟悉　胸痹的病机、辨证施治。
3. 了解　胸痹的病因。

【内容要点】

1. 胸痹的概念　是以胸部闷痛，甚则胸痛彻背，喘息不得卧为主要临床表现的病证。胸部闷痛多见膻中或心前区憋闷疼痛，甚则痛彻左肩背、咽喉、胃脘、左上臂内侧等部位，多反复发作，严重者心痛彻背、背痛彻心，常伴心悸、气短、喘息、自汗等症。其主要病机为心脉痹阻。病位以心为主，发病多与肝、肺、脾、肾功能失调有关。胸痹进一步发展可为真心痛。

2. 胸痹的辨治要点　胸痹总属本虚标实、虚实夹杂之证，辨证首先辨别虚实，分清标本。标实应区别寒凝、气滞、血瘀、痰浊之不同，本虚又应区别阴阳气血亏虚之不同。治疗宜“急则治其标”，以活血化瘀为主，或兼辛温通阳，或兼涤痰泻热，使脉络通而不痛。待邪去痛减，病情缓解后，再“缓则治其本”，培补正气，以善其后。若虚实夹杂，当须通补兼施。

【练习题】

一、填空题

1. 胸痹病位在________，其发病多与________、________、________、________功能失调有关，________是胸痹的主要病机。

2. 胸痹总属________、________之证，辨证首先辨别________，分清________。

二、判断题（正确的以“√”表示，错误的以“×”表示）

1. 胸痹治疗的“急则治其标”，以辛温通阳为主，使脉络通而不痛。（　　）

2. 胸痹的胸部闷痛多见膻中或心前区憋闷疼痛，甚则痛彻左肩背、咽喉、胃脘、左上臂内侧等部位，严重者心痛彻背、背痛彻心。（　　）

三、选择题

[A 型题]

1. 心肾阴虚型胸痹，宜选用（　　）
   A. 六味地黄丸　B. 左归饮　C. 右归饮
   D. 炙甘草汤　E. 归脾汤

2. 治疗寒凝心脉型胸痹，下列方剂一般不予考虑选用的是（　　）
   A. 乌头赤石脂丸　B. 参附龙牡汤　C. 生脉散
   D. 苏合香丸　E. 当归四逆汤

3. 下列选项中，不是胸痹的常用治疗方法的是（　　）
   A. 活血化瘀　B. 通阳宣痹　C. 豁痰泄浊
   D. 清热解毒　E. 益气通阳

4. 不属于胸痹病因的是（　　）
   A. 寒邪内侵　B. 风邪入里　C. 饮食失调
   D. 情志失节　E. 正气不足

5. 胸闷隐痛，时作时止，气短心悸，动则加剧，头晕目眩，乏力倦怠，少气懒言，易汗出，宜选用（　　）
   A. 左归饮　B. 右归饮
   C. 归脾汤　D. 瓜蒌薤白半夏汤
   E. 生脉散合人参养荣汤

6. 胸痛彻背，感寒痛甚，胸闷气短，心悸，甚则喘息不能平卧，面色苍白，四肢厥冷，舌苔白，脉沉细。此胸痹应辨证为（　　）
   A. 心血瘀阻　B. 痰浊闭阻　C. 寒凝心脉
   D. 心肾阴虚　E. 心肾阳虚

[B 型题]

7～8 题共用备选答案
   A. 血府逐瘀汤　B. 涤痰汤　C. 小陷胸汤
   D. 归脾汤　E. 当归四逆汤

7. 心血瘀阻型胸痹宜选用（　　）

8. 寒凝心脉型胸痹宜选用（　　）

[X 型题]

9. 胸痹之病，本虚有气虚、气阴两虚、阳气虚衰；标实有（　　）
   A. 血瘀　B. 气滞　C. 寒凝
   D. 痰浊　E. 热毒

10. 胸痹的主要辨证分型有（　　）
   A. 心血瘀阻　B. 寒凝心脉　C. 痰浊闭阻

D. 心肾阴虚　　　　　　E. 心肾阳虚

四、名词解释

胸痹

五、问答题

1. 试述胸痹的疼痛特征和常见伴随症状。

2. 胸痹的辨证论治要点如何?

第六节　不　寐

【学习目标】

1. 掌握　不寐的定义;虚、实证不寐的辨治要点。

2. 熟悉　不寐的辨证施治。

3. 了解　不寐的病因病机。

【内容要点】

1. 不寐,即失眠,是指以经常不能获得正常睡眠为主要症状的病证,常伴头晕、头痛、心悸、健忘等,亦称“不得寐”或“目不瞑”。轻者入睡困难,或睡而易醒,醒后不能入睡,或时睡时醒,或寐而不酣;重者则彻夜不寐。

2. 不寐主要为机体阴阳不调,气血失和,使心神不安所致。情志、饮食失常或多种引起气血亏虚等因素,导致阳盛阴衰、阴阳失交,心神不安,神不守舍,则见不寐。病位在心,与肝、脾、肾密切相关。其病机以血虚、阴虚、气虚导致心失所养,或火郁、痰热、瘀血导致心神不安为主。

3. 虚、实证不寐的辨治要点　虚证多属阴血不足,病在心、脾、肝、肾,治宜滋补肝肾,壮水制火,或益气养血;实证多因肝郁化火,或食滞痰浊,治当疏肝理气,或消导和中,或清火化痰。实证日久,气血耗伤,亦可转为虚证。虚实夹杂者,应补泻兼顾。久病入络,瘀血阻于心脉,需活血化瘀,强调在辨证论治的基础上施以安神镇静。

【练习题】

一、填空题

1. 不寐即________,亦称“不得寐”或“________”。主要为机体________,________,使________所致。

2. 不寐临床辨证,首分________。虚证多属________,病在心、脾、肝、肾。实证多因________,或________。实证日久,气血耗伤,亦可转为虚证。

二、判断题(正确的以“√”表示,错误的以“×”表示)

1. 饮食不当,食积胃中可以导致不寐。　(　　)

2. 不寐的病机与肝胆无关,主要与心肾关系密切。　(　　)

三、选择题

[A 型题]

1. 不寐的病位在(　　)
A. 肝　　B. 心　　C. 脾
D. 肺　　E. 肾

2. 不寐的主要病因不包括(　　)
A. 情志所伤　　B. 饮食失常　　C. 外邪侵袭
D. 久病入络　　E. 气血亏虚

3. 痰热扰心型不寐治疗宜选用(　　)
A. 龙胆泻肝汤　　B. 黄连温胆汤　　C. 半夏泻心汤
D. 知柏地黄丸　　E. 朱砂安神丸

4. 患者多梦易醒,醒后不易再睡,心悸,健忘,神疲,面色少华,舌淡苔白,脉细弱。治法为(　　)
A. 化痰清热安神　　B. 滋阴降火,养心安神
C. 益气镇惊,安神定志　　D. 补益心脾,养血安神
E. 清肝泻火,佐以安神

5. 下列选项中,不是不寐的具体治疗方法的是(　　)
A. 补益心脾　　B. 滋阴降火　　C. 清肝泻火
D. 益气镇惊　　E. 开窍醒神

6. 患者时常失眠,急躁易怒,头晕目眩,胸闷胁痛,口干口苦。应辨证为(　　)
A. 心脾两虚　　B. 阴虚火旺　　C. 痰热扰心
D. 心虚胆怯　　E. 肝火扰心

[B 型题]

7 ~ 8 题共用备选答案
A. 归脾汤　　B. 黄连阿胶汤　　C. 龙胆泻肝汤
D. 温胆汤　　E. 安神定志丸

7. 心烦失眠,五心烦热,口干津少,舌红,脉细数,治疗宜选用(　　)

8. 心烦不得眠,多梦易惊醒,胆怯易怒,遇事善惊,治疗宜选用(　　)

[X 型题]

9. 不寐临床上可表现为(　　)
A. 入睡困难　　B. 寐而不酣　　C. 时寐时醒
D. 醒后不能再寐　　E. 彻夜不寐

10. 不寐的发病与下列选项有关的是(　　)
A. 血虚　　B. 阴虚　　C. 气虚
D. 火郁、痰热　　E. 瘀血

四、名词解释

不寐

五、问答题

1. 不寐的辨证论治要点如何?

2. 简述不寐的病因病机特点。

第七节 痴 呆

【学习目标】

1. 掌握 痴呆的基本病机和辨治要点。
2. 熟悉 痴呆的定义和辨证施治。
3. 了解 痴呆的病因。

【内容要点】

1. 痴呆是由髓减脑消、神机失用所导致的一种神志异常的疾病，临床以呆傻愚笨、智能低下、健忘为主要临床表现，重者可终日不语，或闭门独居，或口中喃喃，言辞颠倒，行为失常，忽笑忽哭，或不欲食，数日不知饥饿等。

2. 痴呆病位在脑，与心、肾、肝、脾均有关系。基本病机是脑髓不足、神机失用。或因精、气、血不足荣养，或因气、火、痰、瘀内阻扰神，而气滞、痰浊、血瘀之间可以相互转化，或相兼为病；气滞日久，可化热，甚或肝阳化风，上扰清窍；虚实之间可以相互转化。

3. 痴呆乃本虚标实之证，临床上多为虚实夹杂。虚为髓海失养、心脾不足、肝肾亏虚；实为气滞、痰浊、瘀血诸邪蒙蔽清窍。虚证者应补虚扶正、充髓养脑为主；实证者应开郁逐痰、活血通窍、平肝泻火为主。此外，在治疗的同时，还应重视精神调摄、智能训练和看护。

【练习题】

一、填空题

1. 痴呆是由________、________所导致的一种神志异常的疾病。

2. 痴呆的辨证，虚为髓海失养、________、________，应补虚扶正，充髓养脑为主；实为气滞、痰浊、瘀血诸邪蒙蔽清窍，应开郁逐痰，________、________为主。在治疗的同时，还应重视________、________和看护。

二、判断题（正确的以“√”表示，错误的以“×”表示）

1. 痰浊蒙窍的痴呆，如痰浊化热，可予黄连解毒汤。 （ ）

2. 痴呆发生，因于精、气、血不足荣养，或因气、火、痰、瘀内阻扰神。而气滞、痰浊、血瘀之间，虚实之间，可以相互转化，或相兼为病。 （ ）

三、选择题

［A 型题］

1. 痴呆气滞日久，可化热，甚或肝阳化（ ）

A. 风　　B. 寒　　C. 瘀
D. 湿　　E. 燥

2. 患者智能减退，记忆力、计算力、定向力、判断力明显下降，神情呆钝，语不达意，头晕耳鸣，懈惰思卧，腰酸腿软，步履艰难，齿枯发焦，治法为（ ）

A. 补肾健脾，益气生精　　B. 豁痰开窍，健脾化浊
C. 活血化瘀，开窍醒脑　　D. 补肾填精，益髓养神
E. 清热泻火，定志安神

3. 热毒内盛型痴呆治疗宜选用（　　）
A. 黄连阿胶汤　　B. 黄连温胆汤
C. 黄连解毒汤　　D. 葛根芩连汤
E. 黄连泻心汤

4. 中风后痴呆患者，见思维异常，行为古怪，肌肤甲错，口干不欲饮，双目晦暗，舌暗有瘀点瘀斑，脉细涩，并见乏力倦怠、虚眩气短等气虚症状，治疗可以予（　　）
A. 知柏地黄丸　　B. 补阳还五汤
C. 天麻钩藤饮　　D. 生脉饮
E. 参附汤

5. 下列选项中，不是痴呆的病因的是（　　）
A. 正气虚损　　B. 邪毒内蕴　　C. 七情内伤
D. 寒邪入里　　E. 髓减脑消

6. 痴呆患者表情呆钝，伴见不思饮食，脘腹胀痛，痞满不适，口多涎沫，头重如裹，舌苔白腻，脉滑，应辨证为（　　）
A. 脾肾两虚　　B. 阴虚火旺　　C. 痰浊蒙窍
D. 热毒内盛　　E. 肝火扰心

［B 型题］

7～8 题共用备选答案
A. 还少丹　　B. 至宝丹　　C. 七福饮
D. 涤痰汤　　E. 安神定志丸

7. 表情呆钝，智力衰退，哭笑无常，喃喃自语，呆若木鸡，不思饮食，脘腹胀痛，痞满不适，口多涎沫，头重如裹，舌苔白腻，脉滑，治疗宜选用（　　）

8. 表情呆滞，沉默寡言，记忆减退，失认失算，口齿不清，词不达意，腰膝酸软，肌肉萎缩，食少纳呆，气短懒言，口涎外溢，腹痛喜按，鸡鸣泄泻，舌淡白，体胖大，治疗宜选用（　　）

［X 型题］

9. 痴呆病位在脑，与以下脏器有关系的是（　　）
A. 肾　　B. 肺　　C. 心
D. 脾　　E. 肝

10. 痴呆的临床表现可有（　　）
A. 呆傻愚笨、智能低下、健忘　　B. 终日不语，闭门独居
C. 口中喃喃，言辞颠倒　　D. 行为失常，忽笑忽哭
E. 不欲食，数日不知饥饿

四、名词解释

痴呆

五、问答题

1. 简述痴呆的病位、病机。
2. 简述痴呆的辨证论治要点。

第八节 胃 痛

【学习目标】

1. 掌握 胃痛的定义、辨治要点。
2. 熟悉 肝气犯胃、脾胃虚弱的辨证施治。
3. 了解 胃痛的病因病机。

【内容要点】

1. 胃痛 又称胃脘痛，是以上腹胃脘部近心窝处反复发生疼痛为主症的病证。多由外邪犯胃、情志不畅、脏腑功能失调所致，病位在胃，与肝胆、脾、肾关系密切。

2. 胃痛的辨治要点 胃痛的辨证，须辨别虚实寒热、在气在血，还应辨夹杂证及脏腑。临床上须根据不同证候辨别寒热虚实、在气在血的不同特点，灵活选用不同的治法。胃痛日久不愈者，往往由于化火、伤阴或血瘀所致，此时不能拘泥于“通”法，当分别应用清火、养阴、化瘀等法。

3. 肝脾功能的异常在胃痛形成中的作用 郁怒伤肝，肝郁气滞，疏泄失职，横逆犯胃，气血壅而不行，不通则痛，病程日久，气滞导致血瘀，瘀阻络脉，则痛有定处，甚者可见吐血、便血等症。脾胃互为表里，脾胃纳运相合，升降相因，燥湿相济。素体脾气虚弱，或劳倦内伤，或久病不愈，则由脾延胃，或用药不当，皆可损伤脾胃。

【练习题】

一、填空题

1. 胃痛的辨证，须辨别是________，________，还应辨________。
2. 胃痛的基本病机是________失常，________不畅，即所谓“不通则痛”或“不荣则痛”。

二、判断题（正确的以“√”表示，错误的以“×”表示）

1. 胃痛日久不愈者，治疗宜通腑行气。 （ ）
2. 胃痛的治疗，以理气和胃止痛为主。 （ ）

三、选择题

［A 型题］

1. 患者胃痛，脘腹胀满，嗳腐吞酸，呕吐不消化食物，大便不爽，舌苔厚腻，脉滑。其治法是（ ）

A. 理气消胀　B. 消食导滞　C. 理气和胃
D. 消食健脾　E. 和胃止呕

2. 下列选项中，不是脾胃虚寒型胃痛主症的是（ ）

A. 胃痛隐隐，绵绵不休　B. 口干思饮，大便秘结　C. 空腹痛甚，得食则缓
D. 舌淡苔白，脉象细弱　E. 神疲纳呆，四肢倦怠

3. 胃痛的病理特点是(　　)

A. 肝胃不和,胃气郁滞　　B. 胃气上逆,失于和降
C. 胃气郁滞,失于和降　　D. 肝郁化火,胃气郁滞
E. 脾胃不和,气机郁滞

4. 下列选项中,不属于肝气犯胃胃痛主症的是(　　)

A. 胃脘胀痛,连及胁肋　　B. 痛处游移不定　　C. 嗳腐吞酸
D. 食后胀甚,按之稍舒　　E. 脉弦

5. 治疗瘀血停胃型胃痛的主方是(　　)

A. 柴胡疏肝散　　B. 益胃汤　　C. 黄芪建中汤
D. 保和丸　　E. 失笑散加味

6. 张某某,男,32岁,胃脘胀满,疼痛拒按,嗳腐吞酸,呕吐不消化之食物,吐后较舒,不思饮食,大便不爽,舌苔厚腻,脉滑。治疗宜选(　　)

A. 柴胡疏肝散　　B. 益胃汤　　C. 黄芪建中汤
D. 保和丸　　E. 失笑散

[B型题]

7～8题共用备选答案

A. 胃脘刺痛,痛有定处　　B. 胃脘胀痛,痛处游移
C. 胃脘隐隐作痛,口燥咽干　　D. 胃脘隐痛,喜暖喜按
E. 胃脘胀满疼痛拒按,嗳腐吞酸

7. 胃阴亏损的胃痛主症是(　　)

8. 肝气犯胃的胃痛主症是(　　)

[X型题]

9. 保和丸可用于下列病证中的(　　)

A. 饮食积滞型胃痛　　B. 痰气郁结型郁证　　C. 痰热扰心型不寐
D. 食滞肠胃型泄泻　　E. 痰浊阻肺型咳嗽

10. 下列选项中,属于胃痛常见病因病机的有(　　)

A. 忧思郁怒,肝气郁结　　B. 郁怒伤肝,肝气犯胃　　C. 饮食不节,损伤脾胃
D. 心血不足,心失所养　　E. 禀赋不足,脾胃虚弱

四、名词解释

1. 胃痛　　2. 肝气犯胃

五、问答题

1. 胃痛虚实的辨证关键是什么?

2. 脾胃虚寒与胃阴亏损胃痛的临床鉴别要点是什么?

第九节　泄　　泻

【学习目标】

1. 掌握　泄泻的定义、辨治要点及辨证施治。

2. 熟悉 泄泻的发生与脾运化功能的关系;“无湿不成泻”的含义;泄泻形成的病因病机。

3. 了解 泄泻与痢疾、霍乱的鉴别;泄泻各证型的针灸治疗。

【内容要点】

1. 泄泻 是指大便次数增多,粪便稀薄,甚至泻出如水样的病证。本病主要由于湿盛与脾胃功能失调,致清浊不分,水谷混杂,并走大肠而成。

2. 泄泻的辨治要点 泄泻,首先要区别寒热虚实。一般粪便清稀的多虚寒;粪便黄褐臭秽,肛门灼热的多属热。病势急骤,腹部胀痛拒按,泻后痛减的多属实;病程长,腹痛隐隐而喜按的多属虚。泄泻病变过程中往往出现虚实兼夹,寒热互见。泄泻的治疗,须针对病因,灵活随证选方。实证治以祛邪为主,如风寒宜疏解,暑热宜清化,食滞宜消导,湿盛宜分利;虚证治以扶正为主,如中阳虚衰宜温补,中气下陷宜升提,久泄不止宜固涩。本病初起,慎用补涩,以免固闭邪气。久泄缠绵,慎用分利,以免耗伤阴液。在治疗同时,还须注意饮食的调节。

3. “无湿不成泻”的含义 脾喜燥而恶湿,湿邪困阻脾土,脾失健运,清浊不分,水谷混杂而下,则成泄泻,故有“无湿不成泻”之说。

4. 脾运化功能与泄泻发生的关系 脾主运化,胃主受纳,脾气健运,则饮食水谷的消化、吸收,精微物质的输布等才能旺盛。若脾气虚弱,致脾失健运,则饮食水谷的消化、吸收,精微物质的输布等失常,不能受纳水谷和运化精微,清浊不分,混杂而下,而成泄泻。

5. 泄泻与痢疾、霍乱的鉴别

(1) 痢疾:以大便次数增多、腹痛、里急后重、下痢赤白脓血为主症,病位在下焦。

(2) 霍乱:以上吐下泻为主的病证,起病时先突然腹痛,继则吐泻交作,泻物多为黄色粪水,或如米泔,部分患者出现面色苍白、目眶凹陷、汗出肢冷等津竭阳亡危候。其病势急骤,变化迅速,病情凶险。

【练习题】

一、填空题

1. 泄泻,病势急骤,腹部胀痛拒按,泻后痛减的多属________;病程长,________的多属虚。

2. 泄泻的治疗,实证治以________为主,风寒宜________,暑热宜________,食滞宜________,湿盛宜分利。

二、判断题(正确的以“√”表示,错误的以“×”表示)

1. 外感暑热之邪是引起泄泻的主要原因。 ( )

2. 泄泻的主要病机是脾虚湿盛。 ( )

三、选择题

[A 型题]

1. 泄泻发病外因中主要的邪气是( )

A. 风邪　B. 寒邪　C. 热邪

D. 湿邪　E. 暑邪

2. 下列选项中,不属于泄泻的病因的是( )

A. 痰热内扰　B. 情志失调　C. 饮食不节

D. 脾肾虚弱　E. 感受外邪

3. 下列选项中，属于泄泻和痢疾的区别的是（　　）

A. 肠鸣　B. 腹痛　C. 大便次数增多

D. 里急后重　E. 便下赤白脓血

4. 泄泻的最佳治疗原则是（　　）

A. 清热燥湿　B. 解表化湿　C. 扶肝抑脾

D. 运脾化湿　E. 温补肾阳

5. 与泄泻发病密切相关的内因为（　　）

A. 肾阳虚衰　B. 脾胃虚弱　C. 肝脾不和

D. 脾肾阳虚　E. 心肾不交

6. 泄泻初起的治疗不宜采用（　　）

A. 分利　B. 消导　C. 清化

D. 固涩　E. 疏解

［B 型题］

7～8 题共用备选答案

A. 肾阳虚衰型泄泻　B. 肝气乘脾型泄泻

C. 脾胃虚弱型泄泻　D. 寒湿型泄泻

E. 食滞肠胃型泄泻

7. 藿香正气散适用于（　　）

8. 保和丸适用于（　　）

［X 型题］

9. 泄泻的主要病变部位在（　　）

A. 肝、肾、脾　B. 肝、脾　C. 脾、胃

D. 脾、肾　E. 大、小肠

10. 泄泻的临床症状有（　　）

A. 排便次数增多　B. 里急后重　C. 腹痛腹胀

D. 便下赤白脓血　E. 大便粪质清稀

四、名词解释

1. 泄泻　2. 五更泄

五、问答题

1. 如何鉴别泄泻、痢疾和霍乱？

2. 简述泄泻的辨证施治。

第十节　便　秘

【学习目标】

1. 掌握　便秘的定义、临床特点、辨治要点及辨证施治。

2. 熟悉　便秘形成的病因病机；“通”法在便秘治疗中的合理运用。

3. 了解　便秘可能出现的并发症及各证型的针灸治疗。

【内容要点】

1. 便秘的定义　便秘是指大便秘结不通，或排便间隔时间延长，或虽有便意，但排便困难为主要临床表现的一类病证。

2. 主要病机　大肠传导功能失常。

3. 便秘的临床特点　大便干燥，排便困难，数日一次；或大便次数正常，但粪质干燥，坚硬难排；或虽有便意，粪质不干燥，但排出艰难。便秘日久，可致腹胀、腹痛、头晕、肛裂等。

4. 便秘的辨治要点　由于致病原因不同，便秘在临床上有虚实之别。肝气郁滞和热结肠胃所致便秘属实，肺脾气虚、阴血不足和阳气虚衰导致便秘属虚。各种类型便秘，可单独出现，也可相兼并见。

5. 治疗便秘中如何合理运用"通"法　便秘的治疗以"通"便为原则，但不能拘泥于"通"。应针对不同的原因采用不同的方法，气滞宜顺气导滞，燥热宜清热润下，气虚宜益气健中，血虚宜养血润燥，阴虚宜滋阴润肠，阳虚宜温阳通便。对于兼夹之证，则须根据兼夹之不同及轻重，采取灵活的治疗方法。

【练习题】

一、填空题

1. 便秘是指________，或________，或________，但________为主要临床表现的一类病证。

2. 便秘在临床上有虚实之别。________和________所致便秘属实，________、________和________导致便秘属虚。

二、判断题（正确的以"√"表示，错误的以"×"表示）

1. 便秘的主要病位在大肠，与脾、胃、肺、肝、肾有密切关系。（　　）

2. 忧愁思虑，情志不舒不会导致便秘。（　　）

三、选择题

［A 型题］

1. 李某，老年男性，大便艰涩，排出困难，小便清长，面色白，四肢不温，喜热怕冷，腹中冷痛，腰膝冷痛，舌淡苔白，脉沉迟。其治法应为（　　）

A. 益气通便　　B. 养血润肠　　C. 顺气导滞
D. 健脾升阳　　E. 温阳通便

2. 便秘的病机关键是（　　）

A. 热盛伤津，肠道失润　　B. 大肠传导功能失职　　C. 气机郁滞，胃肠运化障碍
D. 气血虚弱，大肠无力　　E. 阴寒内生，肠胃凝滞

3. 下列选项中，气滞便秘的主症是（　　）

A. 大便艰涩，排出困难　　B. 大便秘结，临厕努挣乏力
C. 大便秘结，面色无华　　D. 大便干结，欲便不得
E. 大便干结，小便短赤

4. 肠胃积热所致便秘的治法宜（　　）

A. 温阳通便　　B. 补气润肠　　C. 养血润燥
D. 清热润肠　　E. 顺气导滞

5. 麻子仁丸适用于便秘分型中的（　　）
A. 气虚　　B. 血虚　　C. 阴虚
D. 热秘　　E. 实秘

6. 患者大便干结，如羊屎状，形体消瘦，头晕耳鸣，心烦失眠，潮热盗汗，腰酸膝软，舌红少苔，脉细数，治疗首选的方剂是（　　）
A. 麻子仁丸　　B. 增液承气汤　　C. 五仁丸
D. 润肠丸　　E. 六味地黄丸

［B 型题］

7 ~ 8 题共用备选答案
A. 麻子仁丸　　B. 六磨汤　　C. 半硫丸
D. 黄芪汤　　E. 润肠丸

7. 气虚便秘用（　　）

8. 气滞便秘宜选用（　　）

［X 型题］

9. 便秘的病因有（　　）
A. 外感寒热之邪　　B. 内伤饮食情志　　C. 病后体虚
D. 阴血亏虚　　E. 气血不足

10. 阴虚便秘与血虚便秘均可见（　　）
A. 大便干结　　B. 头晕眼花　　C. 形体消瘦
D. 眩晕耳鸣　　E. 脉细

四、名词解释

1. 便秘　　2. 气滞便秘

五、问答题

1. 辨治便秘时如何掌握“通”便的原则？
2. 试述便秘的病因及发病机制。

第十一节　胁　痛

【学习目标】

1. 掌握　胁痛的定义、辨治要点及各型胁痛的辨证施治。
2. 熟悉　胁痛形成的病因病机。
3. 了解　胁痛与胸痛的区别及各证型的针灸治疗。

【内容要点】

1. 胁痛是以一侧或两侧胁肋疼痛为主要表现的病证。其主要为肝胆疏泄失调、气机郁结所致，与肝胆关系密切。

2. 胁痛的辨治要点 胁痛辨证，首先应根据疼痛的性质及相关的症状，区别气血虚实。一般胀痛多属气郁，疼痛游走无定。刺痛多属血瘀，痛有定所。湿热胁痛，多疼痛剧烈，且伴有口苦。隐痛多属阴虚，其痛绵绵。本证以实证为多见，实证又以气滞、血瘀、湿热为主，其中以气滞为先，即“不通则痛”。虚证多属阴血亏损，肝失所养，即“不荣则痛”。治疗上，实证多采用疏导祛邪以畅通，虚证则滋养不足以荣通。

3. 胁痛与胸痛的鉴别 胸痛中的肝郁气滞证与胁痛中的肝气郁结证病机基本相同，但胸痛以胸部疼痛为主，可涉及胁肋，常伴有胸闷不畅，心悸少眠，而胁痛是指以一侧或双侧胁肋胀痛为主要表现的病证，常伴有口苦、目眩等。发病部位的不同是两者的主要区别。

【练习题】

一、填空题

1. 胁痛，以胀痛为主，疼痛游走无定的，多属________；以刺痛为主，痛有定所的，多属________。

2. 胁痛的治疗，肝气郁结以________，________为主，瘀血停着宜________，________；肝胆湿热宜________，________；肝阴不足宜________，________。

二、判断题（正确的以“√”表示，错误的以“×”表示）

1. 阴血亏虚是引起胁痛的主要原因。 （ ）

2. 胁痛的主要病机是肝气郁滞。 （ ）

三、选择题

［A 型题］

1. 胁痛发病中的主要因素是（ ）

A. 肝郁　B. 湿热　C. 血瘀　D. 肝阴不足　E. 肝阳上亢

2. 下面选项中，不属于胁痛的常见病因的是（ ）

A. 饮食不节　B. 瘀血停着　C. 肝气郁结　D. 肝胆湿热　E. 肝阴不足

3. 下面选项中，胁痛和胃痛的区别是（ ）

A. 胀痛　B. 刺痛　C. 口干　D. 隐痛　E. 疾病部位不同

4. 胁痛的适宜治疗方法是（ ）

A. 运脾化湿　B. 辛散解表　C. 扶肝抑脾　D. 疏肝理气　E. 温经通络

5. 与胁痛发病密切相关的脏腑为（ ）

A. 肾、膀胱　B. 肝、胆　C. 脾、胃　D. 心、小肠　E. 肺、大肠

6. 虚证胁痛的治疗不宜采用（ ）

A. 清肝　B. 疏肝　C. 养肝　D. 温肾　E. 活血通络

［B 型题］

7～8 题共用备选答案

A. 龙胆泻肝汤　　B. 一贯煎　　C. 血府逐瘀汤

D. 柴胡疏肝散　　E. 清热解毒地黄汤

7. 治疗肝气郁结型胁痛宜用（　　）

8. 治疗肝阴不足型胁痛宜用（　　）

［X 型题］

9. 胁痛的主要病变部位在（　　）

A. 肝　　B. 脾　　C. 胃

D. 肾　　E. 胆

10. 胁痛的临床症状有（　　）

A. 一侧胁肋疼痛　　B. 两侧胁肋疼痛　　C. 腹痛、腹胀

D. 胃纳正常　　E. 大便粪质清稀

四、名词解释

胁痛

五、问答题

1. 如何鉴别胁痛与胸痛？

2. 如何根据胁痛的特点辨别胁痛的性质？

第十二节　黄　　疸

【学习目标】

1. 掌握　黄疸的定义以及病机要点；阳黄与阴黄的鉴别；黄疸的辨治要点、治疗原则及各型辨证施治。

2. 熟悉　黄疸发病的关键因素、病因病机；急黄的证候特征。

3. 了解　黄疸与萎黄、黄胖的鉴别；黄疸各证型的针灸治疗。

【内容要点】

1. 黄疸是以目黄、身黄、小便黄为特征的一种病证。

2. 黄疸的病机要点　湿邪为患，湿浊中阻，脾胃运化失常，肝胆疏泄不利，胆汁外溢肌肤而发黄。

3. 阳黄与阴黄的鉴别　主要从以下几方面进行鉴别：

	色泽	病程	病证	病因
阳黄	鲜明如橘子色	病程较短	多属热证、实证	以湿热为主
阴黄	晦暗如烟熏	病程较长	多属寒证、虚证	以寒湿为主

4. 急黄的证候特征

病程——起病急骤,黄疸迅速加深。

色泽——鲜明如橘子色。

危重证候——神昏谵语,衄血、便血、肌肤出现瘀斑。

可伴发症状——高热烦渴,胁痛腹满。

5. "湿邪"是黄疸的关键因素,因此利小便是治疗本病证的基本原则。

6. 黄疸的辨治要点 临床辨证,应以阴阳为纲,分清阳黄和阴黄。阳黄黄色鲜明如橘子色,病程较短,多属热证、实证,以湿热为主;阴黄黄色晦暗为烟熏,病程较长,多属虚证、寒证,以寒湿为主。

7. 鉴别诊断

(1) 萎黄:为气血不足致使身面皮肤呈萎黄不华的病证,多见于大失血或重病之后,其特征是双目不黄。

(2) 黄胖:多与虫证有关,因虫积日久,耗伤气血而引起面部肿胖色黄,身黄带白。

【练习题】

一、填空题

1. "________"邪是本证的关键因素,因此________是治疗本证的基本原则。

2. 阴黄寒湿内困的证候中,其舌质________,苔________,脉________或________。

二、判断题(正确的以"√"表示,错误的以"×"表示)

急黄出现神昏谵语时采用清热解毒、凉血开窍的安宫牛黄丸治疗。( )

三、选择题

[A 型题]

1. 下列选项中,不属于黄疸的主要病机的是( )

A. 脾失健运　　B. 肝失疏泄　　C. 肾气不足

D. 湿浊中阻　　E. 胆汁外溢

2. 黄疸病证治疗中,热重于湿应注意( )

A. 化湿护阳　　B. 扶正固本　　C. 清热护阴

D. 清热利湿　　E. 清热养胃

[B 型题]

3 ~ 5 题共用备选答案

A. 茵陈蒿汤　　B. 茵陈五苓散　　C. 茵陈术附汤

D. 膈下逐瘀汤　　E. 犀角散

3. 治疗阳黄热重于湿宜选方( )

4. 治疗阳黄湿重于热宜选方( )

5. 治疗阴黄瘀血内阻宜选方( )

[X 型题]

6. 黄疸的发生与脏腑功能失调有关,这包括( )

A. 肝　　B. 脾　　C. 肺

D. 胃　　E. 胆

7. 下列选项中，不属于“热重于湿证”的临床特点的是（　　）

A. 黄疸鲜明如橘子色　　B. 黄疸晦暗如烟熏

C. 发热烦渴　　D. 舌质淡苔白腻

E. 脉濡细

四、名词解释

急黄

五、问答题

阴黄瘀血内阻型的证候特点是什么？

第十三节　中　风

【学习目标】

1. 掌握　中风的定义、病机要点；中经络、中脏腑的区别；中风的治疗原则及各型辨证施治方法。

2. 熟悉　中风的病因病机；中风与厥病、痫病昏仆的鉴别。

3. 了解　真中风（真中）、类中风（类中）的概念；中风各证型的针灸治疗。

【内容要点】

1. 中风的定义　中风又名卒中，是以突然出现口眼㖞斜，言语不利，半身不遂，甚则猝然昏倒，不省人事为特征的病证。因病起急骤，症见多端，变化迅速，与自然界中风性善行数变的特性相似，故古代医学家以此取象比类，称为中风，又因其发病突然，也称为“卒中”。有中经络、中脏腑之分，多见于中老年人。

2. 中风的病机要点　风（肝风、外风）、火（肝火、心火）、痰（湿痰、风痰）、气（气虚、气逆）、血（瘀血）、虚（阴虚、气虚）等因素相互影响，在一定条件下突然发病，致阴阳失调，气血逆乱。其中，肝肾阴虚为其病机的根本。

3. 中经络与中脏腑的鉴别　主要从病情、病位、神志及症状等方面进行鉴别：

	病情	病位	神志	症状
中经络	较轻	较浅	无神志改变	仅见口眼㖞斜、言语不利或半身不遂
中脏腑	较重	较深	神志不清	㖞僻不遂，并且常有发病先兆及后遗症出现

4. 治疗原则　根据病情的轻重、病位深浅、病势顺逆，中经络、闭证、脱证、后遗症等采取不同的治疗原则。

5. 真中风　有外邪侵袭而引发者称为外风，又称真中风或真中。

6. 类中风　无外邪侵袭而发病者称为内风，又称类中风或类中。

7. 中风昏仆与厥病、痫病的鉴别　主要从以下几方面进行鉴别。

	发病年龄	昏仆特征	昏仆时间	后遗症状	转归
中风	多在 40 岁以上	口眼㖞斜，半身不遂	较长	口舌㖞斜，偏瘫失语	昏迷程度深者可死亡
厥病	任何年龄	面色苍白，四肢厥冷	较短	无	严重者一厥不复
痫病	任何年龄	猝倒号叫，四肢抽搐，口吐白沫，目睛上视	较短	无	不发作时如常人

【练习题】

一、填空题

1. 根据病情的轻重、病位的深浅将中风分为________与________两大类型。

2. ________、________是中风的病理特点，与________、________、________三脏关系密切。

二、判断题（正确的以“√”表示，错误的以“×”表示）

1. 根据病情的轻重、病位的深浅，中风可为中经络、中脏腑两大类。（　　）

2. 中脏腑的阳闭证可先灌服（或鼻饲）苏合香丸，并用涤痰汤加减。（　　）

三、选择题

［A 型题］

1. 下列选项中，中风病机不包括（　　）

A. 虚　B. 火　C. 积滞
D. 风、痰　E. 气、血

2. 中风之发生，根本在于（　　）

A. 气虚、气逆　B. 肝火、心火　C. 风痰、湿痰
D. 肝肾阴虚　E. 肝风、外风

3. 中风中，中经络与中脏腑的主要区别在于（　　）

A. 咳痰　B. 发热　C. 神志改变
D. 呕血　E. 头痛

4. 中风阳闭，灌服可选用（　　）

A. 至宝丹或安宫牛黄丸　B. 苏合香丸　C. 解语丹
D. 参附汤　E. 独参汤

［B 型题］

5～6 题共用备选答案

A. 大秦艽汤　B. 镇肝熄风汤　C. 参附汤
D. 羚角钩藤汤　E. 涤痰汤

5. 治疗肝肾阴虚、风痰上扰的中风主方是（　　）

6. 治疗中风脱证的主方是（　　）

［X 型题］

7. 下列表现中，提示中风阳闭的有（　　）

A. 躁扰不安　B. 痰浊壅盛　C. 二便自遗
D. 面赤身热　E. 舌苔黄腻

四、名词解释

卒中

五、问答题

中风病的病机要点是什么？

第十四节　眩　晕

【学习目标】

1. 掌握　眩晕的定义及临床特点、辨治要点及各型的辨证施治。
2. 熟悉　眩晕的病因病机。
3. 了解　眩晕致病因素中“无虚不作眩”“无痰不作眩”之说及眩晕各证型的针灸治疗。

【内容要点】

1. 眩晕的定义　眩是眼花，晕是头晕，两者同时出现，统称眩晕，亦称“眩冒”。

2. 眩晕的临床特点　眩晕中有病情程度的不同，轻者闭目自止，重者旋转不定，不能站立，或伴有恶心、呕吐、出汗，甚则昏倒等症状。

3. 眩晕的辨治要点　眩晕多属本虚标实之证，肝肾阴虚、气血不足为病之本；风、火、痰、瘀为病之标。临床上各类眩晕可单独出现，也可彼此影响，相互转化，或相互并见。如痰浊中阻，初起多为湿痰偏盛，日久可痰郁化火。又如肾精亏虚本属阴虚，若因阴损及阳，则转为阴阳俱虚之证。因此，临证时须详察病情，才能正确辨治。治疗上，一般须标本兼顾，或在标症缓解之后从本而治。

4. 眩晕的致病原因　多由风、火、痰、虚引起。

5. 与眩晕发病关系密切的脏腑　眩晕多属肝、肾、脾的病变，尤与肝的关系密切。

【练习题】

一、填空题

1. 气血亏虚型眩晕治法是________，痰浊中阻型眩晕治法宜________。

2. 眩晕多系本虚标实之证，本虚多因________、________，标实多是________，________，________，________。治疗一般须________。

二、判断题（正确的以“√”表示，错误的以“×”表示）

眩晕多为本虚标实之证，肝肾阴虚、气血不足为病之本，风、火、痰、瘀为病之标。（　　）

三、选择题

［A 型题］

1. 痰浊中阻型眩晕的证候特点是（　　）

A. 眩晕，头重如裹　　B. 眩晕，耳鸣，头痛且胀

C. 眩晕，动则加剧　　D. 眩晕，耳鸣，有空虚感

E. 眩晕，精神萎靡，健忘

2. 与眩晕证有关的主要脏腑是(　　)

A. 肺、脾、肾　B. 心、肝、肾　C. 肝、脾、肾

D. 肺、胃、肾　E. 心、脾、肾

[B型题]

3～4题共用备选答案

A. 肝阳上亢　B. 外感风寒　C. 气血亏虚

D. 肾精不足　E. 痰浊中阻

3. 眩晕，动则加剧，劳累即发，面色苍白，心悸失眠，神疲懒言，饮食减少，舌淡脉细弱，其辨证为(　　)

4. 头晕且痛，心烦易怒，睡眠不宁，面红目赤，舌红苔黄，脉弦有力，其辨证为(　　)

[X型题]

5. 下列因素中，与眩晕病的发生有关的是(　　)

A. 外感风邪　B. 忧思恼怒　C. 恣食肥甘

D. 劳倦过度　E. 失血外伤

6. 眩晕病常见的证型有(　　)

A. 肝阳上亢　B. 心火上炎　C. 痰浊中阻

D. 气血两虚　E. 肾精不足

7. 下列选项中，气血两虚型眩晕还应具有的症状有(　　)

A. 腰膝酸软　B. 面色苍白　C. 气短懒言

D. 急躁易怒　E. 神疲纳减

四、名词解释

眩晕

五、问答题

1. 试述肾精不足型眩晕的证候、治法与方药。

2. 试述肝阳上亢型眩晕的证候、治法与方药。

第十五节　头　痛

【学习目标】

1. 掌握　头痛的定义、主要病机；外感头痛与内伤头痛的主要区别，头痛的辨证原则，头痛的辨证施治。

2. 熟悉　头痛的病因病机。

3. 了解　头痛的循经用药特点；头痛各证型的针灸治疗。

【内容要点】

1. 头痛的定义　是指外感和内伤杂病中以头部疼痛为特征的病证。

2. 头痛的主要病机 清阳不升,气血逆乱,脉络瘀阻,脑失所养。

3. 外感头痛与内伤头痛的主要区别 一般而言,病程短暂,痛势较剧,痛无休止,并伴有其他外感症状,多属实证,治以疏散为主;内伤头痛,病程较久,痛势较缓,时作时止,多与肝、脾、肾三脏的病变及气血失调有关,病情有虚有实,须根据具体情况,采取相应的治疗措施。

4. 头痛的辨证原则 应根据病史、症状,头痛的部位、久暂、性质特点等辨别头痛属外感或内伤、虚证还是实证。

5. 头痛的循经用药特点 太阳头痛,多在头后部,下连及项,选用羌活、蔓荆子、川芎;阳明头痛,多在前额,连及眉棱,选用葛根、白芷、知母;少阳头痛多在头的两侧,连及耳部,选用柴胡、黄芩、川芎;厥阴头痛,多在巅顶,连及目系,选用藁本、吴茱萸。

【练习题】

一、填空题

1. 肝阳头痛治法是________,瘀血头痛治法是________。

2. 阳明头痛部位多在________、________,可选用药物________、________、________治疗。

二、判断题(正确的以"√"表示,错误的以"×"表示)

内伤头痛,病程较久,痛势多缓,时作时止,多与肝、脾、肾三脏的病变及气血失调有关,病情有虚有实。( )

三、选择题

[A型题]

1. 痰浊头痛的特点是( )

A. 头重如裹 B. 头痛如裂 C. 头痛而空

D. 头痛而晕 E. 头痛昏蒙

2. 阳明经头痛的部位是( )

A. 头后部及两侧 B. 枕后及项部 C. 前额及眉棱处

D. 头两侧及耳部 E. 巅顶或连于目系

[B型题]

3~4题共用备选答案

A. 川芎茶调散 B. 芎芷石膏汤 C. 天麻钩藤饮

D. 羌活胜湿汤 E. 桑菊饮

3. 头痛而胀,发热恶风,面红目赤,口渴欲饮,便秘尿黄,舌质红,苔黄,脉浮数,宜用方为( )

4. 头痛而眩,心烦易怒,面红目赤,泛恶口苦,舌红苔黄,脉弦有力,宜用方为( )

[X型题]

5. 头痛实证的常见证型有( )

A. 风寒头痛 B. 风热头痛 C. 风湿头痛

D. 肾虚头痛 E. 肝阳头痛

6. 太阳经头痛循经用药可选用( )

A. 羌活 B. 蔓荆子 C. 川芎

D. 白芷 E. 藁本

7. 下列选项中，属于肾虚头痛表现的是( )

A. 头痛而空　　B. 腰膝酸软　　C. 头晕耳鸣

D. 心烦易怒　　E. 恶寒发热

四、名词解释

头风

五、问答题

1. 试述风热头痛的证候、治法与方药。

2. 试述瘀血头痛的证候、治法与方药。

第十六节　水　　肿

【学习目标】

1. 掌握　水肿的概念、阴水与阳水的区别、辨证要点，水肿的治疗原则及各型辨证论治。
2. 熟悉　水肿的病因病机、病机特点；肺、脾、肾三脏在水肿发病中的作用及关系。
3. 了解　水肿的非药物治疗、中成药治疗。

【内容要点】

1. 水肿　是各种原因导致的体内水液运行障碍，水液潴留、泛溢肌肤的一种常见疾病，以头面、眼睑、四肢、腹背，甚至全身浮肿为主要临床表现。其与肺、脾、肾三脏功能失调密切相关。

2. 水肿辨证要点　水肿的辨证，首先应辨别属阳水还是阴水。阳水发病急骤，水肿从头面开始，继及四肢及胸腹，腰以上为剧，按之凹陷较容易恢复，常伴有外感风寒、风热、风湿等证的表现。阴水发病缓慢，水肿迁延反复不愈，多从下肢开始，继及腹胸、上肢、头面，以下肢为甚，按之凹陷深而难复，常伴有脾肾阳虚之证。阴水、阳水可相互转化。阳水久延不退，致正气日衰，水邪日盛，则可转为阴水。阴水若复感外邪，水肿增剧，标证占据主要地位时，又当急则治其标，从阳水论治。

3. 水肿的治疗　发汗、利小便、泻下逐水是水肿治疗的三条基本原则。

【练习题】

一、填空题

1. 水肿的治疗，《黄帝内经》提出“________”“________”“________”三条基本原则。

2. 水肿的发病机制与________、________、________三脏关系最为密切，辨证时应先辨别是________还是________。

二、判断题(正确的以“√”表示，错误的以“×”表示)

1. 阳水发病缓慢，水肿迁延反复不愈，多从下肢开始。 ( )

2. 肾阳衰微阴水最佳选方是真武汤。 ( )

三、选择题

［A 型题］

1. 阳水病证属风水泛滥者，其最佳选方是（　　）

A. 麻黄汤　　B. 五苓散　　C. 越婢加术汤

D. 疏凿饮子　　E. 实脾饮

2. 与水肿的发生有关的脏腑是（　　）

A. 肺、脾、肾　　B. 肺、心、肾　　C. 脾、肝、肾

D. 心、肝、肾　　E. 心、肺、脾

3. 下列选项中，不属于风水泛滥证水肿的表现的是（　　）

A. 水肿由眼睑很快发展至全身　　B. 有恶风寒发热等

C. 脉浮紧　　D. 舌苔白腻

E. 或咳嗽喘促

4. 治疗肾阳衰微证水肿应选用的方剂是（　　）

A. 实脾饮　　B. 真武汤　　C. 苓桂术甘汤

D. 四君子汤　　E. 五苓散

［B 型题］

5 ~ 6 题共用备选答案

A. 温补肾阳，化气利水　　B. 温运脾阳，行气利水　　C. 分利湿热

D. 健脾化湿，温阳利水　　E. 祛风解表，宣肺利水

5. 湿热壅盛的阳水，其治法是（　　）

6. 脾阳不振的阴水，其治法是（　　）

［X 型题］

7. 下列类型水肿属中医“阳水”范围的有（　　）

A. 肾阳衰微　　B. 风水泛滥　　C. 水湿浸渍

D. 脾阳不振　　E. 湿热壅盛

8. 水肿的治疗原则包括（　　）

A.“开鬼门”　　B.“洁净府”

C.“去菀陈莝”　　D.“腰以下肿，当利小便”

E.“腰以上肿，当发汗……”

四、名词解释

阳水

五、问答题

阳水与阴水如何鉴别？

第十七节　淋　　证

【学习目标】

1. 掌握　淋证的辨证治疗原则，六淋的分型证治。

2. 熟悉　淋证的诊察要点、临证提要。
3. 了解　淋证的病证范围。

【内容要点】

1. 淋证　是由于湿热蕴结下焦，肾与膀胱气化不利所致，以小便频数短涩、淋沥刺痛、小腹拘急引痛为主症的病证。根据病因和症状特点的不同，可分为热淋、石淋、血淋、气淋、膏淋和劳淋六种类型。其病位在肾与膀胱，与肝、脾密切相关。

2. 淋证的治疗　实则清利、虚则补益是基本原则。

【练习题】

一、填空题

治疗淋证的基本原则是________，________。

二、判断题（正确的以"√"表示，错误的以"×"表示）

淋证辨证应首先辨证候之虚实，其次区别六种淋证类别。（　　）

三、选择题

［A 型题］

1. 治疗劳淋阳虚证的代表方是（　　）
A. 补中益气丸　B. 理中丸　C. 左归丸
D. 金匮肾气丸　E. 六味地黄丸

2. 血淋辨证属虚者，其治疗的最佳选方是（　　）
A. 小蓟饮子　B. 知柏地黄丸　C. 导赤散
D. 茜根散　E. 二至丸

［B 型题］

3 ~ 4 题共用备选答案
A. 小便点滴短少　B. 小便混浊如米泔水
C. 小便时尿道刺痛有血　D. 小便点滴不通
E. 小便短数，灼热刺痛

3. 膏淋的主症是（　　）
4. 血淋的主症是（　　）

［X 型题］

5. 下列脏腑中，主要与淋证的发生有关的是（　　）
A. 肝　B. 脾　C. 肾
D. 膀胱　E. 小肠

四、名词解释

气淋

五、问答题

试述淋证的病因病机。

第十八节　遗　　精

【学习目标】

1. 掌握　遗精的诊断要点、病因病机及各型的辨证论治。
2. 熟悉　遗精的一般概念及特征，以及遗精生理和病理的不同。
3. 了解　遗精各型的中成药治疗、非药物治疗及现代医学的疾病范围。

【内容要点】

1. 遗精　是指因肾失封藏，精关不固，或君相火旺、湿热下注扰动精室，以不因性生活而精液自行频繁泄出为特征的疾病，有属生理和病理的不同。

2. 病因病机　本病多由情志失调、饮食不节、劳欲过度而发生。肾失封藏，精关不固为基本病机，其病位在肾，与心、肝、脾三脏密切相关。

【练习题】

一、填空题

1. 遗精其中有梦而遗精，称为________；无梦而遗精，甚至清醒时精液流出，称为________。
2. 遗精的基本病机是________，________。

二、判断题（正确的以"√"表示，错误的以"×"表示）

遗精虽病位在肾，但是与其他相关脏腑亦关系密切。（　　）

三、选择题

［A 型题］

1. 少寐多梦，梦则遗精，伴心烦，头目眩晕，心悸健忘，口干，小便短赤，舌红，脉细数。应诊为（　　）

A. 君相火旺型失眠　　B. 阴虚火旺型心悸
C. 肝肾阴虚型眩晕　　D. 阴虚火旺型遗精
E. 肝肾阴虚型健忘

2. 清心安神、滋阴清热可用于治疗下列类型遗精病中的（　　）

A. 湿热下注，热扰精室　　B. 肾虚滑脱，精关不固
C. 劳伤心脾，气不摄精　　D. 君相火动，心肾不交
E. 脾肾两虚，精关不固

［B 型题］

3 ~ 4 题共用备选答案

A. 知柏地黄丸　　B. 金锁固精丸　　C. 程氏萆薢分清饮
D. 妙香散　　E. 六味地黄丸

3. 以上方剂中，治疗遗精病肾虚不藏证的代表方是（　　）

4. 以上方剂中，治疗遗精病湿热内蕴证的代表方是（　　）

［X 型题］

5. 遗精病除药物治疗外，尚需注意以下调摄中的（　　）

A. 节制房事　　B. 戒除手淫

C. 避免过度的脑力紧张　　D. 注意精神调养，排除杂念

E. 少食辛辣

四、名词解释

遗精

五、问答题

遗精病阴虚火旺证的临床表现、治法、代表方是什么？

第十九节　郁　　证

【学习目标】

1. 掌握　郁证的定义、辨治要点。
2. 熟悉　郁证发生的病因病机。
3. 了解　郁证的辨证施治。

【内容要点】

1. 郁证　是由情志所伤，气机郁滞所致的一类疾病，以心情抑郁、情绪不宁、胸部满闷、胁肋胀痛，或易怒善哭、咽如有异物感等为主要临床表现。

2. 郁证的辨治要点　郁证当首辨虚实，初起多实证，属情志所伤，肝气郁结，以疏肝理气开郁为主；若夹湿痰、食积、热郁者，可配以化痰、消食、清热之剂；日久可以由气及血，由实转虚，耗伤心气营血，导致脏腑阴阳气血失调，以养血滋阴、益气扶正为主。

【练习题】

一、填空题

1. 郁证当首辨________，初起多实证，日久可以由气及血，由实转虚。

2. 郁证除药物治疗外，________治疗也极为重要。

二、判断题（正确的以“√”表示，错误的以“×”表示）

1. 郁证实证属情志所伤，气机郁滞，以养心开郁为主。（　　）

2. 治疗“梅核气”宜疏肝解郁，清肝泻火。（　　）

三、选择题

［A 型题］

1. 郁证的形成与五脏关系最密切的有（　　）

A. 肝、肾、脾　　B. 心、肝、脾　　C. 心、肝、肾

D. 肺、肝、肾　　E. 肺、脾、心

2. 李某，女，56岁，出现急躁易怒，胸闷胁胀，嘈杂吞酸，口干而苦，大便秘结，或头痛，目赤，耳鸣，舌红苔黄，脉弦数。此时辨证属（　　）

A. 肝气郁结　　B. 气郁化火　　C. 痰气郁结

D. 忧郁伤神　　E. 心虚胆怯

3. 患者精神恍惚，心神不宁，悲忧善哭，时时欠伸，舌淡苔薄白，脉弦细。其治法是（　　）

A. 益气养血　　B. 补肾宁心　　C. 养心安神

D. 解郁化痰　　E. 疏肝解郁

4. 下列证型中，不属于郁证常见证型的是（　　）

A. 肝气郁结　　B. 气郁化火　　C. 瘀血阻络

D. 忧郁伤神　　E. 痰气郁结

5. 下列选项中，不为郁证特征的是（　　）

A. 精神抑郁　　B. 潮热盗汗

C. 胁肋胀痛　　D. 易怒善哭

E. 咽中如物梗阻

6. 一女子神志恍惚，心悸易惊，善悲欲哭，肢体困乏，纳食减少，舌淡，脉细。治宜选用（　　）

A. 养心汤　　B. 温胆汤

C. 桂枝加龙骨牡蛎汤　　D. 安神定志丸

E. 甘麦大枣汤

［B型题］

7～8题共用备选答案

A. 精神恍惚，心神不宁，悲忧善哭　　B. 急躁易怒，胸闷胁胀，嘈杂吞酸

C. 精神抑郁，情绪不宁，善太息　　D. 胸中闷塞，咽中不适，如有梗阻

E. 心烦不得眠，心悸多梦，胆怯易惊

7. 气郁化火之郁证见症为（　　）

8. 痰气郁结郁证之见症为（　　）

［X型题］

9. 下列选项中，郁证常见的病因病机有（　　）

A. 忧思郁怒，肝气郁结　　B. 郁怒伤肝，肝气犯胃

C. 忧愁思虑，脾失健运　　D. 心血不足，心失所养

E. 情志过极，心失所养

10. 属于梅核气的治法是（　　）

A. 理气　　B. 化痰　　C. 止痛

D. 活血　　E. 解郁

四、名词解释

梅核气

五、问答题

1. 什么是郁证？郁证的主要病机是什么？

2. 郁证肝气郁结的主症、治法与方药是什么？

第二十节 血 证

【学习目标】

1. 掌握 衄血、咯血、吐血、尿血、便血等出血病证的定义及辨治要点。
2. 熟悉 血证治疗中“治火、治气、治血”的含义。
3. 了解 各出血证的病因病机及辨证施治。

【内容要点】

1. 血证的主要病因与病机特点 人体火与气的异常是血证的主要原因。血热妄行和血失统摄是血证的主要病机。

2. 血证治疗中“治火、治气、治血”的含义 治火、治气、治血为治血三大法。

【练习题】

一、填空题

1. 人体________的异常是血证的主要原因,________、________及________、________是血证的主要病机。

2. 凡出血的治疗总以止血为最终目的,而止血的原则应是:________,________。

3. 血证可由________、________、________、________、________等多种病因所致。

二、判断题(正确的以“√”表示,错误的以“×”表示)

1. 胃热齿衄治疗宜用清胃散。 ( )
2. 胃热鼻衄治疗宜用泻心汤。 ( )
3. 胃热吐血治疗宜用玉女煎。 ( )
4. 阴虚齿衄治疗宜用知柏地黄丸。 ( )

三、选择题

[A 型题]

1. 血证的治疗原则为( )

A. 治标　　B. 治本
C. 标本兼治　　D. 急则治其标,缓则治其本
E. 调整阴阳

2. 咯血的病变部位在( )

A. 心　　B. 肝　　C. 脾
D. 肺　　E. 肾

3. 吐血的特有症状为( )

A. 血中夹有食物残渣　　B. 出血　　C. 呕吐
D. 大便秘结　　E. 柏油样便

4. 尿血与血淋的主要鉴别要点为( )

A. 尿中带血　B. 小便时疼痛与否

C. 发病脏腑　D. 脉象

E. 舌苔

5. “肠风”“脏毒”是指( )

A. 尿血　B. 咯血　C. 吐血

D. 便血　E. 衄血

6. 患者咳嗽咽痒,痰中带血,血色鲜红,咽干鼻燥,舌质红,苔薄黄,脉浮数。辨证为( )

A. 燥热犯肺　B. 肝火犯肺　C. 阴虚火旺

D. 胃热壅盛　E. 脾胃虚弱

[B 型题]

7 ~ 8 题共用备选答案

A. 脾胃虚弱　B. 胃热壅盛　C. 脾胃虚寒

D. 湿热蕴蒸　E. 肝火犯胃

7. 吐血,口苦胁痛,心烦易怒,头痛目赤,多为( )

8. 吐血鲜红,口臭唇红,大便秘结,舌红,脉滑数,多为( )

[X 型题]

9. 血证的主要病因为( )

A. 热伤血络　B. 气不摄血　C. 瘀血内阻

D. 寒凝血脉　E. 情志抑郁

10. 在血证的治疗上,应注意( )

A. 止血不留瘀　B. 血证初起禁用大量凉血止血药

C. 夹有血块者,忌单纯使用止血药　D. 瘀阻出血慎用炭类止血药

E. 分证分型辨证论治

四、名词解释

1. 血证　2. 溺血

五、问答题

1. 吐血与咯血如何鉴别?
2. 血证的病因病机如何?
3. 胃热炽盛与阴虚火旺引起的齿衄临床特点有何不同?

第二十一节 消　渴

【学习目标】

1. 掌握　消渴病的诊断要点、病因病机,以及上消、中消、下消的证候特点和辨证论治。
2. 熟悉　消渴病的概念及其并发症。
3. 了解　消渴病各型的非药物治疗、中成药治疗及现代医学的疾病范围。

【内容要点】

消渴是由于阴津亏耗、燥热偏盛、五脏虚弱引起的常见病症，以口干多饮、多食、多尿、乏力，或伴体重减轻甚至消瘦为主要临床表现。其主要病理变化是阴虚燥热，与肺、胃、肾三脏关系密切。基本病机为阴虚燥热，以阴虚为本，燥热为标，病久可导致血行瘀滞，阴损及阳。治疗以清热润燥、养阴生津为基本原则。

【练习题】

一、填空题

临床上通常把以________为主，________症状较突出者，称为上消。

二、判断题(正确的以"√"表示，错误的以"×"表示)

消渴病的主要病理变化是阴虚燥热。 ( )

三、选择题

[A型题]

1. 治疗中消应选用的处方是( )
   A. 消渴方　　B. 玉女煎
   C. 沙参麦冬饮　　D. 六味地黄丸
   E. 肾气丸
2. 下消最显著的特征是( )
   A. 多食而瘦　　B. 渴而多饮
   C. 尿有甜味　　D. 尿多而混浊如膏
   E. 口渴喜饮

[B型题]

3 ~ 4题共用备选答案

A. 口干舌燥　　B. 消谷善饥
C. 疲乏无力　　D. 尿频量多
E. 烦渴引饮

3. 以上选项中，属于消渴病肺热津伤证临床表现特征的是( )
4. 以上选项中，属于消渴病胃热炽盛证临床表现特征的是( )

[X型题]

5. 消渴病的常见并发症有( )
   A. 肺痨　　B. 中风
   C. 水肿　　D. 白内障、雀目、耳聋
   E. 疮疖、痈疽

四、名词解释

下消

五、问答题

何谓消渴？上、中、下三消的临床特点各是什么？

第二十二节 痰 饮

【学习目标】

1. 掌握 痰饮概念、分类;各个证型的辨证要点、治法、代表方。
2. 熟悉 痰饮的治疗原则、证候特征;各个证型的区别。
3. 了解 痰饮的病因病机、西医学范畴。

【内容要点】

1. 痰饮 是指体内水液输布、运化失常,停积于某些部位的一类病证。多由外感寒湿、饮食不当、劳欲久病所致,与三焦、肺、脾、肾关系密切。

2. 痰饮的辨治要点 痰饮的辨证,须辨类型,停于肠胃者为痰饮,水流胁下者为悬饮,饮溢四肢者为溢饮,停于胸肺者为支饮;辨标本的虚实及兼夹,决定攻补。治疗以温化为治则,健脾、温肾为其正治;兼以发汗、分利、攻逐;或补之,或攻之,或消补兼施;水饮去后仍当温补脾肾,扶正固本,以杜水饮生成之源。

3. 痰饮的病因病机 与外感寒湿、饮食不当、劳欲久病有关。主要病机是三焦气化失宣,肺、脾、肾通调、转输、蒸化水液功能失职,阳虚水液不运,精微不得输布,致水饮停积为患。注意饮证的分类及特点。停于肠胃者为痰饮;水流胁下者为悬饮;饮溢四肢者为溢饮;停于胸肺者为支饮。

【练习题】

一、填空题

1. 广义的痰饮,包括__________,__________,__________,__________。
2. 痰饮脾阳虚弱证的治法是__________,其代表方__________。

二、判断题(正确的以"√"表示,错误的以"×"表示)

1. 溢饮的治疗,宜温肺化饮法,苓桂术甘汤加减。 ( )
2. 痰饮的治疗,以发汗攻逐为主。 ( )

三、选择题

[A 型题]

1. 治疗饮证的总则是( )
   A. 发汗 B. 利水 C. 逐饮
   D. 温化 E. 祛湿
2. 痰饮病的病机,主要关系到( )
   A. 肺、心、肾 B. 肝、心、肾 C. 肺、肝、肾
   D. 心、肝、脾 E. 肺、脾、肾
3. 下列选项中,不是饮留胃肠主症的是( )

A. 心下坚满或痛　　B. 肠间沥沥有声　　C. 口干、腹满、便秘
D. 寒热往来、汗少　　E. 口舌干燥、自利

4. 痰饮病，症见寒热往来，或发热不恶寒，咳嗽痰少，胸胁刺痛，呼吸、转侧疼痛加重，心下痞硬干呕，口苦咽干，舌苔薄白或黄，脉弦数。辨证应属（　　）

A. 痰饮脾阳虚弱证　　B. 悬饮阴虚内热证　　C. 悬饮邪犯胸肺证
D. 溢饮表寒里饮证　　E. 支饮寒饮伏肺证

5. 张某，男，65 岁。咳逆喘满不得卧，唾白沫痰涎量多，经久不愈，受寒加重，甚至面浮跗肿。或平素伏而不作，遇寒即发，发则寒热，背痛，舌苔白腻，脉弦紧。治疗宜选（　　）

A. 甘遂半夏汤　　B. 椒目瓜蒌汤　　C. 小青龙汤
D. 苓桂术甘汤　　E. 沙参麦冬汤

6. 治疗悬饮邪犯胸肺证，应首选（　　）

A. 柴胡疏肝散　　B. 椒目瓜蒌汤　　C. 小青龙汤
D. 柴枳半夏汤　　E. 大青龙汤

［B 型题］

7 ~ 8 题共用备选答案

A. 痰饮脾阳虚弱证　　B. 悬饮阴虚内热证　　C. 支饮寒饮伏肺证
D. 悬饮络气不和证　　E. 溢饮表寒里饮证

7. 痰饮病，症见胸胁支满，胃中有振水声，脘腹喜温畏冷，呕吐痰涎清稀，头目眩晕，心悸气短，食少便溏，舌苔白滑，脉弦细而滑。辨证为（　　）

8. 胸胁疼痛如刺如灼，胸闷咳嗽，迁延不愈，阴雨更甚，可见病侧胸廓变形，舌苔薄质黯，脉弦。辨证为（　　）

［X 型题］

9. 小青龙汤可用于治疗痰饮病的（　　）

A. 痰饮脾阳虚弱证　　B. 支饮寒饮伏肺证　　C. 悬饮阴虚内热证
D. 悬饮络气不和证　　E. 溢饮表寒里饮证

10. 治疗支饮脾肾阳弱证，宜选用（　　）

A. 肾气丸　　B. 苓甘五味姜辛汤　　C. 小青龙汤
D. 苓桂术甘汤　　E. 沙参麦冬汤

四、名词解释

1. 痰饮　　2. 悬饮

五、问答题

1. 试述痰饮病的治疗原则。
2. 治疗悬饮的证型分类及治法、代表方是什么？

第二十三节　汗　证

【学习目标】

1. 掌握　汗证的概念、分类；各个证型的辨证要点、治法、代表方。

2. 熟悉　汗证的证候特征；各个证型的区别。

3. 了解　病因病机、西医范畴。

【内容要点】

1. 汗证　是阴阳失调，腠理不固而致汗液外泄失常的病证。其中，不因外界环境因素的影响，而白昼时时汗出，动辄益甚者，称为自汗；寐中汗出，醒后自止者，称为盗汗，亦称为寝汗；外感病中，全身战栗而汗出为战汗；危重病人，大汗淋漓，或汗出如油如珠，并伴亡阳或亡阴危证为脱汗；汗出色黄如柏汁，染衣着色为黄汗。注意汗证的分类与症状的区别。

2. 汗证的病因病机　多由病后体虚、情志不调、嗜食辛辣厚味引起，主要病机是阴阳失调，腠理不固，营卫失和，汗液外泄。

3. 辨证要点　本病辨证要辨阴阳虚实。自汗多属气虚不固，盗汗多属阴虚内热。因肝火、湿热等邪热郁蒸所致属实证。病程久者或病变重者会出阴阳虚实错杂的情况。自汗久则可以伤阴，盗汗久则可以伤阳，出现气阴两虚或阴阳两虚之证。治疗须分虚实，虚证当根据证候的不同而治以益气、养阴、补血，调和营卫；实证当清肝泄热，化湿和营；虚实夹杂者，则根据虚实的主次而适当兼顾，各证均可酌加固涩敛汗之品。

【练习题】

一、填空题

1. 汗证是由于_________，_________而致汗液外泄失常所致。

2. 汗证肺卫不固证的治法是_________，其代表方_________。

二、判断题（正确的以“√”表示，错误的以“×”表示）

1. 寐中汗出，醒来自止者，称为盗汗。（　）

2. 汗证营卫不和证的治法是调和营卫，其代表方是玉屏风散。（　）

三、选择题

［A 型题］

1. 汗证的辨证应着重辨（　）

A. 阴阳虚实　B. 表里　C. 寒热
D. 气血　E. 营卫

2. 下列选项中，引起生理性出汗的原因是（　）

A. 病后体虚　B. 表虚受风　C. 思虑过度
D. 嗜食辛辣　E. 天气炎热

3. 治疗汗证邪热郁蒸证的最佳选方是（　）

A. 茵陈蒿汤　B. 归脾汤　C. 当归六黄汤
D. 龙胆泻肝汤　E. 黄连解毒汤

4. 患者，女，自汗 1 个月，伴神疲气短，面色不华，舌淡脉细。治法为（　）

A. 益气固表　B. 调和营卫　C. 滋阴降火
D. 清肝泄热　E. 补血养心

5. 患者蒸蒸汗出，汗液易使衣服黄染，面赤烘热，小便色黄，苔薄黄，脉弦数。辨证属（　）

A. 心血不足证　　B. 营卫不和证　　C. 邪热郁蒸证
D. 阴虚火旺证　　E. 中焦湿热证

6. 治疗汗证阴虚火旺证的最佳选方是（　　）
A. 知柏地黄丸　　B. 当归六黄汤　　C. 四妙丸
D. 大补阴丸　　E. 百合固金汤

[B 型题]

7 ~ 8 题共用备选答案
A. 营卫不和　　B. 肺卫不固　　C. 邪热郁蒸
D. 心血不足　　E. 阴虚火旺

7. 玉屏风散适于汗证中的（　　）

8. 当归六黄汤适于汗证中的（　　）

[X 型题]

9. 汗证的主要治法是（　　）
A. 益气固表　　B. 清肝泄热　　C. 补心养血
D. 滋阴降火　　E. 疏肝解郁

10. 汗证常并见下列病证中的（　　）
A. 心悸　　B. 失眠　　C. 癃闭
D. 眩晕　　E. 耳鸣

四、名词解释

1. 汗证　　2. 脱汗

五、问答题

1. 简述汗证的分类。

2. 简述肺卫不固型自汗、阴虚火旺型盗汗的辨证要点、治法、代表方。

第二十四节　肥　胖

【学习目标】

1. 掌握　肥胖概念、病机、治疗原则；各个证型的辨证要点、治法、代表方。
2. 熟悉　肥胖的证候特征；各个证型的区别。
3. 了解　肥胖的病因、分类、西医学范畴。

【内容要点】

1. 肥胖　由于多种原因导致体内膏脂堆积过多，体重异常增加，并伴有头晕乏力、神疲懒言、少动气短等症状的一类病证。又是其他疾病如消渴、头痛、眩晕、中风、水肿等发生的基础。

2. 肥胖病因病机　与年老体弱、饮食不节、劳逸失常、先天禀赋等因素有关。病位主要在脾与肌肉，涉及肾、心、肺、肝胆。主要病机是气虚阳衰，痰湿瘀滞。本病是本虚标实。本虚多为脾肾阳气虚，兼心肺气虚及肝胆疏泄失调，标实为痰浊膏脂，兼有水湿、瘀血、气滞，临床各有侧重。在病变过程中常发生病机转化，一是虚实之间的转化；二是多种病理产物之间的转化；三是肥胖病变日久变生它病。

3. 肥胖辨治要点 辨标本虚实、脏腑病位、舌象变化，以补虚泻实为原则。治本用补益脾肾，治标常用祛湿化痰，结合行气、利水、消导、通腑、化瘀等法。

【练习题】

一、填空题

1. 肥胖病主要病机是________、________。

2. 肥胖病胃热滞脾证的治法是________，其代表方是________。

二、判断题（正确的以“√”表示，错误的以“×”表示）

1. 肥胖病的主要病机是气虚阳衰，痰湿瘀滞。 （ ）

2. 肥胖病以消导化痰利水为主要治疗原则。 （ ）

三、选择题

［A 型题］

1. 肥胖，多食善饥，腹胀，胃灼痛嘈杂，面红心烦，口干苦，舌红苔黄腻，脉弦滑。辨证为（ ）

A. 胃热滞脾证 B. 肝郁气滞证 C. 痰湿内盛证
D. 脾虚不运证 E. 脾肾阳虚证

2. 形盛体胖，身体困重，胸膈痞满，头晕目眩，纳少，神疲嗜卧。舌淡胖边有齿痕，苔白腻，脉滑。辨证为（ ）

A. 胃热滞脾证 B. 肝郁气滞证 C. 痰湿内盛证
D. 脾虚不运证 E. 脾肾阳虚证

3. 肥胖胃热滞脾证的最佳选方是（ ）

A. 导痰汤 B. 小承气汤合保和丸 C. 柴胡疏肝散
D. 参苓白术散 E. 真武汤合苓桂术甘汤

4. 肥胖脾虚不运证的最佳选方是（ ）

A. 导痰汤 B. 小承气汤合保和丸
C. 柴胡疏肝散 D. 参苓白术散合防己黄芪汤
E. 真武汤合苓桂术甘汤

5. 肥胖肝郁气滞证的最佳选方是（ ）

A. 导痰汤 B. 小承气汤合保和丸 C. 柴胡疏肝散
D. 参苓白术散 E. 真武汤合苓桂术甘汤

6. 肥胖脾肾阳虚证的最佳选方是（ ）

A. 导痰汤 B. 小承气汤合保和丸 C. 柴胡疏肝散
D. 参苓白术散 E. 真武汤合苓桂术甘汤

［B 型题］

7 ~ 8 题共用备选答案

A. 清胃泻火，佐以消导 B. 燥湿化痰，理气消痞
C. 温补脾肾，利水化饮 D. 健脾益气，渗利水湿
E. 疏肝解郁，理气健脾

7. 肥胖，多食善饥，腹胀，胃灼痛嘈杂，面红心烦，口干苦，舌红苔黄腻，脉弦滑。其治法宜（　　）

8. 形盛体胖，身体困重，胸膈痞满，头晕目眩，纳少，神疲嗜卧。舌淡胖，边有齿痕，苔白腻，脉滑。其治法宜（　　）

[X型题]

9. 肥胖在辨证时应注意区别（　　）

A. 寒热　B. 脏腑病位　C. 虚实
D. 标本　E. 舌象

10. 治疗肥胖常用的泻实之法包括（　　）

A. 祛湿化痰　B. 利水　C. 消导
D. 通腑　E. 化瘀

四、名词解释

肥胖

五、问答题

1. 试述肥胖的治疗原则。

2. 肥胖病胃热滞脾证的辨证要点，治法及其代表方？

第二十五节 内 伤 发 热

【学习目标】

1. 掌握　内伤发热的定义及临床特点；内伤发热与外感发热的区别。
2. 熟悉　内伤发热的基本病机、治疗原则。
3. 了解　内伤发热的病因、辨证施治方法。

【内容要点】

1. 内伤发热　是指因气血阴阳失衡、脏腑功能失调所导致的以发热为主要表现的病证。临床表现以低热为多，有时或见高热，或患者自觉发热而体温不高。本证一般起病较缓，病程较长，或虚或实。

2. 内伤发热与外感发热的区别　内伤发热由内因而致，其一般特点是：发热缓慢，病程较长或反复发作，发热而不恶寒，多为低热，或发热时作时止，或发有定时，或见高热，或五心烦热，或自觉发热而体温不高。因内伤发热主要由于气、血、内湿的郁遏壅滞或气、血、阴、阳的虚损失调所致，故常伴有气郁、血瘀、湿郁或气虚、血虚、阴虚、阳虚的症状。而外感发热为感受外邪所致，多表现为起病较急，病程较短，发热时多伴有恶寒，并常伴头痛、鼻塞、流涕、喷嚏、脉浮等。

3. 确定为内伤发热后，依据病史、症状、舌脉等辨别证候的虚实，以便确定治疗原则。由气郁、血瘀、湿聚所致的内伤发热属实；由气虚、血虚、阴虚所致的内伤发热属虚。既有正虚，又有邪实的表现为虚实夹杂证。

4. 临床需根据内伤发热证候、病机的不同,采取相应的治疗方法,或滋阴清热,或补益气血,或清热化湿,或疏肝解郁,或活血化瘀。对虚实夹杂者,则须分清主次,兼而顾之。切忌一见发热便用发汗或清热之法。

【练习题】

一、填空题

1. 内伤发热临床表现以________为主,有时或见________,或患者自觉发热而体温不高。内伤发热一般起病较________,病程较________,或虚或实。

2. 由气郁、________、________所致的内伤发热属实;由气虚、________、________所致的内伤发热属虚。既有正虚,又有邪实的表现为虚实夹杂证。

二、判断题(正确的以"√"表示,错误的以"×"表示)

1. 内伤发热以发汗或清热之法为要。 ( )

2. 内伤发热基本病机为脏腑功能失调,气血阴阳亏虚,阴阳失衡,或气、血、水湿郁遏化热。依据病史、症状、舌脉等辨别证候的虚实,以便确定具体的治疗原则。 ( )

三、选择题

[A 型题]

1. 内伤发热的辨证纲领是( )

A. 以寒热为纲　B. 以气血为纲　C. 以虚实为纲
D. 以表里为纲　E. 以阴阳为纲

2. 甘温除热的代表方为( )

A. 小建中汤　B. 桂枝汤　C. 大建中汤
D. 四君子汤　E. 补中益气汤

3. 内伤发热的瘀血发热证和胸痹的心血瘀阻证,以"异病同治"思想指导,治疗均可用以下方剂中的( )

A. 四物汤　B. 丹参饮　C. 血府逐瘀汤
D. 归脾汤　E. 补阳还五汤

4. 以下关于外感发热的表述,错误的为( )

A. 多表现为起病较急,病程较短
B. 多有恶寒
C. 多为低热,或发热时作时止,或发有定时
D. 常伴头痛、鼻塞、流涕、喷嚏、脉浮等
E. 感受外邪所致

5. 关于瘀血发热的表述,错误的一项为( )

A. 情志、劳倦、外伤、出血等原因导致瘀血发热
B. 瘀血发热可见自觉身体局部发热
C. 瘀血发热可予血府逐瘀汤治疗
D. 瘀血发热特征为劳累后发热
E. 外伤出血过多,阴血亏损也可引起发热,可用归脾汤加减治疗

6. 潮热、轰热,午后低热,情绪烦躁、易怒则易发,胸胁胀痛,月经不调,舌红,苔黄,脉弦数,治

疗可选用( )

A. 柴胡疏肝散　　B. 丹栀逍遥散　　C. 左归丸

D. 三仁汤　　E. 银翘散

[B型题]

7～8题共用备选答案

A. 阴虚发热　　B. 气虚发热　　C. 肝郁发热

D. 血虚发热　　E. 湿郁发热

7. 归脾汤用于治疗( )

8. 清骨散用于治疗( )

[X型题]

9. 内伤发热各证型中,有午后发作或加重特征的有( )

A. 湿郁发热　　B. 气虚发热　　C. 瘀血发热

D. 肝郁发热　　E. 阴虚发热

10. 内伤的湿郁发热的常见症候有( )

A. 身热不扬,热势缠绵　　B. 脘痞呕恶,大便不爽　　C. 胸闷纳呆

D. 头重如裹　　E. 舌红,苔黄腻

四、名词解释

1. 内伤发热　　2. 外感发热

五、问答题

1. 内伤发热各个证型的发热有何相应的临床特征?

2. 如何鉴别内伤发热与外感发热?

第二十六节　痹　证

【学习目标】

1. 掌握　痹证的概念;行痹、痛痹、着痹的临床症候特征;痹证的基本治疗原则。

2. 熟悉　痹证的主要病因病机。

3. 了解　痹证的辨证论治。

【内容要点】

1. 痹证的概念　痹证是指以肢体筋骨、关节、肌肉等处疼痛、酸楚、麻木、重着,甚或关节屈伸不利、僵硬、肿大、变形等为主要临床表现的病证。临床上具有反复发作或逐渐加重的特点。

2. 痹证的主要病因病机　痹证发生主要由于正虚感受风、寒、湿、热之邪所致。基本病机可概括为风、寒、湿、热、痰、瘀、虚,导致经络痹阻,气血运行不畅。

3. 行痹、痛痹、着痹的临床证候特征　一般风邪盛者,表现为肢体关节疼痛,游走不定,称为行痹;寒邪盛者,表现为疼痛明显,痛有定处,遇寒加重,称为痛痹;湿邪盛者,表现为酸痛重着,关节漫肿,称为着痹。

4. 痹证的基本治疗原则　祛邪通络、宣痹止痛。

【练习题】

一、填空题

1. 痹证的基本病机可概括为________、________、________、________、________、________、________,导致经络痹阻,气血运行不畅。

2. 行痹治疗代表方为________。

二、判断题(正确的以"√"表示,错误的以"×"表示)

治疗痛痹应采用清热化湿,凉血除痹。　(　　)

三、选择题

[A 型题]

1. 会加剧痛痹的邪气是(　　)

A. 风　　B. 湿　　C. 寒

D. 热　　E. 暑

2. 风湿热痹的治法是(　　)

A. 清热通络,祛风除湿　　B. 清热解毒,养阴除痹　　C. 清热化湿,凉血除痹

D. 祛风化湿,通络除痹　　E. 温经散寒,祛风除湿

[B 型题]

3 ~ 4 题共用备选答案

A. 乌头汤　　B. 宣痹汤　　C. 薏米仁汤

D. 羌活胜湿汤　　E. 桂枝汤

3. 治疗风湿热痹宜选用的处方是(　　)

4. 治疗着痹宜选用的处方是(　　)

[X 型题]

5. 与痹证关系最为密切的外邪有(　　)

A. 风　　B. 寒　　C. 暑

D. 湿　　E. 燥

四、名词解释

行痹

五、问答题

如何区别行痹、痛痹和着痹?

第二十七节　腰　　痛

【学习目标】

1. 掌握　腰痛的定义和治疗原则。

2. 熟悉　腰痛的病因病机要点。

3. 了解 腰痛不同证型的疼痛特点及辨证论治。

【内容要点】

1. 腰痛的定义 腰痛是指以腰脊或脊旁部位疼痛为主要表现的病证。

2. 腰痛的病因病机要点 腰痛的病因以肾虚为本,感受外邪、跌仆闪挫为标,两者又互为因果。病变部位在肾,与足太阳膀胱经、足少阴肾经及督脉、带脉等经脉有关。基本病机为邪阻经脉,腰府失养。

3. 治疗原则 虚证腰痛治宜补肾壮腰。实证腰痛治宜散寒祛湿,或清热利湿,或活血祛瘀,或舒筋通络为主,佐以补肾强腰。

【练习题】

一、填空题

1. 内伤腰痛多见于________。

2. 瘀血腰痛表现为腰痛如刺,痛有________,痛处________,方药可用________。

二、判断题(正确的以“√”表示,错误的以“×”表示)

腰痛的发病有外感而发,亦有内伤所致。 ( )

三、选择题

[A 型题]

1. 下列选项中,不属外感腰痛致病病邪的是( )

A. 风 B. 寒 C. 湿

D. 热 E. 燥

2. 瘀血腰痛,治宜选用( )

A. 身痛逐瘀汤 B. 补中益气汤 C. 血府逐瘀汤

D. 膈下逐瘀汤 E. 少腹逐瘀汤

3. 腰痛的致病之本是( )

A. 风邪 B. 寒邪 C. 肾虚

D. 脾虚 E. 血瘀

4. 三妙散可用于治疗( )

A. 寒湿腰痛 B. 湿热腰痛 C. 瘀血腰痛

D. 肾虚腰痛 E. 肾虚夹寒湿腰痛

[B 型题]

5 ~ 7 题共用备选答案

A. 腰部疼痛,重着而热 B. 腰痛如刺,痛有定处

C. 腰部冷痛重着 D. 腰部酸软无力

E. 腰部隐痛

5. 寒湿腰痛的特点是( )

6. 湿热腰痛的特点是( )

7. 瘀血腰痛的特点是( )

［X型题］

8. 腰痛的相关病变部位有（　　）

A. 肾　　B. 足太阳膀胱经　　C. 足少阴肾经

D. 督脉　　E. 带脉

四、名词解释

腰痛

五、问答题

寒湿腰痛与湿热腰痛在证候、病因病机、治法及选方等方面如何鉴别？

第二十八节　痿　证

【学习目标】

1. 掌握　痿证的定义、辨证要点、治疗原则。
2. 熟悉　痿证的病因病机。
3. 了解　痿证的辨证论治。

【内容要点】

1. 痿证的定义　痿证是指以肢体筋脉弛缓，软弱无力，不能随意运动，甚则肌肉萎缩为主要临床表现的一种病证。临床上以下肢痿弱无力较为多见，亦可见到下肢与上肢，左侧与右侧皆痿弱不用。

2. 痿证的病因病机　导致痿证的原因复杂，包括外感温热或湿热浸淫、内伤劳倦或跌仆损伤、饮食不节或毒物所伤等，基本病机为脏腑受损，精气血津液不能荣养筋脉肌肉，而生痿证。病因病机可概括为五种：肺热津伤、津液不布；湿热浸淫、气血不运；脾胃虚弱、精微不输；肝肾亏损、髓枯筋痿；瘀血阻络、筋脉失养。

3. 痿证的辨证要点　痿证辨证，首辨脏腑病位。痿证病变部位虽在筋脉肌肉，但发病根源为五脏受损，与肺、脾胃、肝肾密切相关。起病急骤，伴见发热恶寒，咳嗽咽痛，或在热病之后出现肢体痿弱不用者，病位多在肺；四肢痿软，而伴有乏力，食少便溏，纳呆腹胀，恶心呕吐，或下肢微肿者，其病位多在脾胃；四肢痿软，甚则不能站立，腰膝酸软，形寒肢冷，夜尿清长，男子阳痿遗精，女子月经不调，咽干目眩，其病位多在肝肾。次辨标本虚实。外感温热毒邪或湿热浸淫者，起病急，进展快，多属实证；内伤日久，起病与发展慢，病程较长，多属虚证或虚中夹实证。

4. 痿证的治疗原则　虚证宜扶正补虚为主，实证宜祛邪和络，虚实兼夹者当兼顾治之。临床治疗要重视补益脾胃这一治疗原则。

【练习题】

一、填空题

1. 虽然痿证的病变部位在________，但其发病根源为________。

2. 临床上痿证以________最为多见，亦可见到________、左侧与右侧皆痿弱不用。

二、判断题（正确的以"√"表示，错误的以"×"表示）

痿证之起始多为邪实，病之日久多为正虚或虚实夹杂。（　　）

三、选择题

［A 型题］

1. 痿证的主要病机是（　　）

A. 肾阳虚衰　B. 筋脉肌肉失于濡养　C. 肺失输布通调
D. 脾运不健，湿困中焦　E. 邪阻经络，气血运行不畅

2. 下列选项中，不属于痿证常见病因的是（　　）

A. 湿热浸淫　B. 情志失调　C. 感受温毒
D. 饮食所伤　E. 房劳体虚

［B 型题］

3～4 题共用备选答案

A. 清燥救肺汤　B. 加味二妙散　C. 参苓白术散
D. 虎潜丸　E. 补阳还五汤

3. 痿证中肺热津伤证的代表方是（　　）

4. 痿证中脾胃虚弱证的代表方是（　　）

［X 型题］

5. 痿证病因病机可概括为（　　）

A. 肺热津伤，津液不布　B. 湿热浸淫，气血不运　C. 脾胃虚弱，精微不输
D. 肝肾亏损，髓枯筋痿　E. 瘀血阻络，筋脉失养

四、名词解释

痿证

五、问答题

如何理解痿证治疗中要重视"补益脾胃"这一治则？

第二章
其他常见病证

第一节　月 经 不 调

月 经 先 期

【学习目标】

1. 掌握　月经先期的概念、辨治要点及辨证施治。
2. 熟悉　月经先期形成的病因病机。
3. 了解　月经先期中药治疗的随症加减变化。

【内容要点】

1. 概念　月经周期提前7天以上，甚至10余天一行，连续3个周期以上者，称为“月经先期”。

2. 辨治要点　月经先期的辨证，着重于周期的提前及经量、经色、经质的变化，结合全身证候及舌脉作为辨证依据。临床分为血热与气虚两类，血热证有阳盛血热证、阴虚血热证、肝郁血热证；气虚证有脾气虚证、肾气虚证。本病的治疗重在益气固冲，清热调经。

月 经 后 期

【学习目标】

1. 掌握　月经后期的概念、辨治要点及辨证施治。
2. 熟悉　月经后期形成的病因病机。
3. 了解　月经后期中药治疗的随症加减变化。

【内容要点】

1. 概念　月经周期延后7天以上，甚至3～5个月一行，连续出现3个周期以上者，称为“月经后期”。

2. 辨治要点　月经后期的辨证，着重于周期的延后及经色、经量、经质的变化，结合全身证候及舌脉作为辨证依据。临床上常见肾虚证、血虚证、实寒证、虚寒证、气滞证、痰湿证。本病的治疗重在调理冲任、疏通胞脉以调经，虚者补之，实者泻之，寒者温之，滞者行之，痰者化之。

月经先后无定期

【学习目标】

1. 掌握　月经先后无定期的概念、辨治要点及辨证施治。
2. 熟悉　月经先后无定期形成的病因病机。
3. 了解　月经先后无定期中药治疗的随症加减变化。

【内容要点】

1. 概念　月经周期时或提前、时或延后7天以上，并连续出现3个月经周期以上者，称为月经先后无定期。本病以月经周期紊乱为特征，可连续两三个周期提前又出现一次延后，或两三个周期延后又见一次提前，或见提前延后错杂更迭不定。

2. 辨治要点　月经先后无定期的辨证除月经周期紊乱外，还需着重观察月经的量、色、质的变化，并结合全身证候及舌脉辨其虚实及脏腑。临床上常见肝郁证、肾虚证、脾虚证。本病的治疗重在疏肝补肾，调和冲任。

【练习题】

一、填空题

1. 月经先期临床常见证型有________、________、________、________、________。

2. 月经提前，色淡质稀，神疲肢倦，气短懒言，纳少便溏，舌淡红，苔薄白，脉缓弱。证属________，方选________。

3. 月经后期临床常见证型有________、________、________、________、________、________。

4. 月经后期，量少，色淡质稀，小腹隐痛，喜温喜按，腰酸无力，小便清长，大便稀溏，舌淡苔白，脉沉迟无力，证属________，方选________。

5. 月经先后无定期分型有________、________、________。

二、判断题（正确的以“√”表示，错误的以“×”表示）

1. 凡月经周期提前7天以上，连续5个周期以上者，称为月经先期。（　）

2. 经期提前，经色紫红，质稠有块，伴有经前乳房及少腹胀痛，烦躁易怒，口苦咽干，舌红，苔黄，脉弦数。证属阳盛血热。（　）

3. 月经先期阳盛血热证可用清经散加减治疗。 ( )

4. 月经周期延后7天以上，甚至3～5个月一行，连续3个周期以上者，称月经后期。( )

5. 经期延后，量少，色黯有血块，少腹冷痛，得热痛减，畏寒肢冷，苔薄白，脉沉紧。证属虚寒证。 ( )

6. 月经后期痰湿证可用苍附导痰丸加减治疗。 ( )

7. 月经周期时或提前、时或延后7天以上，并连续出现3个月经周期以上者，称为月经先后无定期。 ( )

8. 经期不定，量或多或少，色红有块，胸胁、乳房、少腹胀痛，脘闷纳呆，善太息，苔薄白，脉弦。证属肾虚证。 ( )

三、选择题

［A型题］

1. 月经提前，量少，质稠，颧赤唇红，手足心热，舌红，苔少，脉细数。证属( )

A. 实热　B. 虚热　C. 郁热

D. 瘀热　E. 湿热

2. 月经先期，色淡质稀，气短懒言，神疲乏力，纳少便溏，舌淡红苔薄白，脉细弱。方选( )

A. 八珍汤　B. 养心汤　C. 逍遥散

D. 四物汤　E. 补中益气汤

3. 虚寒型月经后期的临床特点是( )

A. 经期延后，量少，色黯红有块，小腹冷痛拒按，得热痛减

B. 经期延后，量少，色淡红，质清稀，无血块，小腹隐痛，喜温喜按

C. 经期延后，量少，色淡红，少腹空痛，心悸眼花

D. 经期延后，量少，色淡黯，质清稀，腰酸腿软，头晕耳鸣

E. 经期延后，量少，色黯红，或有血块，小腹胀痛，精神抑郁

4. 温经汤(《妇人良方大全》)主要适用于( )

A. 实寒型月经后期　B. 虚寒型月经后期

C. 肾虚型月经后期　D. 气滞型月经后期

E. 痰湿型月经后期

5. 经行或先或后，量少，色淡，质稀，头晕耳鸣，腰酸腿软。舌淡，苔薄，脉沉细。方选( )

A. 归脾汤　B. 固阴煎　C. 逍遥散

D. 大补元煎　E. 定经汤

6. 肝郁型月经先后无定期，首选方是( )

A. 逍遥散　B. 固阴煎　C. 大补元煎

D. 当归地黄饮　E. 调肝汤

［B型题］

7～8题共用备选答案

A. 补肾益精，养血调经　B. 补脾益气，摄血调经

C. 养阴清热，凉血调经　D. 清热降火，凉血调经

E. 疏肝清热，凉血调经

7. 月经先期气不摄血证的治法宜选( )

8. 月经先期肝郁化热证的治法宜选( )

9 ~ 10 题共用备选答案

A. 人参养荣汤　　B. 温经汤(《金匮要略》)

C. 大补元煎　　D. 当归地黄饮

E. 调肝汤

9. 肾精亏虚型月经后期,首选方是(　　)

10. 阳虚寒凝型月经后期,首选方是(　　)

11 ~ 12 题共用备选答案

A. 补益肾气,调固冲任　　B. 补脾益气,固冲调经

C. 养阴清热,凉血调经　　D 清热降火,凉血调经

E. 疏肝解郁,和血调经

11. 肝郁型月经先后无定期的治法宜选(　　)

12. 肾气不足型月经先后无定期的治法宜选(　　)

[X 型题]

13. 治疗月经先期的方剂,下列选项正确的是(　　)

A. 补中益气汤　　B. 清经散

C. 两地汤　　D. 丹栀逍遥散

E. 四君子汤

14. 引起月经先期的主要机制有(　　)

A. 血热　　B. 气虚　　C. 血瘀

D. 虚热　　E. 血虚

15. 月经后期的病因病机要点包括(　　)

A. 肾虚精亏,冲任不足

B. 阳虚无以温煦脏腑,气血生化乏源,冲任亏虚

C. 气滞血凝,冲任不畅

D. 血为寒凝,运行不畅

E. 痰湿壅滞冲任,气血不畅

16. 月经先后无定期的诊断要点有(　　)

A. 经期不定　　B. 月经或提前或延后 7 天以上

C. 经乱连续 3 个周期　　D. 经量过多

E. 经期延长

17. 月经先后无定期临床常见证型有(　　)

A. 肾虚证　　B. 阳虚寒凝证　　C. 痰湿阻滞证

D. 脾虚证　　E. 肝郁证

18. 月经先后无定期的病因病机要点包括(　　)

A. 肾虚不足,冲任不固

B. 阳虚无以温煦脏腑,气血生化乏源,冲任亏虚

C. 肝气郁滞,冲任失调

D. 脾气虚弱,血海不固

E. 痰湿壅滞冲任,气血不畅

四、名词解释

1. 月经先期　　2. 月经不调　　3. 月经后期　　4. 月经先后无定期

五、问答题

1. 月经先期的辨证论治要点有哪些?
2. 月经后期的辨证要点有哪些?
3. 虚寒型月经后期与实寒型月经后期临床表现有何异同?如何施治?
4. 月经先后无定期的辨证要点有哪些?

第二节　闭　　经

【学习目标】

1. 掌握　闭经的概念、辨治要点及辨证施治。
2. 熟悉　闭经形成的病因病机。
3. 了解　闭经中药治疗的随症加减变化。

【内容要点】

1. 概念　闭经分为原发性闭经和继发性闭经。原发性闭经是指女子年逾16周岁,虽有第二性征发育但无月经来潮,或年逾14岁,尚无第二性征发育及月经。继发性闭经是指月经周期建立后,在正常绝经年龄前,月经来潮后停止3个周期或6个月以上。

2. 辨治要点　一般而论,年逾16岁尚未行经,或已行经而又月经稀发、量少、渐至停闭并伴有其他虚象者,多属虚证,有肾气亏虚与气血虚弱之别;若以往月经基本正常而骤然停经又伴其他实象者,多属实证,有气滞血瘀、寒凝血瘀、痰湿阻滞之分。闭经的治疗原则应根据病证,虚者补而通之,实者泻而通之,虚实夹杂者当补中有通、攻中有养,皆以恢复月经周期为要,切不可不分虚实概以活血理气通之。

【练习题】

一、填空题

1. 闭经临床常见的证型有________、________、________、________、________。
2. 闭经气滞血瘀证的治法是________,________,方选________。

二、判断题(正确的以"√"表示,错误的以"×"表示)

1. 女子年逾16周岁,无月经来潮者;或月经周期建立后,在正常绝经年龄前,月经停止来潮6个月以上者;或月经稀发者,按其自身原来月经周期计算,停经3个周期以上者称为闭经。(　　)
2. 凡女子年过16岁而月经尚未来潮者,称继发性闭经。(　　)
3. 既往来过月经,而又出现停经3个月以上者,称原发性闭经。(　　)
4. 月经停闭,形体肥胖,头晕嗜睡,胸闷脘痞,带下量多,苔白腻,脉滑。证属痰湿阻滞。(　　)

三、选择题

［A 型题］

1. 下列选项可诊断为闭经的是（　　）

A. 既往月经正常，现停经 3 个月，恶心呕吐

B. 产后 3 ～ 5 个月，从未行经

C. 既往月经不调，现 7 月未行

D. 少女初潮后，月经半年未行

E. 绝经后 1 年未行经

2. 月经初潮较迟，或月经后期量少，渐至闭经，头晕耳鸣，腰酸腿软，性欲低下，舌淡红，苔薄白，脉沉细。治宜（　　）

A. 补益肾气，调理冲任　　B. 滋肾益阴，养血调经

C. 养阴清热，凉血调经　　D. 健脾益气，养血调经

E. 补血养血，活血调经

3. 月经停闭数月，头晕心悸，气短无力，面色萎黄，舌淡苔薄，脉细无力。方选（　　）

A. 参苓白术散　　B. 人参养荣汤

C. 加减苁蓉菟丝子丸　　D. 丹溪治湿痰方

E. 逍遥散

［B 型题］

4 ～ 5 题共用备选答案

A. 参苓白术散加减　　B. 人参养荣汤加减

C. 加减苁蓉菟丝子丸　　D. 丹溪治湿痰方加减

E. 血府逐瘀汤加减

4. 月经停闭数月，头晕心悸，气短无力，面色萎黄，舌淡苔薄，脉细无力。方选（　　）

5. 月经数月不行，精神郁闷，烦躁易怒，乳房、小腹胀痛，舌有瘀斑瘀点，脉沉弦或涩。方选（　　）

［X 型题］

6. 实证闭经的常见证型有（　　）

A. 气滞血瘀　　B. 湿热下注　　C. 寒凝血瘀

D. 痰湿阻滞　　E. 阳盛血热

7. 诊断闭经最有意义的有（　　）

A. 女子 12 岁月经尚未来潮

B. 妊娠期无月经

C. 女子年逾 16 岁月经尚未来潮

D. 月经来潮后又中断 6 个月以上者

E. 月经来潮后又中断自身之月经周期 3 个周期以上未来潮者

四、名词解释

闭经

五、问答题

1. 闭经分为几个证型？各用何方治疗？

2. 试述气血虚弱证、肾气亏虚证闭经的病因病机。

第三节　痛　　经

【学习目标】

1. 掌握　痛经的概念、辨治要点及辨证施治。
2. 熟悉　痛经形成的病因病机。
3. 了解　痛经中药治疗的随症加减变化。

【内容要点】

1. 概念　妇女正值经期或经行前后，出现周期性小腹疼痛，或痛引腰骶，甚至剧痛晕厥者，称为痛经，又称“经行腹痛”。

2. 辨治要点　本病多因气滞血瘀、寒凝血瘀、湿热蕴结，导致胞宫气血运行不畅，不通则痛；或肝肾亏虚、气血虚弱，致胞宫失于濡养，不荣则痛所致。一般而言，痛在经前、经行之初多属实，痛在月经将净或经后多属虚；疼痛剧烈、拒按多属实，隐隐作痛、喜按多属虚；刺痛多属血瘀，胀痛多属气滞；冷痛，得热痛减多属寒；灼痛，得热痛增多属热。痛经的治疗，以止痛为核心，以调理胞宫、冲任气血为主。经期重在调血止痛以治标，平素辨证求因以治本。

【练习题】

一、填空题

1. 小腹灼痛拒按，痛连腰骶，经色黯红，紫稠有块，有热感，舌红，苔黄腻，脉滑数。治宜________，________，方选________。

2. 痛经以伴随月经来潮而周期性小腹疼痛发作为辨证要点，一般痛在经前多属________，痛在经后多属________；剧痛多为________，隐痛多为________。治疗原则以调理________、________为主。

二、判断题（正确的以“√”表示，错误的以“×”表示）

1. 凡在经期或行经前后出现周期性小腹疼痛，或痛引腰骶，称为痛经。（　　）
2. 痛经主要由于“不通则痛”，所以治疗原则根据“通则不痛”的原理，以调经止痛为主。（　　）

三、选择题

[A 型题]

1. 下列选项属于寒凝血瘀型痛经之证候的是（　　）
   A. 经前小腹胀痛，经行不畅，色紫黯有块
   B. 经行小腹刺痛拒按，瘀块排出后疼痛减轻
   C. 经行小腹冷痛，得热则减，量少，色黯有块
   D. 经行小腹绵绵作痛，量少，色淡质稀
   E. 经期小腹灼痛拒按，痛连腰骶，经色紫红，质稠

2. 痛经的治疗原则为（　　）

A. 以止痛为主　　B. 以调理气血为主
C. 以调理脏腑为主　　D. 以调理阴阳为主
E. 以理血止痛为主

［B 型题］

3 ~ 4 题共用备选答案

A. 调肝汤　　B. 膈下逐瘀汤加减　　C. 温经汤加减
D. 清热调血汤加减　　E. 大营煎

3. 经期或经后，小腹隐隐作痛，喜按，月经量少，色淡质稀，头晕耳鸣，腰酸腿软，舌淡苔薄，脉沉细。宜选(　　)

4. 小腹胀痛、刺痛拒按，经少不畅，血有瘀块，舌紫黯或有瘀点，脉弦或涩。宜选(　　)

［X 型题］

5. 痛经的常见证型有(　　)

A. 肝肾亏虚　　B. 气血虚弱　　C. 气滞血瘀
D. 寒凝血瘀　　E. 湿热蕴结

6. 西医学将痛经分为(　　)

A. 原发性痛经　　B. 生理性痛经　　C. 病理性痛经
D. 继发性痛经　　E. 混合性痛经

四、名词解释

痛经

五、问答题

1. 试述痛经的辨证要点和治疗原则。

2. 痛经分为几个证型？各用何法、何方治疗？

第四节　崩　　漏

【学习目标】

1. 掌握　崩漏的概念、辨治要点及辨证施治。
2. 熟悉　崩漏形成的病因病机。
3. 了解　崩漏中药治疗的随症加减变化。

【内容要点】

1. 概念　崩漏是指经血非时暴下不止或淋漓不尽，前者谓之崩中，后者谓之漏下。崩与漏出血情况虽不同，然二者常相互转化，交替出现，且病因病机相似，故概称崩漏，是月经周期、经期、经量严重紊乱的月经病。

2. 辨治要点　本病发生的主要机制是冲任损伤、二脉不固，不能制约经血。一般而言，经血非时暴下，色红质稠，多属实热；若淋漓漏下，色紫质稠，多属阴虚有热；经血淋漓不断，或突然下血，小腹疼痛拒按，多属瘀滞；经血淋漓，色淡质稀，小腹喜温喜按，多属虚属寒。临床治疗崩漏，应根据其病情缓急和出血时间长短的不同，本着“急则治其标，缓则治其本”的原则。

【练习题】

一、填空题

1. 崩漏临床常见的证型有________、________、________、________。

2. 崩漏中瘀血阻滞冲任的治法是________，________。方选________。

二、判断题（正确的以“√”表示，错误的以“×”表示）

1. 崩漏中脾虚型的主要证候是阴道大量下血，血深红而质稠，心烦口渴，头晕面赤，舌黯有瘀紫斑点，脉涩或弦涩。（　　）

2. 肾阴虚型崩漏的治疗，方药宜选左归丸加减。（　　）

三、选择题

［A 型题］

1. 脾虚型崩漏的病机为（　　）

A. 脾失生化，气血不足　　B. 脾气虚弱，冲任不固

C. 脾虚气弱，清阳不升　　D. 脾运失职，湿注下焦

E. 脾气虚弱，中阳不振

2. 固本止崩汤主要适用于（　　）

A. 崩漏血热证　　B. 崩漏血瘀证　　C. 崩漏脾虚证

D. 崩漏肾阳虚证　　E. 崩漏肾阴虚证

［B 型题］

3 ~ 4 题共用备选答案

A. 右归丸　　B. 左归丸　　C. 清热固经汤

D. 逐瘀止崩汤　　E. 固本止崩汤

3. 阴道大量出血，继而淋漓日久不净，色淡红质稀，腰膝酸软，小便清长，畏寒肢冷，苔薄白，脉沉弱。宜选（　　）

4. 经血淋漓不断，色淡质稀，神疲气短，四肢不温，纳呆，面色皖白，舌淡胖，苔薄白，脉细弱。宜选（　　）

［X 型题］

5. 诊治崩漏，进行分析主要应从以下方面中的（　　）

A. 阴道出血的量、色、质　　B. 全身证候及舌脉　　C. 病情的缓急轻重

D. 阴道出血的久暂　　E. 患者所处的年龄阶段

6. 脾虚证崩漏的主要证候有（　　）

A. 经血淋漓不断　　B. 色淡质稀，神疲气短　　C. 纳呆，面色苍白

D. 腰膝酸软，小便清长　　E. 手足心热，头晕耳鸣

四、名词解释

崩漏

五、问答题

1. 崩漏的主要发病机制是什么？崩漏分为几个证型？各用何方治疗？

2. 崩漏的辨证论治要点有哪些？

第五节 带 下 病

带下量明显增多或减少,色、质、气味发生异常,或伴有局部及全身症状者,称为带下病。带下明显增多者称为带下过多;带下明显减少者称为带下过少。

带 下 过 多

【学习目标】

1. 掌握 带下过多的概念、辨治要点及辨证施治。
2. 熟悉 带下过多形成的病因病机。
3. 了解 带下过多中药治疗的随症加减变化。

【内容要点】

1. 概念 带下过多是指带下量明显增多,色、质、气味异常,或伴有局部及全身症状者。

2. 辨治要点 本病辨证主要是根据带下的量、色、质、气味的异常及伴随症状、舌脉,以辨其寒、热、虚、实。一般而论,带下色淡、质稀者为虚寒;带下色黄、质稠、有秽臭者为实热。治疗以除湿为主,治脾宜运、宜升、宜燥,治肾宜补、宜固、宜涩,湿热和热毒宜清、宜利,阴虚夹湿则补清兼施。

带 下 过 少

【学习目标】

1. 掌握 带下过少的概念、辨治要点及辨证施治。
2. 熟悉 带下过少形成的病因病机。
3. 了解 带下过少中药治疗的随症加减变化。

【内容要点】

1. 概念 带下过少是指带下量明显减少,甚或全无,阴中干涩痒痛,甚至阴部萎缩者。

2. 辨治要点 本病主要病机是阴液不足,不能渗润阴道。临床常见肝肾亏损证、血瘀津亏证,治疗重在滋补肝肾之阴精,佐以养血、化瘀等。用药不可肆意攻伐,过用辛燥苦寒之品,以免耗津伤阴,犯虚虚之戒。

【练习题】

一、填空题

1. 带下过多是指带下量明显增多,________异常,或伴有________症状者。

2. 肾阳不足带下过多的治法是________，________，方用________；湿热下注带下过多的治法________，方用________；湿毒蕴结带下过多的治法________，________，方用________。

3. 带下过多的分型有________、________、________、________、________。

4. 带下过少指带下量明显减少，甚或全无，致________，甚至________者。

5. 肝肾亏损证带下过少的治法________，________，方用________；血瘀津亏证带下过少的治法________，________，方用________。

6. 带下过少的主要病机是________。

二、判断题（正确的以“√”表示，错误的以“×”表示）

1. 带下过多的病因主要是风寒之邪影响任、带；以致带脉失约，任脉不固所形成。（ ）

2. 肾阳不足带下过多的治法是温肾助阳，涩精止带。（ ）

3. 脾阳虚弱带下过多的主症是白带清冷，量多，质稀薄，终日淋漓不断，腰痛如折，畏寒肢冷。（ ）

4. 带下过少的病因主要是湿热之邪影响任、带，以致任带失养，不能渗润阴道所形成。（ ）

5. 肝肾亏损带下过少的方药是左归丸加减。（ ）

6. 血瘀津亏带下过少的主症是带下过少，甚至全无，阴中干涩，性交疼痛，精神抑郁，烦躁易怒，小腹或少腹疼痛拒按，胸胁、乳房胀痛，经少或闭经，舌质黯，边有瘀点瘀斑，脉弦涩。（ ）

三、选择题

［A 型题］

1. 脾虚证带下过多的主症错误的是（ ）
   A. 带下色白，质稀薄，无臭气，绵绵不断
   B. 面色萎黄，体倦乏力
   C. 精神疲倦，纳少便溏
   D. 五心烦热，失眠多梦
   E. 舌淡，苔白腻，脉缓弱

2. 湿热下注证带下过多的主症错误的是（ ）
   A. 带下量多，色黄，质黏腻，有臭气
   B. 或带下色白质黏如豆腐渣样，阴痒
   C. 口苦咽干，小便短黄
   D. 面部烘热，五心烦热，失眠多梦
   E. 舌苔黄腻，脉濡数

3. 脾虚证带下过多的治疗原则是（ ）
   A. 健脾益气，固涩止带
   B. 健脾益气，清热止带
   C. 健脾益气，升清降浊
   D. 健脾益气，清热利湿
   E. 健脾益气，除湿止带

4. 完带汤的药物组成不包括（ ）
   A. 人参、白术、淮山药
   B. 柴胡、白芍、陈皮
   C. 苍术、黑芥穗
   D. 车前子、甘草
   E. 薏苡仁、茯苓

5. 肝肾亏损证带下过少的主症错误的是（ ）
   A. 带下过少，甚至全无
   B. 烘热汗出，烦热胸闷
   C. 头晕耳鸣，腰膝酸软
   D. 小便黄，大便干结
   E. 舌淡，苔白腻，脉缓弱

6. 血瘀津亏证带下过少的治疗方剂应选用（ ）
   A. 四物汤
   B. 桃红四物汤
   C. 小营煎
   D. 血府逐瘀汤
   E. 人参养荣汤

[B型题]

7～8题共用备选答案

A. 健脾益气，除湿止带　B. 清热利湿止带　C. 清热解毒，除湿止带
D. 温肾助阳，涩精止带　E. 活血化瘀，疏肝解郁

7. 带下过多脾虚证的治法是( )
8. 带下过多湿热下注证的治法是( )

9～10题共用备选答案

A. 补血益精，活血化瘀　B. 清热利湿，平肝潜阳　C. 滋补肝肾，养精益血
D. 温肾助阳，涩精止带　E. 清热解毒，健脾化浊

9. 带下过少肝肾亏损证的治法是( )
10. 带下过少血瘀津亏证的治法是( )

[X型题]

11. 脾虚证带下过多的主症有( )
A. 带下色白或淡黄，质黏稠，无臭气，绵绵不断
B. 面色㿠白或萎黄，四肢不温，两足跗肿
C. 精神疲倦，纳少便溏
D. 五心烦热，失眠多梦
E. 舌淡，苔白，脉缓弱

12. 止带方的药物组成有( )
A. 茯苓、猪苓　B. 车前子、泽泻　C. 茵陈、黄柏、栀子
D. 丹皮、赤芍、牛膝　E. 生地、黄芩、木通

13. 带下过多的辨证在于辨别( )
A. 量　B. 色　C. 质
D. 气味　E. 舌脉

14. 带下过少的证型有( )
A. 气血虚弱　B. 肝肾亏损　C. 阴虚内热
D. 血瘀津亏　E. 肾阳虚衰

四、名词解释

1. 带下过多　2. 带下过少

五、问答题

1. 试述脾虚证带下过多的主症是什么，治则方药如何。
2. 试述带下过少的证型有哪些，治则方药如何。

第六节　妊娠恶阻

【学习目标】

1. 掌握　妊娠恶阻的概念、辨治要点及辨证施治。

2. 熟悉　妊娠恶阻形成的病因病机。

3. 了解　妊娠恶阻中药治疗的随症加减变化。

【内容要点】

1. 概念　妊娠早期出现严重的恶心呕吐，头晕厌食，甚至食入即吐者，称为妊娠恶阻。

2. 辨治要点　本病的主要病机是冲气上逆，胃失和降。呕吐清水，口淡者，多属虚证、寒证；呕吐酸水，口苦者，多属实证、热证。恶阻的治疗以调气和中、降逆止呕为主，服药方法以少量多次呷服为宜。

【练习题】

一、填空题

1. 妊娠恶阻是指妊娠早期出现________，________，甚至________者。

2. 脾胃虚弱证妊娠恶阻的治法________，________，方用________；肝胃不和证妊娠恶阻的治法________，________，方用________。

3. 妊娠恶阻的主要病机是________，________。

二、判断题（正确的以“√”表示，错误的以“×”表示）

1. 妊娠恶阻的病机主要是冲脉之气上逆，气血不和所致。（　）

2. 肝胃不和证妊娠恶阻的方药是橘皮竹茹汤加味。（　）

3. 脾胃虚弱证妊娠恶阻的主症是妊娠早期恶心呕吐，吐酸水苦水，舌质淡，苔薄黄，脉弦滑。（　）

三、选择题

［A 型题］

1. 一妇人，25 岁，怀孕 2 个月，恶心，呕吐不食，口淡，呕吐清涎，神疲思睡，舌淡，苔白润，脉缓滑无力。其治疗最佳选方是（　）

A. 四君子汤　B. 六君子汤　C. 陈夏六君汤
D. 香砂六君子汤　E. 参苓白术散

2. 以下选项中不是脾胃虚弱型恶阻的主症的是（　）

A. 妊娠早期　B. 恶心呕吐不食
C. 呕吐酸水或苦水　D. 神疲思睡
E. 舌淡，苔白润，脉缓滑无力

3. 以下选项中不是肝胃不和型恶阻的主症的是（　）

A. 妊娠初期口淡，呕吐清涎　B. 胸闷胁胀
C. 嗳气叹息　D. 头胀而晕，烦渴口苦
E. 舌淡红，苔微黄，脉弦滑

［B 型题］

4 ~ 5 题共用备选答案

A. 补血益精，降逆止呕　B. 健脾和胃，降逆止呕
C. 养精益血，降逆止呕　D. 抑肝和胃，降逆止呕

E. 清热解毒，化浊止呕

4. 妊娠恶阻肝胃不和的治法是（　　）

5. 妊娠恶阻脾胃虚弱的治法是（　　）

［X 型题］

6. 妊娠恶阻的证型有（　　）

A. 气血虚弱　　B. 脾胃虚弱　　C. 阴虚内热

D. 肝胃不和　　E. 肾阳虚衰

7. 香砂六君子汤的药物组成有（　　）

A. 党参、白术　　B. 茯苓、甘草　　C. 半夏、陈皮

D. 木香、砂仁　　E. 生姜、大枣

四、名词解释

妊娠恶阻

五、问答题

试述妊娠恶阻的证型有哪些，治则方药如何。

第七节　恶 露 不 尽

【学习目标】

1. 掌握　恶露不尽的概念、辨证要点。
2. 熟悉　恶露不尽各证型的病理机制、临床表现及治法。
3. 了解　恶露不尽各证型的方药加减。

【内容要点】

1. 概念要点　学习本节首先要了解正常恶露排净的时间，才能知常达变。妇女产后 2 ~ 3 周内，由阴道排出少量暗红色血性液体，称为恶露。是胎儿分娩出后，胞宫内遗留的余血、浊液，一般 2 周左右即可排尽。产后恶露持续 3 周以上仍淋漓不尽，甚或夹有鲜血，称为恶露不尽。

2. 辨证要点　辨证主要从恶露的量、色、质、气味等辨别寒、热、虚、实。恶露量多，色淡，质稀，无臭味，多为气虚；量多，色红，质稠而臭秽，多为血热；量少，色紫暗有块，多属血瘀。

3. 病因病机要点　恶露不尽的病机主要是冲任为病，可因气虚失摄，冲任不固；或热扰冲任，迫血妄行；亦可由瘀阻冲任，血不归经所致。

4. 论治要点　治疗以调理冲任为本，根据“虚者补之、瘀者攻之、热者清之”的原则，分别采用补气摄血、化瘀生新、清热凉血等方法施治，且不可轻用固涩之剂。

【练习题】

一、填空题

1. 恶露不尽临床上常见有________、________、________三种证型。

2. 恶露不尽中血瘀阻滞型治宜________，方用________。

二、判断题（正确的以"√"表示，错误的以"×"表示）

1. 妇女产后2～3周内，由阴道排出少量暗红色血性液体，称为恶露不尽。（　）

2. 恶露量少，色紫暗有块，多属瘀血阻滞。（　）

三、选择题

［A型题］

1. 下列处方中，可用于气虚型恶露不尽的是（　）

A. 保阴煎　B. 补中益气汤　C. 归脾汤

D. 生化汤　E. 八珍汤

2. 恶露量多，色红，质稠，有臭味，面色潮红，身热口干，舌红少苔，脉虚细而数。宜选用（　）

A. 生化汤　B. 丹栀逍遥散　C. 五味消毒饮

D. 清经散　E. 保阴煎

［B型题］

3～4题共用备选答案

A. 补气摄血　B. 养阴清热，凉血止血

C. 活血化瘀止血　D. 养阴清热

E. 凉血止血

3. 恶露不尽血热妄行证，治法宜选（　）

4. 恶露不尽气虚不摄证，治法宜选（　）

［X型题］

5. 恶露不尽的病因病机是（　）

A. 血热　B. 肾虚　C. 血瘀

D. 气虚　E. 肝郁

6. 血热妄行而致恶露不尽的主要证候不包括（　）

A. 恶露过期不止，量多　B. 恶露色红，质稠，有臭味

C. 小腹疼痛，不喜揉按　D. 面色潮红

E. 恶露量少，色暗紫，有块

四、名词解释

恶露不尽

五、问答题

恶露不尽的辨证要点有哪些？

第八节　缺　乳

【学习目标】

1. 掌握　缺乳的概念、辨证要点。
2. 熟悉　缺乳各证型的病理机制、临床表现及治法。
3. 了解　缺乳各证型的方药加减。

【内容要点】

1. 概念要点　产后哺乳期内乳汁量少或无乳可下，称缺乳。又称乳汁不足、乳汁不行。

2. 辨证要点　应根据乳汁清稀或稠、乳房有无胀痛，结合舌脉及其他症状以辨虚实。乳房柔软不胀，乳汁清稀者，多属虚证；乳房胀硬而痛，乳汁浓稠者，多属实证。

3. 病因病机要点　认识本病的病因与病机，须从乳汁产生的机制着眼。脾胃气血生化有源，统摄有权，肝之疏泄有常，则乳汁分泌无虞。脾之化源不足，气血虚弱、冲任不充则乳汁生化乏源而缺乳；肝郁气滞、疏泄失司，则乳络受阻而缺乳。

4. 论治要点　化源不足，气血虚弱者，治宜补气养血通乳为主；肝郁气滞，乳络受阻，治宜疏肝解郁通络为主。不论虚实，都应佐以通乳。

【练习题】

一、填空题

1. 缺乳临床上常见有________、________两种证型。

2. 缺乳中气血虚弱型治宜________，方用________；肝郁气滞型治宜________，方用________。

二、判断题（正确的以"√"表示，错误的以"×"表示）

产后乳少或全无，乳房胀硬疼痛，属肝郁气滞。（　　）

三、选择题

［A 型题］

1. 肝郁气滞缺乳的主要证候不包括（　　）

A. 产后乳少，甚或全无　　B. 乳房柔软，无胀痛感

C. 胸胁胀痛，纳差　　D. 乳汁浓稠

E. 舌苔薄黄，脉弦数

［B 型题］

2 ~ 3 题共用备选答案

A. 乳汁自出，量少质稀，乳房柔软　　B. 乳汁自出，量多质稠，乳房胀痛

C. 乳汁量少，质稀，乳房柔软无胀感　　D. 乳汁量少，乳房胀硬而痛，乳汁浓稠

E. 以上都均不适用

2. 通乳丹加减适用于（　　）

3. 下乳涌泉散适用于（　　）

［X 型题］

4. 肝郁气滞型缺乳的主症包括（　　）

A. 产后乳少　　B. 产后无乳　　C. 胸胁胀闷

D. 食欲减退　　E. 脉弦数

四、名词解释

缺乳

五、问答题

1. 缺乳的辨证要点有哪些？

2. 肝郁气滞所致缺乳的病因病机有哪些？

第九节　疳　　积

【学习目标】

1. 掌握　疳与积的概念、临床特征及疳与积之间的关系；疳积的辨证要点。
2. 熟悉　疳积各证型的病理机制、临床表现及治法。
3. 了解　疳积各证型的方药加减。

【内容要点】

1. 概念要点　疳积，是“疳”和“积”的合称。疳，干也，指是由喂养不当或病后失调，以致脾胃虚损，运化失健，脏腑失养，气液耗伤而形成的一种慢性病证。临床以形体消瘦，面黄发枯、精神萎靡、饮食异常、大便不调等为特征。积者，滞也，指乳食停积，滞而不通，脾胃受损而引起的一种脾胃病证。临床以不思乳食、食而不化、腹部腹满、大便不调为特征。临床称食积或积滞。由于疳症、积症可互为因果，且疳症多由食积日久而成，并有“积为疳之母，无积不成疳”之说，故常并称为疳积。

2. 病因病机要点　小儿脾常不足，易伤于乳食，或喂养不当，或营养失衡，均导致食积中焦，滞而不化，损伤脾胃，水谷精微不能吸收，气血生化无源，四肢百骸失于濡养，渐致形体羸瘦，虚弱干瘪而成疳；疳证患儿脾胃虚弱，受纳运化无力，又易致积，日久疳积共存为病。又可久病失调，或慢性腹泻，导致脾胃虚损，津液内亏，气血不足，形骸失养，终成疳积。

【练习题】

一、填空题

1. 疳积易发生于________以下，尤其是________以下小儿。

2. 疳积中脾胃虚弱型治宜________，________。方用________。

二、判断题（正确的以“√”表示，错误的以“×”表示）

乳食内积的证候是腹胀纳呆，或呕吐酸腐，神疲面黄，夜卧不宁，大便不爽，臭秽，舌淡，苔白腻，脉细。（　　）

三、选择题

［A 型题］

1. 积滞的病因主要是（　　）

A. 脾运失健　　B. 脾气虚弱

C. 脾胃虚寒　　D. 乳食内积，损伤脾胃

E. 湿邪困脾，运化失司

2. 积滞的病变脏腑主要在（　　）

A. 胃、小肠　　B. 胃、大肠　　C. 脾、小肠

D. 脾、大肠　　　　E. 脾、胃

［B 型题］

3 ~ 4 题共用备选答案

A. 健脾丸　　　　B. 参苓白术散　　　　C. 枳实导滞丸

D. 肥儿丸　　　　E. 保和丸

3. 疳积乳食内积证的治疗首选方是(　　)

4. 疳积脾胃虚弱证的治疗首选方是(　　)

［X 型题］

5. 疳证的临床特征有(　　)

A. 形体消瘦　　　　B. 面黄发枯　　　　C. 精神萎靡

D. 饮食异常　　　　E. 大便不调

四、名词解释

1. 疳症　　2. 积症

五、问答题

疳与积各自的临床特征有哪些?

第十节　瘾　疹

【学习目标】

1. 掌握　瘾疹的概念、临床特点、不同病程阶段的辨证要点。
2. 熟悉　瘾疹各证型的临床表现及病理机制。
3. 了解　瘾疹各证型的治法与方药加减。

【内容要点】

1. 概念要点及临床特点　瘾疹是一种瘙痒性、过敏性皮肤病。其特征是皮肤上出现瘙痒性风团,发无定处,忽起忽消,消退后不留痕迹。

2. 辨证要点　瘾疹临床表现以皮肤上出现瘙痒性风团,发无定处为主。风热犯表型:风团色赤,遇热则发,得冷则减,患处灼热剧痒。风寒束表型:风团色白,遇冷则发,遇热缓解,剧痒。脾胃湿热型:出现风团时,伴脘腹疼痛,神疲纳呆,大便秘结或泄泻。气血两虚型:风团反复发作,迁延数年,神疲乏力。

3. 病因病机要点　本病因禀性不耐,气血不足,血虚风动;或因风寒、风热之邪侵于肌表;或由先天禀赋不足,对某些鱼、虾、蛋等食物或药物敏感所致,皆可导致肠胃湿热,郁于肌肤,与气血相搏结,发生风团。

4. 论治要点　瘾疹的辨证施治原则:风热犯表型,治宜疏风清热凉血;风寒束表型,治宜祛风散寒,调和营卫;脾胃湿热型,治宜祛风通里,清热除湿;气血两虚型,治宜养血祛风,益气固表。

【练习题】

一、填空题

1. 瘾疹临床的特点有________,________,________,________。
2. 瘾疹风热犯表型治宜________,方用________。

二、判断题(正确的以"√"表示,错误的以"×"表示)

1. 瘾疹风热犯表型的治法,宜祛风通里,清热除湿。　(　)
2. 瘾疹脾胃湿热型:出现风团时,伴脘腹疼痛,神疲纳呆,大便秘结或泄泻。气血两虚型:风团反复发作,迁延数年,神疲乏力。　(　)

三、选择题

[A 型题]

1. 瘾疹在脾胃湿热型中的主要证候不包括下列选项中的(　)
   A. 脘腹疼痛　B. 神疲纳呆　C. 大便泄泻
   D. 舌淡,苔薄,脉濡细　E. 大便秘结

[B 型题]

2 ~ 3 题共用备选答案
   A. 消风散加减　B. 荆防败毒散合桂枝汤加减
   C. 防风通圣散加减　D. 当归饮子合玉屏风散加减
   E. 黄连解毒汤加减

2. 瘾疹风热犯表型内治宜选用(　)
3. 瘾疹气血两虚型内治宜选用(　)

[X 型题]

4. 下列选项中,瘾疹气血两虚型的证候特点包括(　)
   A. 风团反复发作　B. 迁延数年
   C. 神疲乏力,舌淡,苔薄,脉濡细　D. 发病急
   E. 舌淡,苔薄,脉濡细

四、名词解释

瘾疹

五、问答题

1. 瘾疹的临床特点有哪些?
2. 瘾疹的病因病机有哪些?

第十一节　痈

【学习目标】

1. 掌握　痈的概念及临床特点,不同的病程阶段的辨证要点。
2. 熟悉　痈各证型的病理机制、临床表现及治法。

3. 了解 痈各证型的方药加减。

【内容要点】

1. 概念要点 痈是一种发生于皮肉之间的急性化脓性疾病。其特点是局部光软无头，红肿胀痛，病变范围为 6 ～ 10cm，起病迅速，易肿、易脓、易溃、易敛。

2. 辨证要点 须辨初起、成脓、溃后三个不同的病程阶段。初起在患处皮肉之间突然肿胀，光软无头，迅速结块，表皮灼红，轻者无全身症状，重者可伴恶寒发热。成脓时局部肿势逐渐高突，疼痛加剧，痛如鸡啄，按之中软应指，多伴壮热持续不退。溃后若脓出，疮口四周仍坚硬为流脓不畅，若气血虚，则脓水稀薄，疮面新肉难生，不易收口。

3. 病因病机要点 本病多因外感六淫之邪，或过食肥甘厚味，湿热火毒内生，或外伤邪毒，导致经络阻隔，营卫不和，气血凝滞所致。热毒蕴结，则患部赤热；热毒较盛，腐血烂肉乃成脓；气血虚弱之体，因毒滞难化，不易透毒外出，常致病情加重。

【练习题】

一、填空题

1. 痈临床上常见有________、________、________三种证型。

2. 痈风热毒盛型治宜________，________。方用________。

二、判断题（正确的以“√”表示，错误的以“×”表示）

1. 脓泄邪退型中，如局部痛硬不消者，宜用托里消毒散治疗。（ ）

2. 痈的临床特点是局部光软有头，红肿胀痛，病变范围为 6 ～ 10cm。（ ）

三、选择题

［A 型题］

1. 痈在湿热火毒证中的主要证候不包括（ ）

A. 患处皮肉间突然肿胀　B. 痛如鸡啄　C. 纳呆口苦

D. 壮热不退　E. 局部中软应指

［B 型题］

2 ～ 3 题共用备选答案

A. 仙方活命饮加减　B. 黄连解毒汤合透脓散

C. 黄连解毒汤合托里消毒散　D. 八珍汤

E. 托里消毒散

2. 患处肿热高突，痛如鸡啄，纳呆口苦，壮热不退。若局部中软应指，宜选用（ ）

3. 皮肉间突然肿胀，表皮灼红，疼痛，逐渐高肿，可伴发热、恶寒、头痛，宜选用（ ）

［X 型题］

4. 以下选项中，痈的临床特点有（ ）

A. 起病缓慢　B. 易肿　C. 易脓

D. 易溃　E. 易敛

四、名词解释

痈

五、问答题

1. 痈的临床特点有哪些？

2. 痈的病因病机有哪些？

第十二节　湿　　疮

【学习目标】

1. 掌握　湿疮的概念及临床特点，不同病程阶段的辨证要点。

2. 熟悉　湿疮各证型的临床表现及病理机制。

3. 了解　湿疮各证型的治法与方药加减。

【内容要点】

1. 概念要点及临床特点　湿疮是一种有明显渗出倾向的过敏性炎症性皮肤病。其特点是反复发作，对称分布，多形损害，剧烈瘙痒，易成慢性，全身各部均可发生。

2. 辨证要点　湿疮特点是反复发作，对称分布，多形损害，剧烈瘙痒，易成慢性，全身各部均可发生。湿热浸淫型：发病急，皮肤潮红灼热，水疱渗液瘙痒，可泛发全身；脾虚湿蕴型：发病较缓，皮肤潮红，瘙痒有糜烂、渗出及鳞屑；血虚风燥型：病处皮损色暗或色素沉着，皮肤肥厚、粗糙脱屑，奇痒难熬，入夜尤甚。

3. 病因病机要点　本病可由禀赋不耐，风湿热邪客于肌肤所致；或饮食失节、嗜酒、过食辛辣荤腥动风之品致脾失健运，湿热内生，内外两邪相搏而成。最终导致湿热壅阻肌肤而发病。急性者以湿热为主；亚急性者以脾虚湿蕴为主；慢性则以久病伤阴耗血，血虚生风生燥为主。

4. 论治要点　湿疮的辨证施治原则：湿热浸淫型，治宜清热利湿以祛邪；脾虚湿蕴型，治宜健脾利湿；血虚风燥型，治宜养血润肤，祛风止痒。后两型虚实夹杂，要处理好扶正与祛邪的关系。

【练习题】

一、填空题

1. 湿疮临床的特点有________，________，________，________，________，________。

2. 湿疮脾虚湿蕴证治宜________，方用____________。

二、判断题（正确的以“√”表示，错误的以“×”表示）

1. 湿疮湿热浸淫证的治法，宜养血润肤，祛风止痒。（　　）

2. 湿疮急性者以湿热为主；亚急性者以脾虚湿蕴为主；慢性者则以久病伤阴耗血，血虚生风生燥为主。（　　）

三、选择题

［A 型题］

1. 湿热浸淫证湿疮的主要证候不包括下列选项中的（　　）

A. 发病较缓　　B. 皮肤潮红灼热　　C. 水疱渗液瘙痒
D. 可泛发全身　　E. 伴身热心烦

[B 型题]

2 ~ 3 题共用备选答案

A. 萆薢渗湿汤　　B. 除湿胃苓汤合参苓白术散
C. 当归饮子或四物汤　　D. 除湿胃苓汤
E. 参苓白术散

2. 湿疮湿热浸淫型内治宜选用(　　)

3. 湿疮血虚风燥型内治宜选用(　　)

[X 型题]

4. 下列选项中,湿疮血虚风燥证的证候特点包括(　　)

A. 发病急　　B. 皮肤肥厚　　C. 粗糙脱屑
D. 皮损色暗或色素沉着　　E. 身热心烦

四、名词解释

湿疮

五、问答题

1. 试述湿疮的临床特点。

2. 试述湿疮的病因病机要点。

第三章

肿　瘤

【学习要点】

1. 掌握　肿瘤的辨证论治的要点、治疗原则，扶正、祛邪的具体治法。
2. 熟悉　肿瘤的病因病机和主要病理变化。
3. 了解　肿瘤并发症治疗、食疗、外治、中医肿瘤学发展简史及现代研究进展等内容。

【内容要点】

1. 肿瘤是细胞增殖和分化异常的一类常见疾病，中医防治肿瘤有着良好的经验和疗效。

2. 肿瘤的病因病机主要有正气不足、外感六淫、内伤七情、饮食劳倦、外来邪毒。病机是正气亏虚，脏腑功能失调，气机不畅，痰瘀毒浊蕴藉。主要病理变化是正气虚损，气滞、血瘀、痰浊、湿聚、热毒等邪实，总属本虚标实，多是全身属虚、局部属实的疾病。

3. 肿瘤是一类多因素参与形成的全身性疾病，必须着眼全体，标本兼顾，因人、因地、因时制宜，早期治疗，善治未病，其辨证论治的要点是辨病和辨证相结合、辨阴阳虚实、辨标本缓急、辨局部和整体。

4. 治疗以扶正祛邪为原则，扶正包括健脾益气、补肾益精、滋阴补血、养阴生津，祛邪包括理气行滞、活血化瘀、软坚散结、清热解毒、以毒攻毒等方法。

【练习题】

一、填空题

1. 先秦时代中医即总结出肿瘤治疗以内治外治相结合、内治“以五毒________之、以五气________之，以五药________之，以五味________之”的原则。

2. 肿瘤主要病理变化是正气虚损，气滞、血瘀、痰浊、________、________等邪实，总属本虚标实，多是全身属________、局部属________的疾病。

3. 中医肿瘤学，尤其重视________，表现为________结合治疗、强调________、________，力求得到一个适合现状的最佳综合方案。

二、判断题(正确的以"√"表示,错误的以"×"表示)

1. 宋代中医医籍首先记有"癌"字。 ( )

2. 中医药治疗目标是肿瘤消亡或减小。 ( )

3.《医宗金鉴·积聚》:"积之成也,邪气居之而后正气不足。" ( )

三、选择题

[A型题]

1. 以下各组中医病名不属于恶性肿瘤的是( )

A. 舌蕈、茧唇 B. 恶核、积聚 C. 痃癖、癥瘕

D. 噎膈、失荣 E. 痞证、瘿瘤

2.《素问·六元正纪大论》云:"大积大聚,其可犯也,衰其大半而止,过者死""以平为期,而不可过"。这反映了中医治则中的( )

A. 未病先防 B. 已病防变 C. 扶正和驱邪

D. 同病异治 E. 治病求本

3. 肿瘤患者饮食原则的表述中,不正确的是( )

A. 辨证施膳 B. 滋补为要 C. 因时施食

D. 因人施食 E. 因地施食

[B型题]

4 ~ 6题共用备选答案

A. 生石膏、寒水石、紫石英、牡蛎、桂枝、大黄等

B. 桃红四物汤加减

C. 柴胡疏肝散加减

D. 蟾酥、乳香、没药、穿山甲、元胡、血竭、冰片等

E. 元胡、郁金、瓜蒌、西黄丸等

4. 气滞胀痛偏盛者,治方宜选( )

5. 血瘀刺痛偏盛者,治方宜选( )

6. 癌性头痛者宜选( )

[X型题]

7. 肿瘤的病因是( )

A. 正气不足 B. 外感六淫 C. 内伤七情

D. 饮食劳倦 E. 外来邪毒

8. 肿瘤治疗中"扶正"的"正气"主要包括( )

A. 免疫功能 B. 睡眠功能

C. 某些遗传的本质 D. 机体对有害因子的防御功能

E. 促进生长发育

9. 养阴生津法常用方剂有( )

A. 生脉饮 B. 八珍汤 C. 杞菊地黄丸

D. 小柴胡汤 E. 麦门冬汤

10. 运用补肾益精后有较好疗效的患者是( )

A. 生殖系统肿瘤 B. 乳腺肿瘤 C. 神经内分泌系统肿瘤

D. 放疗后骨髓抑制 E. 化疗后骨髓抑制

四、名词解释

肿瘤

五、问答题

1. 试述正气在肿瘤发病中的作用。
2. 扶正和祛邪在肿瘤治疗中的关系如何？
3. "以毒攻毒"的含义和应用注意点是什么？

参考答案

上篇

第一章　导　论

一、填空题

1. 哲学智慧　健康养生理念　实践经验
2. 已病　未病　预防医学
3. 刘完素　张从正　李杲　朱震亨
4. 华佗　虎　鹿　熊　猿　鸟
5. 辨证论治
6. 自然　天人合一

二、判断题

1. ×　2. √　3. ×　4. ×　5. ×　6. √　7. ×

三、选择题

［A 型题］

1. A　2. E　3. B　4. B　5. C　6. C　7. D　8. A　9. A　10. B　11. A

［B 型题］

12. A　13. C

［X 型题］

14. ABCDE　15. ACD　16. BCD　17. ABCDE　18. BCDE

四、名词解释

1. 中医学　中医学，是以中医药理论与实践经验为主体，研究人类生命活动中健康与疾病转化规律及其预防、诊断、治疗、康复、保健的综合学科。

2. 整体观念　整体是指统一性、完整性和相互联系性。中医学理论认为人体是一个有机的整体，人与自然界息息相关、密切联系，人体受社会、生存环境的影响。这种机体自身整体性思想及其与内外环境的统一性，称之为整体观念。

3. 辨证　从整体观念出发，将望、闻、问、切四诊所收集的病史、症状和体征等资料，依据中医理论，进行综合分析，辨清疾病的病因、病位、性质以及邪正之间的关系等，从而概括、判断为某种性质的证。

4. 论治　根据辨证的结果，选择和确立相应的治疗原则和治疗方法的过程，也是研究和实施治疗的过程。

5. 司外揣内　是通过观察外在的表象，以揣测分析及其内在变化的方法，又称“以表知里”。

6. 恒动观念　中医学认为，一切物质，包括整个自然界、整个人体，都处于永恒而无休止的运动之中，研究人的生命活动、健康和疾病等医学问题，应持有运动的、变化的、发展的观点，而不可拘泥一成不变的、静止的、僵化的观点。

7. 异病同治　指不同的疾病，病机相同，用同一种方法治疗。

8. 同病异治　指同一种疾病，病机不同，用不同的方法治疗。

9. 疠气　又称疫气、毒气、异气等，是一类具有强烈传染性的外邪。疠气致病具有发病急骤、传染性强、一气一病的特点。

五、问答题

1. 答：中医学经历了漫长的发展和演变，经受了几千年的实践检验，为中华民族的繁衍生息、民族昌盛以及推动世界医学的发展都作出了不可估量的贡献。中医学是以中医药理论和实践经验为主体，研究人类生命活动中健康与疾病转化规律及其预防、诊断、康复和保健的综合学科；而科学是运用范畴、定理、定律等思维形式反映现实世界各种现象的本质的规律的知识体系。因此，对中医科学性的探讨可以从逻辑和经验两方面着手：

(1) 理论基础的科学性：中医学理论的基本特点为整体观念和辨证论治，其思想源于中国哲学理论体系，并在中国哲学理论的指导下形成独特的方法论。和西方的哲学理论相同，中医理论哲学基础认为事物是整体的、联系的和发展的，而两者差异在具体的思维方式不同。中国哲学思维方式是一种理性的、将形象化方法和整体观方法论相结合的独特思维方式，从宏观把握认识事物。其经过几千年的文化传承的考验并指导了中华文明的实践与发展，证明了理论体系的正确性。因此，从理论基础来看，中医是科学的。

(2) 实践的科学性：中医的发展与实践是分不开的。中医对生命规律的认识很多都来源于自身的实践，通过实践不断完善中医体系；中药的功效也是在中国哲学理论的指导下结合临床实践体验得出的。经过实践而发展的中医，其致病效果可以证实，治病能力也能重复，也体现了其规律性。所以，从实践上来看，中医也是科学的。

现代对科学的定义多来源于西方的哲学理论，由于理论体系的差异，所以在对中医进行科学性探讨时出现分歧。从逻辑经验主义上来讲，凡是用经验和逻辑上能证实的知识是有意义的，就是科学的。因此，可以认为中医是科学的。

(亦可根据理解，自行发挥拓展)

2. 答：整体观念的主要内容包括：①人是一个有机整体；②人与自然界具有统一性；③人与社会环境具有统一性。

3. 答：恒动观念的主要内容包括：①生理上的恒动观；②病理上的恒动观；③疾病防治的恒动观。

4. 答：说人是一个有机整体是因为：①形体结构上，人体由若干脏腑、组织器官所组成。这些脏腑器官在结构上是相互关联、不可分割的。人体以五脏为中心，通过经络系统，把六腑、五体、五官、九窍、四肢百骸等全身组织器官有机地联系起来，并通过精、气、血、津液等的作用，构成一个表里相联、上下沟通、密切联系、协调共济、井然有序的统一整体。每一个脏腑器官都是有机整体的一个组成部分。②生理功能上，一方面各脏腑发挥着自身的功能，另一方面脏腑功能之间又有着相辅相成的协同作用和相反相成的制约作用。精、气、血、津液、神等是脏腑功能活动的基础，又依赖于脏腑功能活动而产生。形体结构和生命基本物质的统一，形神的统一，都反映了功能与形体的整体性。③病理变化上，脏腑之间相互影响，任何局部的病变都可能引起全身的反应，整体功能的失调也可反映于局部。某一脏腑通过表里、五行生克、气血津液影响其他脏腑的功能。④诊断治疗上，当对疾病进行分析判断时，把局部病理变化与整体病理反应有机地统一起来。由于各脏腑、组织、器官在生理、病理上存在着相互联系和影响，在诊断疾病时，就可以通过五官、形体、色脉等外在的变化来了解和判断内脏病变，从而做出正确的诊断，并从脏腑之间、脏腑与组织之间的关系入手，着眼于调节整体功能的失调，采取综合治疗，而不仅限于局部病变的处理。

第二章　中医学的哲学思想

一、填空题

1. 元气论　阴阳学说　五行学说
2. 物质世界　气　元气　精气
3. 阴　阳
4. 对立统一
5. 属性
6. 抽象　普遍　相关　相对　可分
7. 相互矛盾　相互制约
8. 阴盛则寒　阳盛则热
9. 损其有余　实者泻之　补其不足　虚者补之
10. 木　火　土　金　水　相生　相克　五行生克制化
11. 润下　炎上　曲直　从革　稼穑
12. 木　火　土　金　水
13. 脾　脾　土　脾
14. 阳之守也　阴之使也
15. 热者寒之　寒者热之　实者泻之
16. 虚寒　阴病治阳
17. 虚热　阳病治阴
18. 相克　相克　反克
19. 肺金　肾水　肾水　肺金
20. 土乘水　子病及母　土侮木　母病及子
21. 疏肝　健脾　肝旺脾虚　疏肝健脾　调理肝脾　平肝和胃
22. 生　制　发育无由　亢而为害
23. 太过　不及
24. 伐　灭
25. 相生关系的传变　相克关系的传变
26. 母病及子　子病及母
27. 相乘　相侮
28. 补其母　泻其子
29. 抑强　扶弱
30. 滋水涵木　益火补土　培土生金

二、判断题

1. √ 2. × 3. √ 4. √ 5. × 6. × 7. √ 8. √ 9. × 10. √
11. √ 12. × 13. × 14. √ 15. × 16. × 17. × 18. √ 19. × 20. ×

三、选择题

［A型题］

1. B 2. E 3. D 4. A 5. C 6. E 7. A 8. B 9. E 10. A
11. B 12. B 13. E 14. C 15. C 16. D 17. A 18. D 19. E 20. C
21. B 22. B 23. C 24. C 25. D 26. B 27. A 28. E 29. C 30. C

［B型题］

31. D 32. B 33. A 34. B 35. E 36. A 37. E 38. C 39. D 40. C

［X型题］

41. ABE 42. ABCD 43. BCDE 44. CDE 45. ABCDE 46. ABCD
47. ACD 48. ABC 49. BCD 50. BCDE 51. ABCDE 52. ACD
53. ABDE 54. AB 55. CD

四、名词解释

1. 气化　指气的作用所产生的变化。

2. 精气　指肉眼无法看到的极精极微的精粹物质,也称为“精”。

3. 阴阳　阴阳是对自然界相互关联的事物或现象、或事物内部相互关联的两个方面对立双方的属性概括。

4. 阴阳偏盛　盛即亢奋、过胜之意,偏盛指外邪(阳邪 / 阴邪)侵犯,邪气并于阳或阴,使其偏于亢奋,以邪气盛、正气未伤为特征的病理状态。此类证候属实证,包括阳偏盛和阴偏盛。

5. 阴阳偏衰　衰即衰减、不足之意,偏衰指阴或阳一方低于正常水平,以正气虚弱为特征的病理状态。此类证候属虚证,包括阴偏衰和阳偏衰。

6. 阴阳互损　指阴阳互根互用关系失调而出现的病理变化,阴阳偏衰至一定程度时,出现“阳损及阴、阴损及阳”的病理状态。

7. 泻其有余　指调治阴阳偏盛(实证)的基本原则,即实则泻之、泻其有余,“热者寒之”与“寒者热之”均属阴阳偏盛实证的治疗原则。

8. 补其不足　指调治阴阳偏衰(虚证)的基本原则,即虚则补之、补其不足,“滋阴壮水”与“温阳益火”均属阴阳偏衰虚证的治疗原则。

9. 阴病治阳　指以补阳之法调治阳虚不能制阴所致的阴相对偏盛的虚寒证的治疗原则,即“益火之源以消阴翳”。

10. 阳病治阴　指以养阴之法调治阴虚不能制阳所致的阳相对偏盛的虚热证的治疗原则,即“壮水之主以制阳光”。

11. 五行制化　制即制约、克制之意,化即生化、变化之意;五行制化指五行间具有生中有制、制中有生的生克协调关系。没有生,就没有事物的发生发展;没有克(制),就不可能正常协调发展。

12. 相生　“生”即资生、助长、促进之意;五行相生指木、火、土、金、水之间存在着有序的递相资生、助长、促进的关系;五行相生的次序:木生火、火生土、土生金、金生水、水生木。相克:“克”即抑制、制约、约束和削弱之意;五行相克指木、土、水、火、金之间存在着有序的递相克制和制约的关系;五行相克的次序:木克土、土克水、水克火、火克金、金克木。

13. 相乘　五行间相克太过的异常变化,亦称倍克;相乘次序与相克同。

相侮　五行间反向克制的异常变化，亦称反克；相侮次序与相克反。

14. 母病及子　指病变由母脏累及子脏，亦称“顺传”。肾水生肝木，肾为肝之母，肝为肾之子；临床肾阴精亏虚，所致肝阴血不足，出现肝肾阴虚之病证，肾病及肝，则为母病及子。

15. 抑木扶土　指治疗肝旺脾虚即木旺乘土之证的平肝/疏肝以健脾之治法。

五、问答题

1. 答：“气”是世界的本原和天地万物同一的物质基础，气表示物质存在的基本概念。

(1) 气是构成天地万物的本原：气以弥散“无形”和聚合“有形”的形式存在并被人们感知。“无形”指气不占有固定空间、不具备稳定形态的存在形式，属气的弥散状态；“有形”指气占有各种相对固定空间、保持相对稳定形质特点的物体之中的存在形式，属气的聚合状态；“无形”与“有形”处于相互转化状态，“无形”之气聚合可成有形之物、“有形物”中之气也可离而复归弥散，无形之气与有形之物均是气的不同存在方式。

(2) 气是运动不息的物质：“气”构成的整个自然界处于不停地运动与变化之中。气的运动变化促成了自然界一切事物的纷繁变化。气的运动具有普遍性。气的运动取决于自身所固有的“阴与阳”两个方面的相互作用。“阳”主升、浮、动、散、排斥等，“阴”主降、沉、静、聚、吸引等；阴阳之间时刻进行着相互渗透、彼此推荡、胜负来回、屈伸交替的移动变化

(3) 气是感应的中介：感应指事物能感受彼此相互变化以作出的回应，气是自然感应现象中起中介作用的物质。气的中介作用实现人与自然界的和谐统一，即天地人相应。气既参与日月、昼夜、季节、气候交替变换，又调节人体生理功能与病理过程，通过气的中介影响人类与自然界的活动变化。

2. 答：元气论对中医学的影响主要体现在以下几个方面。

(1) 说明生命过程的物质性与运动性：气维系着生命活动的全过程，人的各种生命活动、精神心理感应（感觉、思维、情志等）也由气的运动所产生。气的运动也参与精神、意识、思维等心理活动，气的运动促进了人体生长发育，使生命充满活力。

(2) 诠释人体的整体性与联系性：气构成了人体有形的组织器官，且弥散于躯体组织器官之间，周流不息、无所不至；无形之气贯通于有形的组织之间，使各部分密切关联，形成统一的整体；局部变化可影响至整体，整体变化也可反映于局部；气属人体整体之本、联系之根。

(3) 解析人体的生理现象和病理过程：气是机体能量之源，运行于全身，推动激发着全身组织器官的功能活动；气又遍布周身，具有抗御外邪、控摄机体阴液类物质外泄作用；机体代谢全过程与相关功能活动均属气的运动所产生。因气而生的本脏病变可以影响至他脏，因气而生的他脏病变也可波及本脏；调节内在脏腑功能活动，可治体表病变。

(4) 调气促进机体康复：元气论以气为本，有效地指导中医学临证辨治。

3. 答：阴阳的基本属性有五。

(1) 抽象性：阴阳代表相互关联而又相互对立的两方面的属性，而不是某一特定的事物或现象，属抽象的概念。

(2) 普遍性：宇宙间一切相关而又相互对立的事物和现象均可用阴阳加以概括。在自然界：天气清轻为阳、地气重浊为阴，水寒润下为阴、火热炎上为阳；运动事物属阳、静止事物属阴，蒸腾气化的运动状态属阳、凝聚成形的静息状态属阴。在人体：具有推动、温煦、兴奋等作用的物质与功能属阳，具有凝聚、滋润、抑制等作用的物质与功能属阴。阴阳无处不在。

(3) 相关性：具有相互关联的事物和现象均可划分阴阳，双方相互关联，又相互对立。如天与地、白昼与黑夜、晴天与阴雨天，温热与寒冷、升与降、明与暗等。

(4) 相对性：事物的阴阳是相对的、可变的。

(5) 可分性：自然界任何相互关联的事物或现象都可概括为阴阳两大类，而事物内部又可分为阴和阳两个方面，每一事物内部的阴或阳的任何一方又可再分阴阳。白昼为阳、黑夜为阴，而属阳的白昼再分阴阳，则上午太阳渐升属阳中之阳、下午日落西山属阳中之阴，将属阴的黑夜再分阴阳，则上半夜夜色渐重为阴中之阴、下半夜东方渐白为阴中之阳。人体脏腑中，五脏藏精气属阴、六腑传化物属阳。五脏中，心肺在膈上属阳、肝脾肾在膈下属阴；脏中再分阴阳，心有心阴、心阳之分，肾有肾阴、肾阳之别。可见，阴中有阴、阳中有阳，阴阳之中可再分阴阳，永无止境，以至无穷。

4. 答：(1) 概念：阴阳对立指阴阳的属性相反，阴阳制约指属性相反的阴阳双方相互约束的强弱变换的制约关系。

(2) 表现形式：阴阳相互对立和相互制约。

阴阳相互对立：自然界一切相互关联的事物和现象都存在着相互对立的阴阳两方，如天与地、上与下、内与外、动与静、升与降、出与入、昼与夜、明与暗、寒与热、虚与实等。

阴阳相互制约：阴阳双方彼此相互牵制、约束的制约关系，通过制约维持着“阴平阳秘”状态。人体的生理活动如常进行，缘于机体阴阳的相互制约、始终维持动态平衡之果。白天阳气盛、阴气弱，阳主动、阴主静，故白天人精神振奋；夜间阴气盛、阳气弱，故夜晚人精神困倦。

(3) 意义：阴阳的相互制约也表现为阴阳的任何一方太过或不足，引起对方的减弱或亢盛，即太过者使对方减弱、不足者导致对方相对亢盛。疾病的发生、转化、痊愈的过程，就是抗病能力（正气）与致病因素（邪气）相互对抗、相互制约的过程；“阳胜则阴病、阴胜则阳病”体现阴阳的对立制约关系；在治病过程中，运用阴阳对立制约关系，采取以静制动 / 以动制静，或以阴制阳 / 以阳制阴的应对措施，使阴阳趋于动态平衡，病祛身愈。

5. 答：(1) 概念：阴阳互根互用指相互对立事物或现象之间，始终存在着相互依赖、相互为用的关系。

(2) 表现形式：阴阳相互依存和相互为用。

阴阳相互依存：阴阳彼此均以对方的存在为存在前提，任何一方都不能脱离对方而单独存在。上为阳、下为阴，没有上也就无所谓下，没有下也就无所谓上；热为阳、寒为阴，没有热就无所谓寒，没有寒也就无所谓热等。阴阳相互依存是宇宙中普遍存在的规律。

阴阳相互为用：阴阳之间相互资生、相互促进的关系，即阴生阳、阳生阴。自然界四时与气候寒暑更替，夏天虽热，但雨水增多，阴从阳生；冬日虽寒，干燥少雨，阳从阴化。阴阳二气既对立制约，又互根互用，维持一年四季气候相应变化与稳定。

(3) 意义：阴阳互根互用的关系失常，阴阳的任何一方虚弱，不能资助另一方，必然导致另一方不足，出现阴阳互损的病理变化；甚者一方趋于消失，致使另一方失去存在前提，呈现“孤阳或孤阴”的“阴阳离决”状态，这意味着人体的“精气乃绝”，生命即将终止。

6. 答：(1) 概念：阴阳消长指阴阳运动中量的变化，消为“减少、消耗”，长为“增多、增长”，阴阳双方始终处于减弱或增强的运动变化之中。阴阳的消长是阴阳运动变化的一种形式。

(2) 表现形式：阴阳消长表现为阴阳双方你强我弱或我强你弱，基本形式有阳消阴长、阴消阳长。阴阳皆长与阴阳皆消表现为阴阳双方的我强你强或你弱我弱，基本形式为阴阳皆长、阴阳皆消。阴阳的此消彼长和此长彼消，建立在阴阳对立制约基础上的盛衰变化（量变）；而阴阳的皆消和皆长，建立在阴阳互根互用基础上的强弱变化（量变）。

(3) 意义：阴阳的消长运动稳定在一定限度、一定时间、一定范围内，保持着相对的、动态平衡。四时气候变迁、寒暑季节更替，阴阳消长不同，仅是量的多少变化，但仍是处于相对的平衡状态，并未超出一定的限度，仍处于阴阳总体协调的范围之内。若只有“阴消阳长”而无“阴长阳消”，或仅有“阳消阴长”而无“阳长阴消”，则破坏阴阳的相对平衡，形成阴阳偏盛或偏衰的阴阳失调病态。如此，则自然界非其时而有其气，意味着自然灾害的发生；在人体则是病态。恢复阴阳消长运动过程中的动态平衡是中医学治疗原则之一。

7. 答：阴阳学说贯穿于中医学理论体系整体，据此说明人体结构、生理功能、病证演变规律，指导临床辨证论治。

(1) 说明人体的组织结构：中医学以阴阳学说的方法划分作为有机整体之人的组织结构，按机体部位，上部为阳、下部为阴，体表为阳、体内为阴。按胸背，背部为阳、胸部为阴，胸部为阳、腹部为阴。按四肢，外侧为阳、内侧为阴。按脏腑，六腑为阳、五脏为阴；按五脏言，心肺居胸为阳、肝脾肾居腹为阴；而心有心阴、心阳，肾有肾阴、肾阳之分等。

(2) 解释人体的生理功能：阴阳学说认为人体的生理活动赖以阴阳互相制约、互相促进并协调平衡，以阴阳平衡维持着机体的正常生理功能，即“阴平阳秘”。一是解释机体组织(物质)与功能基本关系，二是解释生命活动的基本形式—升降出入。人体生理活动的“物质与功能”的运动变化、阴与阳升降出入交互运动，必须依赖于机体阴阳平衡。

(3) 阐明人体的病理变化：阴阳失调表现为以下四种形式，阴阳偏盛、阴阳偏衰，阴阳互损、阴阳转化。

阴阳偏盛属实证，包括阳偏盛和阴偏盛；阴阳偏衰属虚证，包括阴偏衰和阳偏衰；阴阳互损包括阳损及阴和阴损及阳；阴阳转化即“寒极生热、热极生寒，重阴必阳、重阳必阴”。

(4) 指导疾病的辨证和治疗：阴阳失调是疾病发生、发展变化的基本病机。

临床辨证：以“阴阳”归纳病位(表、里)、病性(寒、热)、病势(虚、实)；表、热、实属阳，里、寒、虚属阴；以阴阳为总纲指导临床辨证。

确立治则：调整阴阳是临床基本治则，以“补其不足、泻其有余”恢复阴阳相对平衡。

辨识药物性能：依据药物四性(寒、热、温、凉)，寒与凉性药属阴、温与热性药属阳；依据药物五味(辛、甘/淡、酸、苦、咸)，辛、甘、淡味药属阳，酸、苦、咸味药属阴；具有升阳发表、祛风散寒、涌吐、开窍等功效上行向外的药物，其性升浮属阳，具有清热泻下、利尿、重镇安神、潜阳息风、消导积滞、降逆收敛等功效下行向内的药物，其性沉降属阴。

疾病的临床表现错综复杂，且千变万化，但均可概括“阴阳”，根据阴阳偏盛与偏衰，辨证病证的虚实与寒热；依据辨证确定治疗原则，借助阴阳辨析药物性能，选择相应药物，纠治阴阳失衡状态，达到以平为期之治疗目的。

(5) 指导疾病预防：机体的阴阳平衡与自然界阴阳变化协调一致，能防病延年。人生存于自然界，顺一年四时，调节阴阳，可使机体健康，并能预防疾病的发生；反之，不适应四时阴阳变化，致使机体阴阳失调，极易导致疾病的发生。春夏季节注意保养阳气，以为秋冬之用；秋冬季节注意维护阴液，以为春夏所需；便是防病摄生的根本。

8. 答：五行学说以五行间的相生与相克、相乘与相侮关系，探索自然界的事物或现象的发生、发展，阐释事物或现象之间、或内部自我调控机制。

(1) 五行相生：“生”即资生、助长、促进之意，五行相生指木、火、土、金、水之间存在着有序的递相资生、助长、促进的关系。五行相生的次序：木生火、火生土、土生金、金生水、水生木。

(2) 五行相克：“克”即抑制、制约、约束和削弱之意，五行相克指木、土、水、火、金之间存在着有序的递相克制和制约的关系。五行相克的次序：木克土、土克水、水克火、火克金、金克木。

(3) 五行制化：制即制约、克制之意，化即生化、变化之意；五行制化指五行间具有生中有制、制中有生的生克协调关系。没有生,就没有事物的发生发展;没有克(制),就不可能正常协调发展。生中有制:五行间相互资生、同时又相互克制。以"木"为例,水生木、木生火,而水又克火,维持三者间的协调平衡。制中有生:五行间相互制约克制,同时又相互资生促进。以"木"为例,金克木,木克土,而土又能生金,维持三者间的协调平衡。

(4) 五行乘侮:乘即太过,侮即欺侮、恃强凌弱之意;五行乘侮指五行相克太过或不及的异常变化。相乘:五行间相克太过的异常变化,亦称倍克,相乘次序与相克一致。相侮:五行间反向克制的异常变化,亦称反克,相侮次序与相克相反。

相生与相克是五行正常的资生和制约关系,属自然界正常现象、机体的生理状态。相乘与相侮是五行相克关系异常表现,自然界异常现象、机体病理状态。

9. 答:(1) 说明脏腑的生理功能及其相互关系:以五行的事物属性归类和人体脏腑组织器官的特点,说明脏腑的生理功能,解释脏与脏、脏与腑、腑与腑功能关系和人体脏腑功能与自然界的统一性与联系性。

(2) 阐释脏腑病理传变:依据五行的生克乘侮规律认识脏腑病理变化与病证传变,母病及子、子病犯母,肝木乘脾土、肝木刑肺金。

(3) 指导辨证:依据五行生克乘侮的变化规律,推断病位、辨别病情及其传变趋势。

(4) 确定治疗原则与治法:虚则补其母、实则泻其子,抑强与扶弱;滋水涵木、培土生金,抑木扶土、培土制水。

(5) 指导控制疾病传变:病变过程中,一脏之病常可波及他脏而使疾病发生传变。

五行学说以系统论视角,分清病证主次、兼顾彼此,以治母兼顾子、治子兼顾母,抑强辅以扶弱、扶弱辅以抑强的治则思路,系统调节整体平衡。

10. 答:中医学运用阴阳学说和五行学说认识人体脏腑结构与生理功能、解释机体病理状态与病证变化、指导临床辨证、控制疾病传变、确定治则治法、辨识中药性味功效、指导临证选药组方,以整体和系统的观点与方式调治人体自身平衡,以整体的理念与模式调节人与自然、人与社会的平衡。

对比阴阳学说与五行学说在中医学应用中的不同,我们发现:阴阳体现性质、五行体现结构,阴阳注重整体联系、五行注重结构平衡,阴阳注重理论指导、五行注重技术应用。阴阳学说与五行学说既是创建中医学理论的方法,又是中医学理论的重要组成部分,中医学与阴阳五行学说二者不可分割。

第三章 藏象学说

一、填空题

1. 生理功能活动 病理变化
2. 化生 贮藏精气
3. 受盛 传化水谷
4. 五脏
5. 心 肺 脾 肝 肾 胆 胃 大肠 小肠 膀胱 三焦 脑 髓 骨 脉 胆 女子胞
6. 中空有腔 腑 脏
7. 君主 神明
8. 清气 水谷精气

9. 贮藏血液　调节血量　防止出血
10. 肺朝百脉
11. 后　气血
12. 肺　肾　汗　尿
13. 脉　脉
14. 宗气　营气　卫气
15. 推动　固摄
16. 肺　脾　肾　肾　气化/主水
17. 津　液
18. 主　根
19. 帅　母
20. 阴阳平和质　偏阳质　偏阴质

二、判断题

1. ×　2. √　3. ×　4. ×　5. ×　6. ×　7. √　8. ×　9. √　10. ×

三、选择题

[A型题]

1. D　2. A　3. B　4. B　5. B　6. C　7. C　8. A　9. A　10. D
11. B　12. C　13. B　14. C　15. D　16. B　17. C　18. A　19. A　20. B
21. B　22. D

[B型题]

23. C　24. B　25. A　26. C　27. A　28. C　29. A　30. D　31. E　32. B
33. E　34. B　35. A　36. D　37. B　38. E　39. A　40. C　41. B　42. D
43. A　44. B　45. C　46. B

[X型题]

47. BC　48. AB　49. ABCDE　50. ABCDE　51. ADE　52. ABC
53. BDE　54. ABC　55. ABCD　56. ACDE　57. ACDE　58. ABCDE
59. BCDE　60. BCD　61. ABCD　62. ACD　63. BCDE　64. ABDE
65. BCD　66. ABDE　67. ABCDE　68. ABCD

四、名词解释

1. 脏腑　是内脏器官的总称,按其生理功能特点,可分为五脏、六腑、奇恒之腑。

2. 肺主宣发　是指肺气具有向上升宣和向外周布散的作用。

3. 肺主肃降　是指肺气具有向内向下清肃通降和使呼吸道保持洁净的作用。

4. 肺朝百脉　是指全身的血液都通过百脉会聚于肺,经肺的呼吸,进行体内外清浊之气的交换,然后再将富含清气的血液通过百脉输送到全身。

5. 肾不纳气　肾主纳气的功能减退,摄纳无权,而出现呼吸表浅、呼多吸少、动则气喘等病理表现,称为肾不纳气。

6. 脾主运化　是指脾具有把饮食水谷转化为水谷精微,并将精微物质吸收转输至全身的生理功能。包括运化水谷和运化水液两个方面。

7. 心主血脉　是指心气推动血液在脉中循行,周流全身,发挥营养和滋润作用。

8. 泌别清浊　泌,即分泌;别,即分别;清,指水谷精微和津液;浊,指食物残渣和部分水液。泌别清浊，是指小肠将经过胃初步消化后的食糜，分为清浊两部分。清者由小肠吸收，浊者下送大肠、下输膀胱。

9. 太仓　饮食入口，经食管容纳并暂存胃中，进行初步消化。因胃主受纳，故胃有“太仓”之称。

10. 奇恒之腑　其形态似腑，多为中空有腔的脏器；其功能似脏，贮藏精气。奇恒之腑不同于五脏和六腑，故称之。

11. 气　人体之气，是人体内活力很强、运行不息的极精微物质，是构成人体和维持人体生命活动的基本物质。

12. 元气　又名“原气”“真气”，是人体最根本、最重要的气，是人体生命活动的原动力。元气主要由肾中所藏的先天之精化生，并得到后天水谷精气的滋养补充。

13. 宗气　是积于胸中之气，属后天之气的范畴。宗气是由肺从自然界吸入的清气和脾胃从饮食物中所化生的水谷之精气相互结合而成。

14. 营气　营气是行于脉中而具有营养作用的气。因其富有营养，于脉中营运不休，故称为营气。营气主要来自脾胃运化的水谷精微，由水谷精微中的精华部分所化生。

15. 卫气　是行于脉外而具有防御作用的气。因其有护卫人体、避免外邪入侵的作用，故称之为卫气。卫气主要来自脾胃运化的水谷精微，由水谷精微中的剽悍滑利部分所化生。

16. 津液　是机体一切正常水液的总称，包括各脏腑组织器官的内在液体及其正常的分泌物。津液是构成人体和维持人体生命活动的基本物质。

17. 精血同源　精与血都由水谷精微化生和充养，精血化源相同；肾藏精，肝藏血；精能生血，血能化精。精与血这种化源相同又相互资生的关系，称为“精血同源”，亦称“肝肾同源”。

18. 孤府　是指部位之三焦。三焦，作为部位划分，分为上焦、中焦、下焦三个部位。部位之三焦，包括上至头下至足的整个人体，因其大而五脏六腑之中无一与之匹配，故称为“孤府”。

19. 中精之府　是指胆。胆汁来源于肝，由肝之精气所化生，贮存于胆。胆汁为精纯、清净的精微物质，称为“精汁”，故称胆为“中精之府”，又称“清净之府”“中清之府”。

20. 汗为心之液　是指心与汗液的生成和排泄关系密切。由于汗为津液所化生，血与津液都来源于脾胃化生的水谷精微，而血又为心所主，故有“汗为心之液”之说，又称“血汗同源”。

五、问答题

1. 答：五脏，即心、肺、脾、肝、肾，多为实质性脏器，其共同的生理功能主要是化生和贮藏精气。六腑，即胆、胃、小肠、大肠、膀胱、三焦，多为中空管腔性脏器，其共同的生理功能主要是受盛和传化水谷。所以《素问·五藏别论》说：“所谓五脏者，藏精气而不泄也，故满而不能实。六腑者，传化物而不藏，故实而不能满也。”

2. 答：①心主血脉：是指心气推动血液在脉中循行，周流全身，发挥营养和滋润作用。以心气充沛、血液充盈、脉道通利为基本条件，其中心气起着主导作用。心主血脉包括心主血和心主脉两个方面。②心主神志：是指心有主宰人体五脏六腑、形体官窍的一切生理活动和人体精神、意识、思维等心理活动的功能。包括主广义之神和主狭义之神。

3. 答：肾藏精，肾中精气就其存在状态而言，有肾精和肾气之分。肾精是有形的，肾气是无形的；肾精散则化为肾气，肾气聚则变为肾精。肾精和肾气的关系，犹如水与水蒸气，实为同一物质，只是存在的状态不同而已。但是，肾精更具有物质性，属阴；而肾气则更具有功能性，属阳。肾为脏腑之本，肾中精气的这一生理效应可以用肾阴和肾阳进行概括。肾阴称为元阴、真阴，主全身之阴，对机体各脏腑组织器官起着滋润、濡养作用；肾阳称为元阳、真阳，主一身之阳，对机体各脏腑组织器官起着推动、温煦作用；肾阴肾阳为五脏阴阳之本，维护着机体各脏腑阴阳的平衡。因此，既不能将肾精与肾气完全等同,也不能将肾精与肾阴、肾气与肾阳完全等同,它们之间既有联系,又有区别。

4. 答:肺主气,包括主呼吸之气和一身之气两个方面。肺主呼吸之气是指肺是体内外气体交换的场所。通过肺的呼吸,吸入自然界的清气,呼出体内的浊气,实现体内外气体的交换。肺主一身之气是指肺具有主持、调节全身之气的作用。一方面体现在宗气的生成。另一方面体现在对全身气机的调节,肺有节律的呼吸运动,调节着全身之气的升降出入运动。

5. 答:肺主治节,是指肺具有治理调节全身各脏腑组织生理功能的作用。主要体现在四个方面。一是肺司呼吸,主呼吸之气,保持呼吸节律均匀和调;二是肺主一身之气,调节全身气机的升降出入;三是肺朝百脉,助心行血;四是肺通调水道,通过肺气的宣发和肃降,调节津液代谢。由此可见,肺主治节,实际上是对肺的主要生理功能的高度概括。

6. 答:肾中精气的生理功能主要体现在以下两个方面:一是主生长发育和生殖。人体的生长发育和生殖与肾藏精的生理功能密切相关,是肾精及肾气的生理作用。二是肾为脏腑之本。全身各脏腑的功能及精气血津液各物质的新陈代谢皆依赖于肾中精气的生理作用,肾中精气的这一生理效应可以用肾阴和肾阳进行概括。

7. 答:脾的主要生理功能有:①脾主运化,包括运化水谷和运化水液。②脾气主升,包括升清和升举内脏。③脾主统血。

8. 答:肝主疏泄的生理功能主要体现在:①调畅气机,维持血液和津液运行。②助脾升胃降及胆汁分泌排泄。③条达情志。④调节生殖功能。

9. 答:小肠的生理功能主要有:①主受盛和化物。②泌别清浊。

10. 答:肺通调水道,肾主水;肺主呼吸,肾主纳气。肺与肾的关系,主要表现在津液代谢和呼吸运动两个方面。其一是津液代谢。肺为水之上源,肾为主水之脏;肺的宣发肃降和通调水道,有赖于肾的蒸腾气化;肾主水的功能亦有赖于肺气的肃降而下归于肾和膀胱;肺肾协同,才能保证体内水液输布与排泄的正常。其二是呼吸运动。肺主气而司呼吸,肾藏精而主纳气,人体的呼吸运动虽由肺所主,但需肾纳气作用的协助;肾中精气充盛,封藏功能正常,才能将肺吸入之清气经其肃降而下纳于肾,以保持吸气的深度。故有"肺为气之主,肾为气之根"之说。

11. 答:上焦主宣发卫气,布散水谷精微和津液,若雾露之溉,发挥营养和滋润全身的作用,故将上焦的生理特点概括为"如雾",喻指心肺输布气血的作用。

12. 答:中焦具有消化、吸收并输布水谷精微和津液,化生气血的作用,故将中焦的生理特点概括为"如沤",喻指脾胃腐熟水谷、消化饮食物时的状态。

13. 答:下焦主要有排泄糟粕和尿液的作用,故将下焦的生理特点概括为"如渎",喻指肾、膀胱、大肠等脏腑生成和排泄二便的作用,有如沟渠向下疏通、向外排泄之势。

14. 答:气的生理功能有:①推动作用;②温煦作用;③防御作用;④固摄作用;⑤气化作用。

15. 答:血的生理功能有:①营养滋润全身;②神志活动的主要物质基础。

16. 答:津液的生理功能有:①滋润濡养;②化生血液;③调节机体阴阳平衡;④排泄代谢产物。

17. 答:女子胞的主要生理功能有:①主月经;②主孕育胎儿。

18. 答:脑的生理功能主要有:①主宰生命活动。②主宰精神活动。③主宰感觉运动。

19. 答:脏与腑之间的相互关系,实际上就是脏腑阴阳表里关系。脏属阴,腑属阳;脏为里,腑为表。一脏一腑,一阴一阳,一里一表,相互配合,并有经络互相络属,从而构成了脏与腑之间的密切联系。

20. 答:肾所藏之精气,就其来源而言,有先天之精和后天之精之分。先天之精来源于父母,是禀受于父母的生殖之精，与生俱来，藏于肾中。后天之精来源于饮食水谷，由脏腑之精产生，贮藏于肾。先天之精和后天之精的来源虽然不同，但却同藏于肾，两者相互依存，相互为用。先天之精是生命遗传物质，是后天之精的物质基础；但先天之精有赖于后天之精的不断充养和培育，才能充分发挥其生理效应；而后天之精也只有得到先天之精的活力资助，才能源源不断地化生。

第四章 病因病机

一、填空题

1. 风 寒 暑 湿 燥 火
2. 发病急骤，病情危重 传染性强，易于流行 一气一病，症状相似
3. 七情内伤 饮食失宜 劳逸失度
4. 外伤 烧烫伤 虫兽伤
5. 气滞 气逆 气陷 气闭 气脱

二、判断题

1. × 2. √ 3. √ 4. √ 5. √ 6. × 7. √

三、选择题

［A 型题］

1. A	2. A	3. A	4. A	5. A	6. D	7. D	8. B	9. E	10. D
11. A	12. E	13. B	14. B	15. D	16. B	17. D	18. A	19. C	20. C
21. D	22. D	23. C	24. A	25. E	26. E	27. E	28. C	29. E	30. E
31. E	32. E	33. C	34. A	35. B	36. D	37. E	38. E	39. A	40. B
41. C	42. D	43. C	44. D	45. A	46. C	47. D	48. B	49. D	50. C
51. C	52. E	53. C	54. D	55. C	56. A	57. D	58. C	59. A	60. A
61. B	62. E	63. C							

［B 型题］

64. A 65. D

［X 型题］

66. ABCD 67. ABCDE 68. ABCDE

四、名词解释

1. 六淫 是指风、寒、暑、湿、燥、火六种外感病邪的统称。
2. 疠气 即疫疠之气，是一类具有强烈传染性的外邪。
3. 七情内伤 七情是指人的喜、怒、忧、思、悲、恐、惊七种情志活动，因七情异常能直接影响内脏，病自内生，故又称为“七情内伤”。
4. 痰饮 痰饮是机体津液代谢障碍所形成的病理产物，一般较稠浊的称为痰，清稀的称为饮。痰饮有广义和狭义之分。狭义之痰饮，指咳吐之痰涎；广义之痰饮，指由津液代谢障碍所形成的病理产物及其病理变化和临床表现，由机体功能失调、津液停蓄蕴结而成。
5. 瘀血：指血液停滞，包括离经之血积存体内，或血运不畅，阻滞于经脉及脏腑内的血液。
6. 结石：凡体内湿热浊邪，蕴结不散，或久经煎熬，形成砂石样的病理产物，称为结石。
7. 气滞：是指气的运行不畅，郁滞不通的病理变化。
8. 血虚：是指血液不足，血的濡养功能减退所致的血脉、脏腑、组织失养的病理状态。

五、问答题

1. 答:疠气与六淫致病的相同点:均为外感致病因素。不同处:①病邪性质:疠气传染性强;②发病情况:疠气发病急骤,来势凶猛,病情危重;③临床症状:疠气一气一病,症状相似;④影响因素:疠气致病与气候、环境和饮食、隔离预防措施和社会因素等多方面因素密切相关。

2. 答:七情内伤的致病特点是:①直接伤及内脏:尤以心、肝、脾三脏功能失调多见。②影响脏腑气机:怒则气上,喜则气缓,悲则气消,恐则气下,惊则气乱,思则气结。③影响疾病转归。

3. 答:痰饮的致病特点是:①阻滞气机,阻碍气血运行;②影响津液代谢;③易扰乱神明;④致病广泛,变化多端,病势缠绵。

4. 答:邪正盛衰与疾病的发生、发展及转归的关系:①疾病发生:正胜邪去则不发病,邪胜正负则发病。②疾病发展:邪胜正负则表邪入里,正胜邪去则里病出表。③疾病性质:决定证候的虚和实、虚实转化和虚实真假等。④疾病转归:正胜邪退则病退,预后好;邪胜正衰则病进,预后差,甚至恶化、死亡。

5. 答:阴虚内热是指:机体阴气不足时,凉润、宁静、抑制等作用减退,出现相应的功能亢奋、代谢加快、产热相对增加的病理变化,即虚热证。由于阴不制阳,阳气相对偏盛,虚热证多有五心烦热、午后低热、潮热盗汗、消瘦颧红、舌红少苔、脉细数等症状,即所谓"阴虚则热"。

第五章　四　诊

一、填空题

1. 肾虚证　水饮　血瘀证
2. 清稀无臭
3. 湿　热
4. 疳积
5. 虚证　寒证
6. 表里　病性　虚实　轻重
7. 心
8. 黄疸　阳黄　阴黄
9. 气血虚　阳气虚
10. 实热证　虚热证
11. 坚敛苍老　粗糙　浮胖娇嫩　细腻
12. 胃气挟邪气上蒸
13. 湿热　寒湿
14. 血虚
15. 自汗　气虚、阳虚
16. 虚寒证　下焦湿热
17. 鼻渊
18. 口干但欲漱水而不欲咽
19. 热退津复
20. 除中　脾胃之气将绝
21. 苔质　苔色

22. 心肺热盛　脾胃热盛

23. 正气充盛　脏腑功能未衰　病情较轻　预后良好

24. 病色明润光泽而含蓄还是晦暗枯槁而暴露

25. 实　热

26. 举　寻　按

二、判断题

1. ×	2. √	3. √	4. ×	5. ×	6. ×	7. √	8. ×	9. √	10. ×
11. ×	12. ×	13. √	14. √	15. ×	16. ×	17. √	18. √	19. √	20. √
21. ×	22. √	23. √							

三、选择题

［A 型题］

1. B	2. D	3. D	4. B	5. C	6. A	7. B	8. E	9. E	10. B
11. E	12. D	13. A	14. B	15. A	16. E	17. C	18. E	19. B	20. B
21. B	22. C	23. A	24. E	25. B	26. A	27. B	28. A	29. C	30. C
31. D	32. C	33. C	34. D	35. A	36. A	37. E	38. B	39. D	40. C
41. A	42. C	43. C	44. C	45. E	46. A	47. B	48. A	49. D	50. A

［B 型题］

51. C	52. D	53. B	54. C	55. B	56. D	57. A	58. D	59. D	60. C
61. B	62. A	63. D	64. B	65. C	66. A	67. A	68. B	69. A	70. D

［X 型题］

71. AB	72. AB	73. ABCD	74. ABCDE	75. ABC	76. BCD
77. AD	78. BCD	79. ABE	80. BCDE	81. ABCDE	82. ABCDE
83. CDE	84. AC	85. ABC	86. ACE	87. CE	88. AB
89. ABCE	90. ABC	91. ADE	92. AC	93. ABCD	94. BCDE
95. BCDE	96. BD	97. AB	98. BDE	99. ABC	100. ABC

四、名词解释

1. 四诊　是指中医诊察和收集疾病有关资料的基本方法，主要包括望、闻、问、切四法。

2. 四诊合参　指诊察疾病时，将望、闻、问、切四诊所收集的资料全面结合分析，为准确判断病证提供依据。

3. 畏寒　自觉怕冷，加衣被或近火取暖，采取保暖措施后，身体发冷的感觉可以缓解的表现。

4. 谵语　神志不清，语无伦次，语意数变，声音高亢，多为热扰心神之实证。

5. 郑声　神志不清，声音细微，语多重复，时断时续，为心气大伤，精神散乱之虚证。

6. 独语　喃喃自语，喋喋不休，逢人则止，属心气不足之虚证，或痰气郁结、清窍阻蔽所致。

7. 狂语　精神错乱，语无伦次，狂躁妄言，不避亲疏，多为痰火扰心。

8. 言謇　舌强语謇，言语不清，多因风痰阻络，为中风病。

9. 战汗　先恶寒战栗，继而全身大汗者，多见于急性热病正邪剧烈交争，为疾病之转折点。

10. 盗汗　睡时汗出，醒则汗止者，多属阴虚内热。

11. 壮热　高热不退，感觉躁热难受，体温升高明显，身热灼手，或伴有恶热烦渴的表现，多因里热炽盛。

12. 太息　时不自觉发长吁短叹，多为情志抑郁，肝失疏泄所致。

13. 潮热　按时发热，或按时热甚，发热盛衰起伏有定时，犹如潮汛的表现。包括午后潮热、日晡潮热等。

14. 呃逆　气逆于上，自咽喉出，其声呃呃，不能自主，俗称“打呃”。

15. 恶寒　感觉怕冷，虽加衣覆被，采取保暖措施，身体发冷的感觉仍不能缓解的表现。

五、问答题

1. 恶寒与发热同时并见多为外感病初期，是表证的特征。根据恶寒、发热的轻重不同，临床又可分为：①恶寒重，发热轻，为外感风寒的特征；②发热重，恶寒轻，为外感风热的特征；③发热轻而恶风，多属外感风邪，伤风表证。

2. 又称“无神”，临床表现为神志昏迷，或烦躁狂乱，或精神萎靡；目睛呆滞或晦暗无光，反应迟钝，呼吸气微，甚至目闭口开，手撒尿遗，或搓空理线，循衣摸床等。失神说明正气大伤，脏腑功能虚衰，病情严重，预后较差。

3. 疾病中五色的表现以明润光泽而含蓄为善色，以晦暗枯槁而显露为恶色。善色表示病情较轻，预后较好；恶色表示病情较重，预后欠佳。

4. 赤色主热，是火热内盛、血液充盈于皮肤脉络所致。若满面通红，多属外感发热或里实热证；若两颧潮红，则属阴虚阳亢之虚热证或虚损劳瘵。

5. 腐苔和腻苔反映中焦湿浊情况。颗粒粗大，苔厚疏松，状如豆腐渣，边中皆厚，易于刮脱者，称为腐苔，主食积胃肠，痰浊内蕴；颗粒细小，致密而黏，中厚边薄，刮之不脱者，称为腻苔，主湿浊、痰饮、湿温。

6. 临床上哮与喘常常同时出现，但哮以声响言，指呼吸时喉中有哮鸣音，多时发时止，反复难愈；喘以呼吸言，指呼吸急促，甚则鼻翼扇动，张口抬肩，难以平卧。喘有虚实之分。实喘者，发作较急，胸满声高气粗，呼出为快，多为病邪壅塞肺气；虚喘者，来势较缓，气怯声低，吸少呼多，气不得续，吸入为快，动则喘甚，为肾虚不纳气或肺气虚衰。

7. 正常脉象又称“平脉”或“常脉”，正常脉象的特点是：三部有脉，不浮不沉，不快不慢（一息四～五至，约每分钟60～90次），和缓有力，节律均匀。这些特征在脉学中称为“有胃、有神、有根”。

8. 细脉的脉象特点是细小如线，应指明显，按之不绝；主病是气血两虚，诸虚劳损；又主伤寒、痛甚及湿证。虚证因营血亏虚，脉道不充，气虚血运无力而致；实证因暴受寒冷或疼痛导致脉道拘急收缩，脉细而弦紧，湿邪阻遏脉道则见脉象细缓。

9. 促脉、结脉、代脉三脉皆为节律不整之脉，皆动有歇止。其中，促脉是脉数而有歇止，歇止无规律，歇止时间较短；结脉是脉迟而有歇止，歇止亦无规律，歇止时间较短；代脉较慢，歇止有规律，歇止时间较长。

10. 舌苔部分或全部剥脱者，为剥苔。舌苔全部剥脱，舌面光洁如镜者，称为“镜面舌”。剥苔主胃阴不足，“镜面舌”，为胃阴枯竭，胃气大伤。

11. 青色主寒、痛、瘀血、惊风。赤色主热证，满面通红者属实热证，两颧潮红者属虚热证。黄色主湿、虚、黄疸。白色主虚、寒、失血。黑色主肾虚、水饮、瘀血。

12. 白苔多主表证、寒证。苔薄白为病邪在表；苔白而厚，主湿浊内盛，或寒湿痰饮；苔白滑黏腻多主痰湿；若舌苔白如积粉，舌质红赤，则主湿遏热伏，或瘟疫初起；苔白厚燥裂，可见于湿温病邪热炽盛，暴伤津液。

13. 指垂危病人出现的暂时性的某些症状“好转”的假象，如原本精神萎靡，面色晦暗，声低气弱，懒言少食，突然精神转佳，两颊色红如妆，语声清亮，喋喋多言，思食索食等。提示病情恶化，脏腑精气将绝，预后不良。古人比作“回光返照”或“残灯复明”。

14. 观察舌象的变化,对临床辨证有重要的意义。①可判断正气盛衰:如舌质红润,为气血旺盛;舌质淡白,为气血虚衰。舌苔薄白而润,示胃之气津充沛;舌光无苔,主胃之气阴衰败。②可分辨病位浅深:如舌苔薄白,多为外感初起,病证轻浅;舌苔厚,主邪入里,病证深重。舌质红,属气分热盛;舌质绛,为热入营血。③可区别病邪性质:如白苔多主寒,黄苔常主热,腻苔多属湿,中风多见舌强,心脾经热则多吐舌。④可推断病势进退:舌苔由白变黄、变灰、变黑,舌质由淡变红,变绛、变青紫,提示病邪由表入里,病情由轻而重。反之,舌苔由灰黑变黄变白,舌质由紫绛变淡红,则提示病由里出表,由重而轻。⑤估计病情预后:舌胖瘦适中,活动自如,淡红润泽,舌面有苔,是正气内存,胃气旺盛,预后多佳;若舌质枯晦,舌苔骤剥,舌强或偏歪等,多属正气亏损,胃气衰败,病情危重,预后多凶。

15. 即"一问寒热二问汗,三问头身四问便,五问饮食六问胸,七聋八渴俱当辨,九问旧病十问因,再兼服药参机变,妇人尤必问经期,迟速闭崩皆可见,再添片语告儿科,天花麻疹全占验"。

16. 表证出汗为表虚或表热证。里证出汗:汗出不已,动则加重者为自汗,多因阳气虚损,卫阳不固;睡时汗出,醒则汗止者为盗汗,多属阴虚内热;身大热而大汗出,多为里热炽盛,迫津外泄;汗热味咸而黏,脉细数无力,多为亡阴之证;汗凉味淡清稀,脉微欲绝者,多为亡阳之证;先恶寒战栗,继而全身大汗者为战汗,多见于急性热病正邪剧烈交争,为疾病之转折点,若汗出热退,脉静身凉为邪去正复之吉兆,而汗出身热,烦躁不安,脉来急促为邪盛正衰之危候。局部汗出:头汗可因阳热或湿热;额部汗出,脉微欲绝,为元阳离散,虚阳浮越之危象;半身汗出者,无汗部位多为病侧,多因风痰、瘀血或风湿阻滞、营卫不和或中风偏枯;手足心汗出甚者,多因脾胃湿热,或阴经郁热而致。

17. 问疼痛,应注意询问疼痛的部位、性质、程度、时间及喜恶等。其意义在于:询问疼痛发生的部位,对了解病变所在的脏腑经络有一定的意义。如头痛:后脑痛连项背,属太阳经病;痛在前额或连及眉棱骨,属阳明经病。问清疼痛的性质,可以分辨引起疼痛的病因与病机。疼痛伴有胀感者为胀痛,为气滞所致,如见于胸胁为肝郁气滞,头目胀痛为肝阳上亢或肝火上炎;重痛者,常为湿邪困阻,气机不畅所致。问清疼痛的时间及对按压的反应,有助于对病证寒、热、虚、实的判断。新病剧痛属实,久痛时缓属虚;痛而拒按属实,痛而喜按属虚。如脘腹隐痛,喜温喜按为脾胃虚寒。

18. 但寒不热指病人只感寒冷而不发热,为里寒证。此处,寒指畏寒,是指病人自觉怕冷,多加衣被或近火取暖而能够缓解者。新病畏寒,多为寒邪直中;久病畏寒多为阳气虚衰。

19. 脉诊的意义为:医生通过切脉,根据病人脉象变化,可以了解疾病的病因、病位、病性、邪正盛衰,推断病情轻重及其预后情况。如脉数为热证,迟为寒;浮为表,沉为里。虚脉主虚证,实脉主实证。

20. 真脏脉是指疾病危重期出现的脉象,以无胃、无神、无根为特点,又称"败脉""死脉""绝脉"等。根据其主要形态特征,大致可分成三类:

(1) 无胃之脉:以无冲和之意,应指坚搏为主要特征。提示邪盛正衰,心、肝、肾等脏气外现,是病情危重之兆。

(2) 无神之脉:以脉率无序,脉形散涩滞为主要特征。提示脾胃或肾阳衰败,神气耗散,生命将绝。

(3) 无根之脉:以虚大无根或微弱不应指为主要特征。均为三阴寒极,亡阳于外,虚阳外越之象。

21. 诊脉时要掌握诊脉的时间、姿势、布指、指法和指力的应用。脉诊时以环境安静,医患双方气血平和为佳。切脉的时间必须在1分钟以上。切脉的姿势,无论病人坐或卧,其手臂应平展、直腕仰掌,与心脏同一水平。医生脉诊时,用左手按诊病人的右手,用右手按病人的左手。布指时,以中指定关位,食指切寸位,无名指切尺位,三指呈弓形,指头平齐,以指腹切按脉体,布指疏密,应根据病人手臂长短而调整。诊脉时要不断地调整指下力量,虽有轻(举)、中(寻)、重(按)之别,应用时要视情况而定。

22. 由于疾病常由多种病因相兼而致,因而脉象也常是两种以上的脉象相兼出现。凡脉象由两种或两种以上复合构成者称为“相兼脉”或“复合脉”。其主病规律是组成该相兼脉的各单一脉主病的综合。例如,浮紧脉,浮脉主表,紧脉主寒,浮紧脉主表寒证。又如沉细数脉,沉脉主里,细脉主阴血亏虚,数脉主热,沉细数脉则主里虚热证,即阴虚内热证。

23. 若痰清有泡沫为风痰;色白清稀为寒痰;痰多色白,咯之易出多为湿痰;痰黄稠黏为热痰;痰少色黄,不易咯出,或痰夹血丝者是燥痰。咳唾腥臭痰或脓血的是肺痈;劳瘵久咳,咯吐血痰多为虚火灼伤肺络。

24. 望舌时应注意:光线充足,以自然光线为佳。病人应注意伸舌姿态,应自然伸舌,不可用力太过。医生应循舌尖、舌中、舌根、舌边顺序查看,先看舌苔,后看舌质,并注意辨别染苔。

25. 正常面色即常色,随种族不同而有异。我国属黄种人,我国健康人面色应是微黄透红,明润光泽,这是人体精充神旺、气血津液充足、脏腑功能正常的表现。

常色有主色与客色之分,主色指由禀赋所致、终生不变的色泽;客色指受季节气候、生活和工作环境、情绪及运动等不同因素影响所致气色的短暂性改变,非疾病所致。

26. 神,广义是指高度概括的人体生命活动的外在表现,狭义是指精神、意识、思维活动。望神中的神是指人体生命活动的外在体现,是脏腑精气盛衰的反映。主要反映在眼睛、神志、面色、形体、动态、呼吸、语言等方面。临床上有得神、少神、失神、假神等四种情况。

第六章 辨 证

一、填空题

1. 阴 阳 表 里 寒 热 虚 实
2. 薄白而润 浮紧
3. 性质 阴阳

二、判断题

1. × 2. × 3. ×

三、选择题

[A 型题]

1. C 2. C 3. B 4. C 5. B 6. B 7. D 8. C 9. D 10. C
11. E 12. E 13. B 14. B 15. D 16. D 17. C 18. C 19. C 20. A
21. E 22. A 23. A 24. A 25. A 26. C 27. B 28. A 29. B 30. E
31. D 32. D 33. E 34. D 35. D 36. B 37. B 38. C 39. A 40. B
41. B 42. C 43. E 44. A 45. D 46. C 47. B 48. E 49. E 50. A
51. D 52. B 53. E 54. C 55. E 56. D 57. E 58. C 59. A 60. A

[B 型题]

61. B 62. C 63. A 64. D 65. A 66. B 67. C 68. C 69. A 70. D
71. B 72. E

[X 型题]

73. ABCD 74. BCE 75. ABD

四、名词解释

1. 脏腑辨证　脏腑辨证是根据脏腑的生理功能、病理表现，结合八纲、病因、气血等理论，通过四诊收集病情资料，对疾病的证候进行分析和归纳，借以推究其病机，判断病位、病性以及正邪盛衰状况的一种辨证方法。

2. 里证　里证是指病变部位在内，脏腑气血功能失调所反映的证候。

3. 热证　热证是感受热邪，或机体阳盛，阴虚所表现的证候。

4. 心脾两虚证　心脾两虚证是指心血不足、脾气虚弱，以心悸、失眠、食少、便溏为表现的虚弱证候。

五、问答题

1. 表证的共证有恶寒或畏风，发热，头痛，身痛，脉浮，苔薄白。

2. 寒证分为实寒证和虚寒证。①实寒证主要表现为恶寒或突然腹痛，四肢厥冷，脘腹胀满，面色苍白，小便清长，大便稀溏，舌淡苔白，脉迟有力；②虚寒证主要表现为形寒怕冷，四肢厥冷，腹痛喜按，便溏，舌淡，苔白厚，脉沉迟。

3. 虚证和实证应从病程、体质、形态、疼痛特点、二便、舌象和脉象等几个方面来加以鉴别。即：虚证，多为久病，体质虚弱，精神萎靡，身倦乏力，气弱懒言，隐痛喜按，大便稀溏，小便清长，舌淡嫩胖，少苔，脉细弱；实证，多为新病，体质壮实，精神兴奋，声音气粗，疼痛拒按，小便短赤，大便秘结，舌质苍老，苔厚腻，脉实而有力。

4. 血虚证和阴虚证均可见消瘦，面色不华，心悸，失眠，眩晕，脉细，舌少苔。①血虚证还可见面色苍白或萎黄无华，唇色淡白，头晕眼花，心悸失眠，手足麻木，妇人月经量少，延期或经闭，舌淡，脉细无力；②阴虚证则见午后潮热，盗汗，颧红，咽干，手足心热，小便短黄，舌红少苔，脉细数。

第七章　防治原则与治疗方法

一、填空题

1. 未病先防　既病防变

2. 未病先防　既病防变　治病求本　调整阴阳　扶正祛邪　因时因地因人制宜

3. 摄生　保养生机　延续生命

4. 汗　吐　下　和　温　清　补　消

5. 本质　治病求本

6. 普遍原则　基本方法　具体化

二、判断题

1. ×　2. √　3. √　4. √　5. ×　6. √　7. ×　8. √

三、选择题

［A 型题］

1. A　2. E　3. B　4. A　5. D　6. C　7. C　8. C　9. E　10. A
11. B　12. C　13. A　14. A　15. D

［B 型题］

16. A　17. A　18. B　19. A　20. C　21. B　22. A　23. B　24. A　25. C
26. B　27. A

［X 型题］

28. ABCD　29. AC　30. ABCE　31. ABCDE　32. ABCE　33. ACDE

34. BCDE　35. AE　36. ABD　37. BCE　38. ABCE　39. AD

40. DE

四、名词解释

1. 治则　治疗疾病的总原则。

2. 治法　是治疗疾病的基本方法，即是治则的具体化。

3. 正治　是逆其证候性质而治的一种常规治疗法则，又称“逆治”。

4. 反治　是顺从疾病假象而治的一种治疗法则，又称“从治”。

5. 同病异治　指同一种疾病，由于病邪性质不同，机体反应有异，疾病发展的阶段不同，其病机和疾病性质也不一样，治疗上应根据其具体情况，运用不同的治法加以治疗。

6. 异病同治　指不同的疾病，在其病情发展过程中，会出现相同的病机变化或同一性质的证候，可以采用相同的治法治疗。

7. 急则治其标　临证中出现发热、中满、大小便不利等较急重病情时，不论其本为何，均应先治其标证，待急重症状稳定后，再治其本证。

8. 缓则治其本　对于慢性病或急性病恢复期者，如肺痨咳嗽、热病伤阴等证，虽见有其标证，如咳嗽等，亦应针对其肺肾阴虚之本来加以治疗。

9. 热因热用　是以热治热，即用热性药治疗具有假热症状的病证。

10. 寒因寒用　是以寒治寒，即用寒性药治疗具有假寒症状的病证。

11. 通因通用　是以通治通，即用通利药治疗具有实性通泄症状的病证。

12. 塞因塞用　是以补开塞，即用补益药治疗具有闭塞不通症状的病证。

五、问答题

1. 防治原则包括未病先防、既病防变、治病求本、调整阴阳、扶正祛邪、因时因地因人制宜等治疗总则。

2. 未病先防是指在疾病发生之前，做好各种预防工作，以防止疾病的发生。应该注意：①注重调养正气，提高机体的抗邪能力；②注意防止邪气的侵害；③养生与保健。

3. 反治包括热因热用、寒因寒用、塞因塞用、通因通用。

热因热用适用于阴寒内盛，格阳于外，反见热象的真寒假热证。

寒因寒用适用于里热盛极，阳盛格阴，反见寒象的真热假寒证。

塞因塞用适用于因虚而致闭阻的真虚假实证。

通因通用适用于食积腹痛、泻下不畅及膀胱湿热所致尿频、尿急、尿痛的病证。

4. 汗法，也叫解表法，是运用发汗解表的方药，以开泄腠理，调和营卫，来逐邪外出，解除表证的一种治疗大法。可分为辛温发汗(或解表)和辛凉发汗(或解表)两类。辛温发汗，适用于表寒证；辛凉发汗，适用于表热证。

5. 下法，也叫泻下法，是运用具有泻下作用的药物通泻大便，攻逐体内实热结滞和积水，以解除实热蕴结的一种治疗大法。它适用于寒、热、燥、湿等邪内结在胸膈、肠道，以及水结、宿食、蓄血、痰滞、虫积等里实证。根据疾病的病因病机不同，又可分为寒下、温下、逐水、润下、通瘀、攻痰、驱虫、攻瘀等具体方法。

6. 和法，也叫和解法，是用和解或疏泄的方药，来达到祛除病邪、调整机体、扶助正气的一种治疗大法。和法的应用范围很广泛，除适宜于外感病中的往来寒热之少阳证外，凡内伤病中的肝胃不和、肝脾不和、肠胃不和及肝气郁结的月经不调及肝木乘脾土之痛泻等脏腑不和病证，皆可采用。根据疾病的病因病机不同，又可兼用其他方法。如和而兼汗、和而兼下、和而兼温、和而兼清、和而兼消、和而兼补。

7. 温法,也称祛寒法,是运用温热的方药,来祛除寒邪和补益阳气的一种治疗大法。适用于里寒证。根据其寒邪所犯部位及正气强弱的不同,可分为温中祛寒、温经散寒、回阳救逆等方法。

8. 清法,也叫清热法,是运用性质寒凉的方药,通过泻火、解毒、凉血等作用,以清除热邪的一种治疗大法。本法治疗范围广泛,凡外感热病,无论其热在气分、营分或血分,只要表邪已解而里热炽盛者,均可应用。清热法的运用,根据热病发展阶段的不同和火热所伤脏腑有异,有清热泻火、清热解毒、清营凉血、清泻脏腑等不同用法。

9. 补法,也叫补益法。是运用具有补养作用的方药,以益气强筋、补精益血,消除虚弱证候的一种治疗大法。适用于各种原因造成的脏腑气血、阴阳虚弱,或某一脏腑虚损之证。补法一般分为补气、补血、补阴、补阳四大类。

10. 消法,也叫消导法或消散法,包括消散和破消两方面。是运用消食导滞、行气、化痰、利水等方药,使积滞的实邪逐步消导或消散的一种治疗大法。它适用于气、血、食、痰、湿(水)所形成的积聚、癥瘕、痞块等病证。临床上通常可分为五类:消食导滞、行气消瘀、消坚化积、消痰化饮、消水散肿。此外,虫积、内外痈肿等病证,亦可采用消法治疗。

中　篇

第一章　中　药

一、填空题

1. 修制　水制　火制　水火共制
2. 脾胃　脾胃大肠
3. 麦芽　谷芽
4. 清热解毒　利湿通淋　清肝明目
5. 解毒敛疮　清肝明目
6. 活血调经　利水消肿
7. 胃寒　胃热
8. 辛甘大热　温里助阳　回阳救逆　祛寒止痛
9. 重镇安神　清热解毒
10. 清热化痰　宽胸散结　润肠通便
11. 通阳散结　行气导滞
12. 寒　热　温　凉
13. 酸　苦　甘　辛　咸
14. 趋向性
15. 炙
16. 相须　相使　相畏　相杀　相恶　相反
17. 生　先　煅
18. 寒　热　温　凉
19. 风寒　风热
20. 饭前　饭后　睡前　晨起或睡前空腹
21. 消食化积　行气散瘀
22. 旋覆花　化痰降气　和胃止呕
23. 平肝息风　祛风通络
24. 发汗解表　温中止呕　温肺化饮　呕家圣药
25. 清热解毒　疏散风热　凉血止痢
26. 肺、脾
27. 烊化

28. 清热解毒　凉血利咽
29. 温里散寒　回阳通脉
30. 固表止汗　益气除热

二、判断题

1. √	2. ×	3. ×	4. √	5. √	6. √	7. ×	8. √	9. ×	10. ×
11. √	12. √	13. ×	14. ×	15. ×	16. √	17. ×	18. ×	19. √	20. √

三、选择题

［A 型题］

1. D	2. A	3. C	4. D	5. E	6. A	7. A	8. A	9. B	10. B
11. D	12. D	13. D	14. A	15. E	16. A	17. C	18. C	19. C	20. E
21. D	22. A	23. C	24. A	25. D	26. E	27. C	28. A	29. B	30. E
31. E	32. B	33. D	34. C	35. B	36. D	37. B	38. A	39. C	40. E

［B 型题］

41. E	42. C	43. B	44. E	45. B	46. D	47. B	48. A	49. E	50. C
51. E	52. D	53. C	54. B	55. A	56. C	57. B	58. A	59. A	60. D
61. D	62. A	63. C	64. C	65. B	66. A	67. D	68. B	69. A	70. D
71. C	72. B	73. D	74. E	75. A	76. B	77. A	78. A	79. E	80. C
81. C	82. E	83. B	84. D	85. E	86. B	87. D	88. C		

［X 型题］

89. ABDE	90. ABC	91. AC	92. BCD	93. ABCDE	94. ACDE
95. ABCD	96. ACE	97. ACDE	98. CDE	99. BD	100. ABCD
101. ABC	102. ABCD	103. AE	104. ABCDE	105. BCDE	106. CDE
107. ABCDE	108. ABDE	109. ACDE	110. ABCD	111. CDE	112. ABCDE
113. BCD	114. ABDE	115. ABCDE	116. BCDE	117. AD	118. ABD
119. ABCDE	120. ABCDE				

四、名词解释

1. 解表药　凡以发散表邪、解除表邪、解除表证为主要功效的药物，称为解表药。

2. 制剂不妥　药物因制剂不同，其药效、毒性也不同。酒能使川乌、草乌、附子等毒性增加。如将其制成药酒服用，则极易中毒。在制剂过程中，煎煮时间甚为重要。煎煮时间适宜，可以消除或缓解毒性。

3. 相畏　一种药物的毒性反应或副作用，能被另一种药物减轻或消除。

4. 升降浮沉　是指药物在体内的作用趋向。升，上升举陷，趋向于上；降，下降平逆，趋向于下。浮，发散向外，趋向于表；沉，泄利向内，趋向于里于下。

5. 配伍禁忌　是指某些药物配伍使用，会产生或增强毒副作用，或破坏和降低原药物的药效，因此临床应当避免配伍使用。

6. 炮制　指药物在应用或制成各种剂型前必要的加工处理过程，包括对原药材进行的一般修制整理和部分药物的特殊处理。炮制是否得当，对保证药效、用药安全及制剂等有十分重要的意义。

7. 有毒　当用量过大或用药时间过久，出现严重中毒症状，并引起重要脏器损害，甚至造成死亡者，归为“有毒”。如附子、蜈蚣、白花蛇、雄黄等。

8. 配伍失误　临床处方中，违背了“十八反”“十九畏”配伍禁忌，或配伍不当，如朱砂与碘化物或溴化物类药物同用，即会引起中毒反应。

9. 相恶　一种药物能破坏另一种药物的功效，使其作用减弱，甚至消失的配伍叫相恶。如生姜恶黄芩，黄芩能削弱生姜的温胃止呕作用。

10. 攻下药　味苦性寒，具有较强的清热泻火及泻下通便作用，主要适用于热结便秘及火热上炎之里实热证。

五、问答题

1. 答：中药性能理论包括四气、五味、升降浮沉、归经、毒性等内容。四气亦称四性，是指药物具有寒、热、温、凉四种不同药性。其中寒与凉、温与热分属于同一种药性，仅有程度不同，寒凉药多有清热、泻火、解毒等作用，用治阳证、热证。温热药多有散寒、温里、助阳等作用，可用治阴证、寒证。掌握了四气理论，临床就可根据“热者寒之”“寒者热之”的四气应用原则，有针对性地选用具有某种性质的药物，或将几种不同性质药物配合起来应用。

2. 答：利水渗湿药：味甘、淡性平或凉，长于通利水道，渗除水湿，主要适用于水湿病证；

祛风湿药：味辛、苦性温，长于祛除肌肉、经络、筋骨间风湿，主要适用于风湿痹证；

芳香化湿药：辛温香燥，长于芳香辟浊，化湿醒脾，主要适用于湿阻中焦，湿浊困脾病证；

清热燥湿药：性味苦寒，长于泄热祛湿，主要适用于湿热病证。

3. 答：利水渗湿药与峻下逐水药均可治疗水肿。但前者作用缓和，能通利水道，渗除水湿，可广泛治疗水肿、痰饮、小便不利、淋证、黄疸等证；其作用机制是通利小便而达到消除水肿。后者作用峻猛，能攻逐水饮，主要用于水肿胀满、胸腹积水、痰饮喘咳等邪实而正气未衰之证。其作用机制是通过引起剧烈的腹泻，使体内大量水液从大小便排出，以消除水肿。

4. 答：理气药与化湿药配伍：气行则湿化。

理气药与泻下药配伍：加强泻下及消除胀满作用。

理气药与活血化瘀药配伍：气为血之母，气行则血行。

理气药与补益药配伍：防止补益药的副作用，使得补而不滋腻。

5. 答：止血药分为四类：凉血止血药、化瘀止血药、收敛止血药、温经止血药。

凉血止血药：主治血热出血证。

化瘀止血药：主治瘀血性出血证。

收敛止血药：主治各种出血而无瘀滞者。

温经止血药：主治虚寒性出血证。

6. 答：牛膝的功效特点是“性善下行”，具体表现在：

(1) 所治诸证之病位，多在下部。如妇科诸证及肝肾两亏之腰膝酸痛，下肢乏力；湿热蕴结，小便淋涩疼痛。

(2) 用于火热上炎或上部之出血，亦取其性降下泄，而引火(血)下行。

(3) 可作为引经药，引诸药下行。

7. 答：“一味丹参散，功同四物汤”，是说明丹参，性缓和，活血而不伤新血，且祛除瘀血，类似四物汤有助于新血生成，但与由当归、白芍、熟地、川芎所构组成的四物汤补血活血毕竟不同，因其没有直接的补血作用。

8. 答：(1) 消除或减少药物的毒性、烈性的副作用。如巴豆去油。

(2) 改变药物性能，增强药物疗效。如生地制熟、延胡索醋制。

(3) 矫嗅、矫味，便于服用。如水漂海藻。

(4) 便于制剂、煎服和贮藏。如磁石烧煅。

(5) 消除杂质和非药用部分，使药物洁净。如枇杷叶去毛。

9. 答：在药物配伍七情中，具有配伍关系的主要是指相须、相使、相畏、相杀、相恶、相反六种。其中相须、相使因药物间产生协同作用而增进疗效，为临床常用的配伍方法，应当充分利用；相畏、相杀因药物间的相互作用，而能减轻或消除原有的毒、副作用，是应用毒性、烈性药物时的配伍方法，也是炮制某些有毒药物，解除药物中毒的依据；相恶、相反因药物间互相拮抗而抵消、削弱原有功效，或相互作用而产生毒、副作用，因而在临床上应尽量避免使用。

10. 答：有滋补和中、调和药性及缓急止痛作用，即甘缓。一般滋养补虚、调和药性及止痛药多具甘味，主治虚证、痛证。一般用于治疗虚证的滋补强壮药如党参、熟地，以及缓急止痛、调和药性的药物，如饴糖、甘草等，皆有甘味。甘味药多质润而善于滋燥。

11. 答：石膏、滑石、芒硝、朱砂、煅龙骨、磁石、礞石、硫黄、冰片、琥珀等。

12. 答：五味指药物所具有的辛、甘、酸、苦、咸五种基本味道。辛具行散之性，有发散、化湿、行气、行血等作用；甘具缓和之性，有补益、和中、缓急等作用；酸能敛涩，有收敛、固涩等作用；苦能燥泻，有燥湿、泻下、泻热等作用。咸能软下，具软坚化结、泻下通便等作用。

13. 答：道地药材指一地所产，其品质、质量、疗效均优的药材。如甘肃的当归，宁夏的枸杞子、青海的大黄、山西的党参，河南的地黄、牛膝、山药，广西的三七、山东的阿胶、浙江的白术、广东的橘皮、安徽的木瓜、福建的泽泻等。

14. 答：以平肝阳、息肝风、止抽搐为主要作用，治疗肝阳上亢或肝风内动的药物称平肝息风药。本类药物主要适用于肝阳上亢所致头晕目眩及肝风内动所致痉挛抽搐等病证。使用时，应根据引起肝阳上亢及肝风内动的病因及兼证作适当配伍。

15. 答：以清泄里热为其主要功效的药物，主治各种里热证。一般分为清热泻火药、清热燥湿药、清热凉血药、清热解毒药、清虚热药五类。清热泻火药适用于温热病气分热证及肺、胃、心、肝等脏腑热证。清热燥湿药主治湿热诸证。清热凉血药主治温热病热入营血，血热发斑及血热妄行的各种出血证。清热解毒药主治热毒诸证。清虚热药主治虚热病证。

16. 答：麻黄善于宣肺发汗利水，主治风水水肿。

附子善于温阳化气利水，主治脾肾阳虚，水气内停的水肿、小便不利。

猪苓善于淡渗利湿以消退水肿，主治水湿内停的水肿、小便不利。

白术善于补气健脾，燥湿利水以消退水肿，主治脾虚湿盛的水肿、小便不利。

芫花善于峻下逐水，通利二便，主治水湿内停之大腹水肿、胸腹水肿、面目水肿，二便不利。

17. 答：黄芩除热安胎，用治怀胎蕴热，胎动不安之症。

砂仁行气安胎，用于气滞妊娠恶阻及胎动不安。

白术补气健脾安胎，用于脾虚气弱之胎动不安。

桑寄生养血安胎，用于月经过多、先兆流产。

18. 答：中药的性能与性状是两个不同的概念。中药的性能是对中药作用性质和特征的概括，是依据用药后的机体反应归纳出来的，是以人体为观察对象。中药的性状是指药物形状、颜色、气味、滋味、质地（包括轻重、疏密、坚软、润燥等），是以药物（药材）为观察对象。

19. 答：每日用量 1 ~ 2g，研末吞服或入丸散。服用本品宜从小量开始，缓缓增加，不可骤用大量，以免阳升风动，导致头晕目赤，或伤阴动风。发热者忌服。

20. 答：(1) 人参、细辛、白芍与藜芦属相反配伍，不能同用。

(2) 半夏与川乌属相反配伍，不能同用。

(3) 五灵脂需包煎。

(4) 川乌应先煎 30 ~ 60 分钟。

第二章　方　剂

一、填空题

1. 散寒祛湿　益气解表　气虚外感
2. 麻黄　杏仁　石膏　炙甘草
3. 祛风散寒止痛　外感风邪头痛
4. 镇肝息风,滋阴潜阳　阴虚阳亢　肝风内动(肝肾阴亏,肝阳上亢,肝风内动)
5. 茯苓　猪苓　泽泻　白术　桂枝
6. 石膏　知母　粳米　炙甘草
7. 寒热平调　散结除痞　寒热互结之痞
8. 疏肝解郁　养血健脾　肝郁血虚
9. 消食和胃　食积
10. 大黄　芒硝　枳实　厚朴
11. 制半夏　橘红　茯苓　炙甘草　生姜　乌梅
12. 人参　干姜　白术　炙甘草
13. 行气　降气
14. 补气活血　祛瘀通络　中风后遗
15. 人参　炙甘草　白术　茯苓
16. 当归　川芎　白芍　熟地
17. 滋补肝肾　肝肾阴虚
18. 敛汗固表剂　涩精止遗剂　涩肠固脱剂　收敛止带剂
19. 凉开剂　温开剂

二、判断题

1. √　2. ×　3. √　4. √　5. ×　6. ×　7. √　8. ×　9. √　10. √
11. ×　12. ×　13. √　14. ×　15. √　16. √　17. ×　18. ×　19. √　20. √

三、选择题

[A 型题]

1. D　2. E　3. B　4. C　5. B　6. B　7. D　8. D　9. B　10. A
11. A　12. E　13. D　14. C　15. B　16. B　17. B　18. C　19. C　20. C
21. B　22. C　23. D　24. B　25. B　26. A　27. E　28. B　29. C　30. D
31. C　32. B　33. C　34. B　35. A　36. A

[B 型题]

37. E　38. B　39. C　40. A　41. D　42. C　43. D　44. E　45. A　46. C
47. A　48. E　49. D　50. D　51. A　52. E　53. C　54. B　55. B　56. D
57. A　58. C　59. C　60. B　61. D　62. E　63. D　64. A　65. B　66. C

[X 型题]

67. ABDE　68. ACDE　69. AB　70. ABDE　71. ABCD　72. ABCD

73. ABCD	74. ABCDE	75. ABCD	76. ABCD	77. ABC	78. ABCDE
79. ABCDE	80. ACDE	81. ABDE	82. ABC	83. ABCD	84. ABCD
85. BCDE	86. ACD	87. DE	88. ABCE	89. ABCD	90. ABCD
91. BCDE	92. ABCD	93. ABC	94. ABCDE	95. ABC	96. ABCDE
97. AB	98. ABCDE	99. ABCDE	100. AD	101. ABC	102. ABCD
103. AB	104. AB	105. AB	106. BCDE		

四、名词解释

1. 君药　是方剂中针对主病或主证起主要治疗作用的药物。其药力居方中之首,是方剂中必须具有的药物。

2. 臣药　意义有二,一是辅助君药加强治疗主病或主证的药物;二是针对兼病或兼证起主要治疗作用的药物,其药力次于君药。

3. 佐药　意义有三,一是佐助药,即协助君、臣药以加强治疗作用,或直接治疗次要的兼证;二是佐制药,即用以消除或减缓君、臣药的毒性与烈性;三是反佐药,即根据病情需要,用与君药性味相反而又能在治疗中起相成作用的药物。

4. 使药　意义有二,一是引经药,即能引方中诸药直达病所的药物;二是调和药,即具有调和诸药作用的药物。

5. 祛风剂　凡以辛散祛风或息风止痉的药物为主组成,具有疏散外风或平息内风作用的方剂,称为治风剂。

6. 清热剂　凡以清热药为主组成,具有清热、泻火、凉血、解毒、滋阴透热等作用,用以治疗里热证的方剂,称为清热剂。

7. 和解剂　凡具有和解少阳、调和肝脾、调和寒热等作用,治疗邪在少阳、肝脾不和、肠胃不和以及表里同病等证的方剂,称为和解剂。

8. 祛湿剂　凡以祛湿药为主组成,具有化湿利水、通淋泄浊作用,治疗水湿为病的方剂,称祛湿剂。

9. 理血剂　凡以理血药为主组成,具有活血调血或止血的作用,治疗血分病的方剂,称为理血剂。

10. 补益剂　凡以补益药为主组成,具有补益气血阴阳不足等作用,治疗各种虚证的方剂,称为补益剂。

五、问答题

1. 答:方剂的组成既有严格的原则性,又有极大的灵活性,临证组方时必须根据具体病情而灵活化裁。

(1) 增减药味:药味增减有两种情况,一种是佐使药的加减,适用于主证未变而次要兼证不同的病例,这种加减变化不致于引起全方功效的根本改变。如银翘散是治疗风热表证的常用方剂,若兼见口渴者,是热伤津液,可加天花粉以生津。另一种是臣药的加减,由于改变了方剂的配伍关系,则会使全方的功效发生根本变化。如麻黄汤去臣药桂枝,则发汗力弱,而变为治疗风寒犯肺咳喘的基础方。

(2) 增减药量:方剂的药物组成虽然相同,但其用量各异,致使方剂的配伍关系及功用、主治亦不相同。如小承气汤与厚朴三物汤均由大黄、厚朴、枳实三药组成,但前方重用大黄四两为君,为攻下热结之剂,主治阳明腑实证;后方重用厚朴八两为君,为行气消满之方,主治气滞大便不通之证。

(3) 剂型变化:方剂的剂型各有特点,同一方剂,若剂型不同,其作用有大小缓峻之别,在主治病情上亦有轻重缓急之分。如理中丸与人参汤，两方组成及用量完全相同，前者为细末，炼蜜为丸，用于中焦虚寒之轻证，作用较缓和；后者治疗中上二焦之虚寒较重者，取汤剂以速治。

2. 答：(1)君药是方剂中针对主病或主证起主要治疗作用的药物。其药力居方中之首，是方剂中必须具有的药物。

(2)臣药意义有二，一是辅助君药加强治疗主病或主证的药物；二是针对兼病或兼证起主要治疗作用的药物，其药力次于君药。

(3)佐药意义有三，一是佐助药，即协助君、臣药以加强治疗作用，或直接治疗次要的兼证；二是佐制药，即用以消除或减缓君、臣药的毒性与烈性；三是反佐药，即根据病情需要，用与君药性味相反而又能在治疗中起相成作用的药物。

(4)使药意义有二，一是引经药，即能引方中诸药直达病所的药物；二是调和药，即具有调和诸药作用的药物。

每一首方剂的组成，必须根据病情，在辨证立法的基础上，选用适当的药物，在配伍组成方面，必须遵循严格的原则。方剂中药味的多少，以及君、臣、佐、使是否齐备，应视病情与治法的需要来确定。只有恰合病情，用药适宜，配伍严谨，主次分明方可。

3. 答：解表剂常分为两类：辛温解表剂，适用于表寒证，以麻黄汤为代表方；辛凉解表剂，适用于表热证，以银翘散为代表方。

4. 答：应用银翘散。药物组成：金银花、连翘、桔梗、薄荷、淡竹叶、生甘草、荆芥穗、牛蒡子、淡豆豉、芦根。功用：辛凉透表，清热解毒。

5. 答：方中麻黄味苦辛性温，既可发汗解除风寒表邪，又可宣肺平喘，以消除咳喘，为君药。配伍桂枝解肌发汗可助麻黄解表，温通经脉可解肢体疼痛，故为臣药。佐以杏仁降利肺气，与麻黄相伍一宣一降，可增强宣肺平喘之功。使以甘草缓中，制约麻、桂发汗不致过猛。

6. 答：方中重用金银花、连翘辛凉解表，清热解毒，为君药。薄荷、牛蒡子辛而性凉，疏散风热，清利头目，解毒利咽；荆芥穗、淡豆豉辛而微温，助君药宣散在表之邪，共为臣药。芦根、竹叶清热生津；桔梗开宣肺气而止咳利咽，同为佐药。甘草调和诸药，护胃安中，又可助桔梗清利咽喉，是为佐使药。

7. 答：祛风剂分为疏散外风及平息内风两大类。疏散外风剂可分为祛风散邪及祛风除湿两类。祛风散邪是治疗外风所致病症的方法，代表方如川芎茶调散；祛风除湿是治疗风邪夹寒、夹湿为病的一种方法，常以祛风药与散寒化湿药配伍应用，代表方如独活寄生汤。息风剂分为三类：镇肝息风剂，适用于肝阳上亢，风阳上扰之证，以镇肝熄风汤为代表方；凉肝息风剂，适用于热极生风之证，以羚角钩藤汤为代表方；滋阴息风剂，适用于阴虚生风，虚风内动之证，以三甲复脉汤为代表方。

8. 答：方中川芎味辛温，祛风活血止痛，善治少阳、厥阴经头痛，为君药。荆芥、薄荷、防风辛散上行，疏散风邪，清利头目，共为臣药。羌活、白芷疏风止痛，羌活善治太阳经头痛，白芷善治阳明经头痛；细辛散寒止痛，长于治少阴经头痛，共助君、臣药增强疏风止痛之效，为佐药。甘草调和诸药为使药。用时以清茶调下，取茶之苦凉性味，既可上清头目，又能制约风药的过于温燥与升散。

9. 答：功用：祛风湿，止痹痛，益肝肾，补气血。主治：痹证日久，肝肾两虚，气血不足证。腰膝冷痛、痿软，肢节屈伸不利，或麻木不仁，畏寒喜暖，舌淡苔白，脉细弱。

10. 答：功用：镇肝息风。主治：阴虚阳亢，肝风内动证。头晕目眩，目胀耳鸣，心中烦热，面色如醉，或肢体渐觉不利，或口角渐形歪斜，甚或颠仆，昏不识人，移时始醒，或醒后不能复原，脉弦长有力。

11. 答:祛湿剂分为五类:芳香化湿剂,适用于外感风寒,内伤湿滞之证,以藿香正气散为代表方;苦温燥湿剂,适用于湿困脾胃之证,以平胃散为代表方;淡渗利湿剂,适用于水湿停留水肿等证,以五苓散为代表方;清热化湿剂,适用于湿热俱盛或湿从热化之证,以茵陈蒿汤、八正散为代表方;温阳化湿剂,适用于湿从寒化,阳不化水之证,以真武汤为代表方。

12. 答:方中藿香辛温解表散寒,芳香化湿浊,理气和中止呕,为治霍乱吐泻之要药,为君药。紫苏、白芷辛温发散,助藿香解表散寒;半夏、陈皮燥湿和胃,行气降逆止呕;白术、茯苓健脾运湿以止泻;厚朴、大腹皮行气化湿除满;桔梗宣肺利膈,既解表,又助化湿;共为臣、佐药。甘草调和诸药为使药。兼用生姜、大枣以内调脾胃,外和营卫。

13. 答:组成:茯苓、猪苓、泽泻、白术、桂枝。

功用:利水渗湿,通阳化气。

主治:外有表邪,水湿停蓄证。小便不利,小腹胀满,水肿,腹泻,烦渴欲饮,水入即吐,痰饮等,舌苔白,脉浮。

14. 答:功用:温肾暖脾,固肠止泻。主治:脾肾虚寒证。五更泄泻,不思饮食,食不消化,或久泻不愈,腹痛喜温,腰酸肢冷,神疲乏力,舌淡苔薄白,脉沉迟无力。

15. 答:清热剂分为六类:清气分热剂,适用于热在气分证,以白虎汤为代表方;清营凉血剂,适用于热邪深入营分、血分之证,以清营汤、犀角地黄汤为代表方;清热解毒剂,适用于温毒、热毒、丹毒、疔毒等证,以五味消毒饮为代表方;清热解暑剂,适用于暑热证,以清暑益气汤为代表方;清脏腑热剂,适用于热邪偏盛于某一脏腑,以龙胆泻肝汤为代表方;养阴清热剂,适用于热病后期,邪热耗阴,邪不得解之证,以青蒿鳖甲汤为代表方。

16. 答:方中石膏辛甘大寒,清热泻火除烦,为清泻气分实热之要药;知母苦寒质润,清热生津为臣药;甘草、粳米和胃护津,以防寒凉伤中,为佐使药。

17. 答:和解剂分为三类:和解少阳剂,适用于邪在少阳,以小柴胡汤为代表方;调和肝脾剂,适用于肝气郁结,肝脾失调,以逍遥散为代表方;调和脾胃剂,适用于肠胃气和失调,以半夏泻心汤为代表方。

18. 答:功用:疏肝解郁,养血健脾。主治:肝郁血虚证。两胁作痛,胸闷嗳气,头痛目眩,口燥咽干,神疲食少,或月经不调、乳房胀痛,舌淡红,脉弦细。

19. 答:泻下剂主要分为四类:寒下剂,适用于里热积滞实证,以大承气汤为代表方;温下剂,适用于里寒积滞实证,以温脾汤为代表方;润下剂,适用于肠燥津亏,大便秘结之证,以麻子仁丸为代表方;逐水剂,适用于水饮壅盛于里的实证,以十枣汤为代表方。

20. 答:方中大黄苦寒,泻热通便,荡涤肠胃邪热积滞,为君药。芒硝咸寒泻热,软坚润燥通便,为臣药。君、臣相须为用,则峻下热结之力增强。厚朴苦温下气,枳实苦辛破结,两药消痞除满,破气散结,助大黄、芒硝推荡积滞,为佐使药。

21. 答:功用:消食和胃。主治:食积。脘腹痞满或胀痛,嗳腐吞酸,恶食呕逆,或大便泄泻,舌苔厚腻,脉滑。

22. 答:方中以辛温性燥的半夏为君药,最善燥湿化痰,且能降逆和胃。橘红为臣药,理气燥湿,使脾健湿除,气行痰消。与半夏相伍,行气与燥湿化痰同用,加强祛痰作用。痰由湿聚而成,茯苓健脾渗湿,杜绝生痰之源,脾湿浊不生,痰无由成,是兼顾其本的治法;生姜降逆化痰,既助半夏、橘红行气消痰,又能监制半夏的毒性;用少许乌梅收敛肺气,与半夏相伍,散中有收,使祛痰不伤正,收敛不留邪,上三味为佐药。使以甘草调和药性,兼可以润肺和中。

23. 答:功用: 解表散寒,温肺化饮。主治:外寒内饮证。恶寒发热,无汗,头身痛,咳喘,痰清稀量多,或胸痞,或痰饮喘咳,不得平卧,或身痛重,头面四肢浮肿,舌苔白滑,脉浮。

24. 答:方中干姜为君,大辛大热,温脾阳,祛寒邪,扶阳抑阴。人参为臣,性味甘温,补气健脾。君臣相配,温中健脾。脾为湿土,虚则易生湿浊,故用甘温苦燥之白术为佐,健脾燥湿。炙甘草为使药,一为合参、术以助益气健脾;二为缓急止痛;三为调和药性。

25. 答:组成:附子、干姜、炙甘草。功用:回阳救逆。主治:阴盛阳衰寒厥证。四肢厥逆,畏寒踡卧,或冷汗淋漓,神疲欲寐,腹痛下利,面色苍白,舌苔白滑,脉微。

26. 答:功用:行气解郁。主治:郁证。因气郁所致,胸膈痞闷,或脘腹胀痛,恶心呕吐,嗳腐纳呆,脉弦或滑。

27. 答:功用:活血祛瘀,行气止痛。主治:胸中血瘀,血行不畅。胸痛头痛,痛如针刺而有定处,或呃逆日久不止,或内热烦闷,心悸失眠,急躁易怒,唇黯或两目黯黑,舌黯红或有瘀点、瘀斑,脉涩或弦紧。

28. 答:功用:补气活血,祛瘀通络。主治:中风后遗症之气虚血瘀证。半身不遂,口眼㖞斜,语言謇涩,口角流涎,大便干燥,小便频数,或遗尿不禁,苔白,脉缓或细。

29. 答:功用:滋补肝肾。主治:肝肾阴虚证。腰膝酸软,头晕目眩,耳鸣耳聋,盗汗,遗精,消渴,骨蒸潮热,手足心热,口燥咽干,牙齿动摇,足跟作痛,小便淋沥,以及小儿囟门不合,舌红少苔,脉沉细数。

30. 答:方中人参甘温,益气健脾,为君药。脾虚则易生湿,故以白术健脾燥湿,加强益气助运之力,为臣药。茯苓健脾渗湿,为佐药。苓、术相配,则健脾祛湿之功益著。甘草益气和中,调和诸药,为使药。

31. 答:方中熟地甘温味厚质润,入肝、肾经,长于滋养阴血,补肾填精,为补血要药,故为君药。当归甘辛温,归肝、心、脾经,为补血良药,兼具活血作用,且为养血调经要药,用为臣药。佐以白芍养血益阴,川芎活血行气。

32. 答:功用:清热解毒,开窍安神。主治:邪热内陷心包证。高热烦躁,神昏谵语,舌謇肢厥,舌红或绛,脉数。亦治中风昏迷,小儿惊厥,属邪热内闭者。

33. 答:开窍剂分为两类:凉开剂,适用于邪热内闭证,以安宫牛黄丸为代表方;温开剂,适用于寒邪痰浊闭塞气机证,以苏合香丸为代表方。

第三章　针灸学基础

一、填空题

1. 经脉　络脉　脏腑　筋肉　肢节　皮肤
2. 脏　腑　腑　脏
3. 任脉　督脉　冲脉　带脉　阴维脉　阳维脉　阴跷脉　阳跷脉
4. 手足　阴阳　脏腑
5. 外侧面　内侧面
6. 胸腔　手指末端　三阳　手指末端　头面部　三阳
7. 局部病症　邻近　远隔
8. 经穴　任脉
9. 奇穴　十四经
10. 体表标志取穴法　固定标志

11. 会阴区,尾骨下方,尾骨端与肛门连线的中点处
12. 脏腑 经络
13. 奇经八脉
14. 膈俞
15. 中府 少商
16. 心中 小肠
17. 3
18. 睛明 百会
19. 咳嗽 哮喘 肩背痛
20. 酸、麻、胀、重 沉紧
21. 爪切 舒张 提捏 夹持
22. 提插法 捻转法 刮针法 震颤法
23. 仰卧位 侧卧位 俯卧位 俯伏坐位 仰靠坐位
24. 隔姜 隔饼 隔盐 隔蒜
25. 艾炷 温针 艾条
26. 通经活络 调和阴阳 扶正祛邪
27. 调理疏通经络 促进气血运行 调整脏腑功能 舒筋滑利关节 增强抗病能力
28. 竹 陶 玻璃 闪火 投火 贴棉
29. 针尖 针身 针根 针柄 针尾
30. 针感 不伤及重要脏器
31. 针身和皮肤 直刺 斜刺 横刺(平刺)
32. 疾徐补泻法 开阖补泻法 迎随补泻法 平补平泻法 呼吸补泻法
33. 按部配穴法 按经配穴法
34. 根据病变部位选穴 根据中医理论辨证选穴 根据临床经验选穴 根据现代医学理论选穴
35. 温 补 和 散 通 泻 汗 清

二、判断题

1. ×	2. √	3. √	4. √	5. √	6. √	7. √	8. √	9. ×	10. ×
11. √	12. ×	13. ×	14. √	15. ×	16. √	17. ×	18. √	19. √	20. √
21. ×	22. √	23. √	24. ×	25. √	26. ×	27. ×	28. ×	29. √	30. √
31. √	32. ×	33. ×	34. √	35. √	36. ×	37. √	38. √	39. √	40. √
41. √	42. √	43. ×	44. √	45. ×	46. √	47. ×	48. √	49. √	50. √
51. √	52. √	53. ×	54. ×	55. √	56. ×	57. √	58. ×	59. ×	60. √
61. √	62. √	63. ×	64. ×						

三、选择题

[A型题]

1. C	2. C	3. E	4. B	5. E	6. D	7. C	8. E	9. B	10. C
11. B	12. A	13. D	14. B	15. D	16. E	17. B	18. E	19. D	20. C
21. D	22. A	23. C	24. B	25. B	26. C	27. E	28. C	29. E	30. D
31. B	32. C	33. E	34. B	35. C	36. E	37. D	38. D	39. D	40. A

41. B	42. E	43. C	44. D	45. B	46. B	47. C	48. A	49. B	50. B
51. B	52. A	53. C	54. E	55. E	56. E	57. A	58. D	59. D	60. D
61. C	62. C	63. B	64. B	65. A	66. D	67. B	68. D	69. B	70. C
71. C	72. D	73. C	74. C	75. D	76. A	77. D	78. B	79. C	80. B
81. C	82. E								

［B 型题］

83. B	84. C	85. E	86. C	87. B	88. D	89. A	90. A	91. A	92. D
93. C	94. B	95. D	96. B	97. A	98. B	99. D	100. E	101. A	102. A
103. B	104. D	105. B	106. A	107. B	108. C	109. A	110. E	111. B	112. B
113. E	114. A	115. C	116. B	117. A	118. B	119. C	120. C	121. D	122. A
123. C	124. A	125. E	126. D						

［X 型题］

127. ADE	128. BE	129. BCD	130. ACD	131. ABCDE	132. ACE
133. BCD	134. ADE	135. ABCD	136. ABCDE	137. ABCDE	138. ACDE
139. ABCDE	140. ABCDE	141. ABCE	142. ABC	143. ABCE	144. ACDE
145. BCDE	146. ABCDE	147. ABCD	148. ABCD	149. ABCDE	150. ABD
151. ADE	152. ABCD	153. ACDE	154. ACE	155. ABCE	156. BCDE
157. ACD	158. ABCDE	159. ABD	160. ABCDE	161. BDE	162. ABCDE
163. ABCDE	164. BCE				

四、名词解释

1. 经络　经络是运行全身气血、联络脏腑肢节、沟通上下内外的通道。经络是经脉和络脉的总称。

2. 十二经脉　手足三阴经和手足三阳经,合称“十二经脉”,是气血运行的主要通道。

3. 奇经八脉　督、任、冲、带、阴跷、阳跷、阴维、阳维,合称“奇经八脉”,有统率、联络和调节十二经脉的作用。

4. 经别　从十二经脉别出的经脉,具有加强十二经脉中相为表里的两经之间在体内的联系,并通达某些正经未循行到的器官和形体部位,以补正经之不足。

5. 一源三歧　指任、督、冲三脉皆起于胞中,同出于会阴,故称此脉为“一源三歧”。

6. 任主胞胎　任脉前行于腹、胸、颈、面部的正中线,在生理上能总任一身之阴经,并与妊娠有关,故又有“任主胞胎”之说。

7. 腧穴　腧穴是人体脏腑经络之气输注于体表的特殊部位,也是疾病的反应点和针灸等治法的刺激点。

8. 经穴　十四经穴简称经穴。它是分布于十四经脉循行路线上的腧穴,有固定的名称、位置和归经,有主治本经病证的共同作用,是腧穴的主要部分。

9. 阿是穴　又称天应穴、不定穴、压痛点,其部位是根据疼痛所在而定,即身体上出现的临时压痛点,就是穴位所在。

10. 五输穴　十二经脉分布在肘、膝关节以下的井、荥、输、经、合穴 5 个重要经穴,简称“五输穴”。

11. 原穴　“原”即本源,原气之意。原穴是脏腑原气经过和留止的部位。

12. 络穴　“络”即联络之意。络脉从经脉分出的部位各有一个腧穴叫作络穴。

13. 募穴　是脏腑之气输布、汇聚于胸腹部的腧穴。

14. 体表标志取穴法　根据人体体表的骨性标志和肌性标志而取穴，又称之为自然标志取穴法。有“固定标志”“活动标志”两种。

15. 中指同身寸　是以患者的中指中节屈曲时内侧两端横纹头之间作为1寸，一般用于四肢取穴的直寸和背部取穴的横寸。

16. 一夫法　是将患者食指、中指、无名指和小指并拢，以中指中节横纹处为准，四指横量作3寸，用于四肢及腹部的取穴。

17. 针法　是利用金属制成的针具，通过一定的手法，刺激人体腧穴，以治疗人体多种疾病的方法。

18. 灸法　灸法是主要用艾绒制成灸材，点燃后悬置或放置在穴位或病变部位，进行烧灼、温熨，借灸火的热力以及药物的作用，达到治病、防病和保健目的的一种外治方法。

19. 行针　进针后，为了使病人产生针刺的感应，而行使一定的手法，称为行针。

20. 得气　指针刺部位产生酸、麻、胀、重等感觉，而医者指下亦有一种沉紧的反应，称为得气，也称针感。

21. 刺手　针刺治疗时，执针进行操作的手称为刺手，一般为右手。刺手的作用主要是掌握针具。

22. 耳穴　指分布在耳郭上的腧穴，是耳郭上的一些特定刺激点。

23. 一指禅推法　用大拇指指端、或指面、或偏峰着力于一定穴位或部位上，沉肩、垂肘、悬腕，通过前臂与腕部的协调摆动和指间关节的屈伸活动，使之产生的力持续地作用于穴位或部位上的一种手法。

24. 㨰法　用手背近小指部分或小指、环指和中指的掌指关节着力于一定穴位或部位上，通过前臂的旋转摆动，连同肘关节做屈伸外旋的连续动作，使之产生的力持续地作用于部位或穴位上的一种手法。

25. 扳法　用两手分别固定关节的远、近端，或肢体的一定部位，做相反方向或同一方向用力扳动的一种方法。

26. 拔罐疗法　又称火罐疗法或吸筒疗法。是以罐为工具，利用燃烧、抽吸、蒸汽等方法造成罐内负压，使罐吸附于腧穴或体表的一定部位，以产生良性刺激，达到调整机体功能、防治疾病目的的外治方法。

五、问答题

1. 答：十二经脉的循行规律：手三阴经从胸腔内脏走向手指端，交手三阳经；手三阳经从手指末端走向头面部，交足三阳经；足三阳经从头面部走向足趾末端，交足三阴经；足三阴经从足趾走向腹部或胸部，交手三阴经。构成一个“阴阳相贯，如环无端”的循环径路。

2. 答：阴经与阳经在体内与脏腑之间有络属关系，即阴经属脏络腑，阳经属腑络脏。如手太阴肺经属肺络大肠，手阳明大肠经属大肠络肺；足阳明胃经属胃络脾，足太阴脾经属脾络胃；手少阴心经属心络小肠，手太阳小肠经属小肠络心；足太阳膀胱经属膀胱络肾，足少阴肾经属肾络膀胱经；手少阳三焦经属三焦络心包，手厥阴心包经属心包络三焦；足少阳胆经属胆络肝，足厥阴肝经属肝络胆。

3. 答：腧穴分类包括了十四经穴、经外奇穴及阿是穴三大类。

(1) 十四经穴：简称经穴。它是分布于十四经脉循行路线上的腧穴，共有361穴名。其中双穴，即左右对称的穴位309对，单穴52个。

(2) 经外奇穴:简称奇穴。奇穴与经络系统有一定联系,其中一部分逐步列入了经穴。

(3) 阿是穴:其部位是根据疼痛所在而定,即身体上出现的临时压痛点,就是穴位所在。

4. 答:临床上常用腧穴定位法

(1) 体表标志取穴法:根据人体体表的骨性标志和肌性标志而取穴,又称之为自然标志取穴法。人体的体表标志有两种:一种是不受人体活动影响,而固定不移的标志,称为"固定标志";一种是需要采取相应的动作姿势才会出现的标志,称为"活动标志"。

(2) 骨度分寸定位法:这种方法是将人体不同部位的长度或宽度,分别规定为一定等份,每一等份称为一寸,作为量取腧穴的标准。因为此法是以患者的一定部位为折寸依据,所以不论人的高矮、肥瘦均可适用。

(3) 手指同身寸取穴法:以患者手指的宽度为标准来定取穴位的方法。如果患者手的大小与医生的手相仿,也可用医生的手指宽度来测量。

5. 答:外关穴,在前臂后区,腕背侧远端横纹上2寸,尺骨与桡骨间隙中点;主治耳部病症。常用于耳鸣,耳聋;头痛,目赤肿痛;胸胁痛;上肢痹痛。

6. 答:在颈后区,枕骨之下,胸锁乳突肌上端与斜方肌上端之间的凹陷中。主治脑部、耳目部病症。常用于中风,癫、狂、痫,眩晕;耳鸣、耳聋,目赤肿痛;发热、头痛、鼻塞、鼻衄;颈项强痛。

7. 答:十二经脉气血流注的次序:起于手太阴肺经,依次流注手阳明大肠经、足阳明胃经、足太阴脾经、手少阴心经、手太阳小肠经、足太阳膀胱经、足少阴肾经、手厥阴心包经、手少阳三焦经、足少阳胆经,最后传至足厥阴肝经,复再回到手太阴肺经,从而首尾相贯,如环无端。

8. 答:(1) 通经活络:是指通过针灸治疗可使经络气血运行通畅,该作用是针灸发生治疗作用的基础。经络"内属于府藏,外络于肢节",指经络是联结脏腑和肢节的中间环节和调节通路。

(2) 调和阴阳:是指针灸治疗可使人体阴平阳秘,该作用是针灸治疗的最终目的。针灸调和阴阳,主要通过经络的阴阳属性、腧穴配伍和针刺手法来实现。

(3) 扶正祛邪:是指针灸治疗可扶助机体正气,祛除致病邪气。该作用是针灸产生治疗作用的基本过程。在现代科学背景下,现代研究也从多个角度证实:针灸治疗能激发、调动和增强机体稳态以及起到抗菌、抗病毒作用等。

9. 答:奇经八脉的主要功能:奇经八脉纵横交叉于十二经脉之间,具有加强十二经脉之间的联系、调节正经气血的作用。凡十二经脉中气血满溢时,则流注于奇经八脉,蓄以备用;不足时,也可由奇经给予补充。奇经与肝、肾等脏及女子胞、脑、髓等奇恒之腑的关系较为密切,相互之间在生理、病理上均有一定的联系。

10. 答:选穴处方原则

(1) 根据病变部位选穴:根据病变的部位,在耳郭上选取相应的耳穴。如胃病选胃穴,眼疾选眼穴等。

(2) 根据中医理论辨证选穴:根据中医的脏腑、经络学说辨证选用相关耳穴。如皮肤病,按"肺主皮毛"的理论,选肺穴;根据胆经循行于侧头部,偏头痛选胆穴。

(3) 根据现代医学理论选穴:耳穴中的某些穴位与现代医学理论有关,如交感穴与自主神经的功能有某些相关之处,故内脏功能异常或自主神经功能紊乱时常选交感穴。

(4) 根据临床经验选穴:临床实践经验总结出来的取穴方法,如耳中穴治疗膈肌痉挛、血液病、皮肤病,神门穴用于止痛、镇静、安神。

11. 答:所有穴位都具有治疗局部病症的作用,有的还兼有治疗邻近部位病症或远隔部位病症的作用。

(1) 腧穴的远治作用：是十四经主治作用的基本规律。在十四经腧穴中，尤其是十二经在四肢肘、膝关节以下穴位，不仅能治疗局部病症，还可以治疗本经循行所及的远隔部位的脏腑、器官的病症，有的还具有全身性的作用。例如列缺不仅能治疗上肢病症，还能治疗头顶部、胸、肺、咽喉以及外感病症等。

(2) 腧穴的近治作用：全身所有腧穴，均能治疗所在部位及其邻近器官的病症，称为腧穴的近治作用。比如鼻区的迎香、口禾髎以及邻近的上星、通天等均能治疗鼻病。十四经主治作用，归纳起来是：本经腧穴能治疗本经病，表里经穴能治互为表里的经脉、脏腑病，经穴还能治局部病。

12. 答：临床常用的进针方法有爪切进针法、夹持进针法、提捏进针法、舒张进针法。

13. 答：针刺治疗时，执针进行操作的手称为刺手，一般为右手；配合刺手按压穴位局部、协同刺手进针、行针的手称为押手，一般为左手。押手的作用主要是固定穴位，减少进针时的疼痛，以及使针身有所依靠，不致摇晃和弯曲。

14. 答：常用的行针手法包括提插法、捻转法、刮针法、震颤法。

15. 答：补法的具体操作为：

提插补法：先浅后深，重插轻提，提插幅度小，频率慢；

捻转补法：捻转角度小，频率慢，用力较轻；

疾徐补法：进针慢，少捻转，出针快；

开阖补法：出针后揉按针孔；

迎随补法：针尖顺着经脉循行方向，顺经而刺；

呼吸补法：呼气时进针，吸气时出针。

16. 答：泻法的具体操作为：

提插泻法：先深后浅，轻插重提，提插幅度大，频率快；

捻转泻法：捻转角度大，频率快，用力较重；

疾徐泻法：进针快，多捻转，出针慢；

开阖泻法：出针时摇大针孔；

迎随泻法：针尖逆着经脉循行方向，逆经而刺；

呼吸泻法：吸气时进针，呼气时出针。

17. 答：原因分析：多见于初次接受治疗的患者，可因情绪紧张、体质虚弱、劳累过度、饥饿或大汗之后均可引起晕针；患者体位不当，施术者手法过重，也能出现晕针。

处理预防：发生晕针时，应立即停止针刺，或停止留针，将已刺之针迅速起出，让患者平卧，头部放低，松开衣带，注意保暖。轻者给予热水饮之，静卧片刻即可恢复。重者可取水沟、合谷、足三里等穴点刺或指压。出现晕厥现象时，应采取相应的急救措施处理。晕针应注重预防。对于初次接受针灸治疗和精神紧张者，应先做好解释工作。对初次就诊者，尽量采取卧位，取穴不宜过多，刺激切勿过重。对于饥饿、过度疲劳者，应待其进食、体力恢复后再进行针刺。在行针过程时医生要密切注意患者，见稍有晕针征兆，如面色有变化、额角微见汗、语言应对謇涩等，应立即点刺水沟，令其平卧，即可预防。

18. 答：孕妇不宜刺下腹部、腰骶部以及三阴交、合谷、至阴等对胎孕反应敏感的腧穴。

19. 答：颜面、心前区、大血管部和关节、肌腱处不可用瘢痕灸；乳头、外生殖器官不宜直接灸；中暑、高血压危象、肺结核晚期大量咯血等不宜使用艾灸疗法；妊娠期妇女腰骶部和少腹部不宜使用瘢痕灸。

20. 答：耳针疗法注意事项：

(1) 施术部位应防止感染。

(2) 紧张、疲劳、虚弱患者宜卧位针刺,以防晕针。

(3) 湿热天气、耳穴压丸、耳穴埋针留置时间不宜过长,耳穴压丸宜 2 ~ 3 天,耳穴埋针宜 1 ~ 2 天。

(4) 耳穴压丸、耳穴埋针留置期间应防止胶布脱落或污染。对普通胶布过敏者宜改用脱敏胶布。

(5) 耳穴刺血施术时,医者避免接触患者血液。

(6) 妊娠期间慎用耳针。

21. 答:推拿在临床上常用的治疗大法有温、补、和、散、通、泻、汗、清等八法。

温法用于治疗虚寒证。补法适用范围较广,凡功能衰弱、体虚者均可用之。临床常用的有补脾胃、补心肾、补肺气等。和法分为调气血、和脾胃与疏肝理气等三方面。散法用于治疗积滞,且有形或无形的积滞均可用之。通法用于治疗痛证或经络不通所引起的病证。泻法一般用于下焦实证。汗法用于治疗外感风寒或风热之邪。清法以清热为主要作用,达到清热除烦的目的。清法在小儿推拿中应用较多。

22. 答:针灸的治疗原则:补虚泻实、清热温寒、治病求本、三因制宜。

23. 答:针灸的选穴原则:近部选穴、远部选穴、辨证选穴、对症选穴。

临床上穴位配伍的方法主要有按部配穴和按经配穴。

(1) 按部配穴法:主要包括远近配穴法,如牙痛以局部的颊车和远部的合谷、内庭相配;上下配穴法,如胃脘痛可上取内关、下取足三里;前后配穴法,如膀胱病,前取水道或中极,后取膀胱俞或秩边;左右配穴法,如胃痛取双侧足三里、梁丘等。

(2) 按经配穴法:主要包括本经配穴法,如胃火循经上扰导致的牙痛,可在足阳明胃经上近取颊车,远取内庭;表里经配穴法,如风热袭肺导致的感冒咳嗽,可选肺经的尺泽和大肠经的曲池、合谷;同名经配穴法,如阳明头痛取手阳明经的合谷配足阳明经的内庭;子母经配穴法,如肺虚咳嗽,除取肺经太渊和肺俞等以外,可同时选用脾经的太白和胃经的足三里。

下　篇

第一章　内科常见病证

第一节　感　　冒

一、填空题

1. 冬　春

2. 肺卫　邪犯肺卫　卫表不和　肺失宣肃

二、判断题

1. ×　　2. √

三、选择题

［A 型题］

1. B　　2. E　　3. E　　4. B　　5. D　　6. C

［B 型题］

7. A　　8. C

［X 型题］

9. AE　　10. BD

四、名词解释

1. 感冒　感冒是感受触冒外邪所导致的常见外感疾病。以鼻塞、流涕、喷嚏、恶寒、发热、咳嗽、头痛、全身不适、脉浮等为主要临床表现。

2. 时行感冒　时行感冒指感冒病情较重，且在一个时期、一定范围内引起广泛流行，不分男女老少，病后临床表现相类似者。

五、问答题

1. 答：风寒束表与风热犯表感冒的主要鉴别要点：①发病季节：风寒束表感冒多见于冬季，而风热犯表感冒多见于春季；②恶寒发热：恶寒重、发热轻者多为风寒感冒，发热重、恶寒轻者多为风热感冒；③汗出与口渴：肌肤无汗、口不渴者多为风寒感冒，肌肤汗出、口渴者多为风热感冒；④舌苔与脉象：舌苔薄白，脉象浮紧者为风寒束表感冒；舌苔薄黄，脉浮数者为风热犯表感冒。

2. 答：普通感冒有恶寒、发热、头痛、鼻塞、流涕、喷嚏、脉浮等表现，但时行感冒除具有普通感冒表现外，还具有以下特点：①发病急，病情较重；②具有一定流行性；③具有一定传染性；④不限于季节性。

第二节 咳 嗽

一、填空题

1. 脏腑功能失调 内邪干肺

2. 急 短 外感表证

二、判断题

1. × 2. ×

三、选择题

[A 型题]

1. B 2. C 3. D 4. C 5. E 6. C

[B 型题]

7. E 8. B

[X 型题]

9. ACDE 10. ACD

四、名词解释

1. 咳嗽 是指因肺失宣降而出现以发出咳声或伴有咳痰为主要表现的病证。分别言之,"咳"指有声无痰,"嗽"是有痰无声,一般为痰声并见,故以咳嗽并称。

2. 外感咳嗽 指外感六淫之邪,以风邪为先导,常夹以寒、热或燥邪,从口鼻或皮毛侵于肺系,致肺气宣肃失常,肺气上逆,引起咳嗽。

五、问答题

1. 答:外感咳嗽,起病较急,病程短,并伴有外感表证,多属邪实,治疗以祛邪利肺为主,不宜过早使用收涩、镇咳之品,以免敛涩留邪,同时注意化痰顺气;内伤咳嗽,发病较缓,病程较长,兼见它脏里证表现,多邪实正虚互见,病理因素主要为痰与火,痰有寒热之分,火有虚实之异,治宜祛邪止咳,调理脏腑,标本兼顾。临床调理脏腑常运用健脾、养肺、补肾、清肝法。

2. 答:内伤咳嗽原因很多,总由脏腑功能失调,内邪干肺所致。主要有:

(1) 饮食不节:嗜烟好酒,熏灼肺胃,酿生痰热;或过食辛辣烤炙肥甘之品,脾胃受损,痰浊内生,痰邪干肺;或素体脾虚,运化水液失常,痰浊内生,上干于肺,肺气上逆而咳嗽。

(2) 情志内伤:情志不畅,肝失条达,日久气郁化火,循经上逆犯肺而发咳嗽。

(3) 肺脏自病:肺系多种疾病迁延不愈,致肺阴亏耗,失于清润,气逆于上,或肺气不足,肃降无权,而致咳嗽。

第三节 喘 证

一、填空题

1. 深长有余 呼出 数有力

2. 短促难续 深吸

二、判断题

1. × 2. ×

三、选择题

[A 型题]

1. B 2. C 3. C 4. B 5. B 6. E

［B 型题］

7. C　　8. A

［X 型题］

9. ABD　　10. ABCDE

四、名词解释

1. 喘证　喘证是以呼吸困难,甚至张口抬肩、鼻翼扇动、不能平卧等为主要临床表现的病证。

2. 实喘　实喘呼吸深长有余,呼出为快,气粗声高,脉数有力,病势骤急,其治主要在肺,以祛邪利气为主,要区分寒、热、痰、气的不同。

五、问答题

1. 答:喘证辨证时,须首先辨别虚实。实喘呼吸深长有余,呼出为快,气粗声高,脉数有力,病势骤急,其治主要在肺,以祛邪利气为主,要区分寒、热、痰、气的不同;虚喘呼吸短促难续,深吸为快,气怯声低,脉微弱或浮大中空,一般病势徐缓,时轻时重,过劳即甚,治疗着重在肺肾两脏,以培补摄纳为要。虚实夹杂、寒热兼见之证,则须分清主次,权衡标本,辨证施治。

2. 答:肾气虚喘证的临床表现为喘促日久,呼多吸少,动则喘息更甚,气不得续,形瘦神惫,小便常因咳甚而失禁,汗出,肢冷面青,舌淡,脉沉细。证候分析:喘促日久,肺病及肾,肾为气之根,下元不固,气失摄纳,故喘促,呼多吸少。动则耗气,故动则喘息更甚,气不得续。肾虚精气耗损,形神失养,故形瘦神惫。肾气不固,膀胱失约,故咳甚则小便失禁。阳虚则卫外不固,故汗出。阳气虚衰,不能温养于外,故肢冷面青。舌淡,脉沉细为肾气虚衰之征。

第四节　心　悸

一、填空题

1. 虚中夹实　气血虚　心阳虚　痰火瘀阻

2. 宁心安神　镇心安神

二、判断题

1. ×　2. √　3. ×

三、选择题

［A 型题］

1. E　2. C　3. B　4. D　5. A　6. E

［B 型题］

7. C　　8. D

［X 型题］

9. ABCDE　　10. ABCDE

四、名词解释

1. 惊悸　惊悸指多因惊恐、恼怒等情志过极而引起的以心中悸动不安,甚则不能自主为主要症状的一种自觉病证。

2. 怔忡　怔忡指并未受惊,稍劳即发,以心中悸动不安,甚则不能自主为主要症状的一种自觉病证。

五、问答题

1. 心悸与心的关系最为密切,病因要点有七情所伤、劳倦内伤、感受外邪、药食不当。惊悸病情较轻，实证居多；怔忡病情较重，多属虚证，或虚中夹实。

2. 心悸先辨虚实。本病有虚有实，常是虚中夹实。次辨标本。气血虚或心阳虚为其本，痰火瘀阻是其标。论治时治本以补气、养血、滋阴、温阳为主；治标以清火、祛痰、化饮、行瘀为主。同时，因惊悸、怔忡均有心神不宁的共同特点，故应酌情加入宁心安神、镇心安神之法。

第五节 胸 痹

一、填空题

1. 心 肝 肺 脾 肾 心脉痹阻

2. 本虚标实 虚实夹杂 虚实 标本

二、判断题

1. × 2. √

三、选择题

［A 型题］

1. B 2. C 3. D 4. B 5. E 6. C

［B 型题］

7. A 8. E

［X 型题］

9. ABCD 10. ABCDE

四、名词解释

胸痹 胸痹是以胸部闷痛，甚则胸痛彻背，喘息不得卧为主要临床表现的病证。

五、问答题

1. 胸痹的胸部闷痛，多见膻中或心前区憋闷疼痛，甚则痛彻左肩背、咽喉、胃脘、左上臂内侧等部位，多反复发作，严重者心痛彻背、背痛彻心，常伴心悸、气短、喘息、自汗等症。

2. 一般说来，胸痹总属本虚标实之证，辨证首先辨别虚实，分清标本。标实应区别寒凝、气滞、血瘀、痰浊之不同，本虚又应区别阴阳气血亏虚之不同。治疗原则宜“急则治其标”，以活血化瘀为主，或兼辛温通阳，或兼涤痰泻热，使脉络通而不痛。待邪去痛减，病情缓解后，再“缓则治其本”，培补正气，以善其后。若虚实夹杂，当须通补兼施。

第六节 不 寐

一、填空题

1. 失眠 目不瞑 阴阳失调 气血失和 心神不安

2. 虚实 阴血不足 肝郁化火 食滞痰浊

二、判断题

1. √ 2. ×

三、选择题

［A 型题］

1. B 2. C 3. B 4. D 5. E 6. E

［B 型题］

7. B 8. E

［X 型题］

9. ABCDE　　10. ABCDE

四、名词解释

不寐　不寐即失眠，是指以经常不能获得正常睡眠为主要症状的病证，常伴头晕、头痛、心悸、健忘等，亦称“不得寐”或“目不瞑”。

五、问答题

1. 不寐的临床辨证，首先当以辨虚实。虚证多属阴血不足，病在心、脾、肝、肾，治宜滋补肝肾，壮水制火，或益气养血；实证多因肝郁化火，或食滞痰浊，治当疏肝理气，或消导和中，或清火化痰。实证日久，气血耗伤，亦可转为虚证。虚实夹杂者，应补泻兼顾。久病入络，瘀血阻于心脉，需活血化瘀，强调在辨证论治的基础上施以安神镇静。失眠患者除药物治疗外，还应当注意配合精神治疗，缓解患者紧张焦虑情绪。

2. 不寐主要为机体阴阳不调，气血失和，使心神不安所致。不寐每因情志、饮食失常或多种引起气血亏虚等因素，导致阳盛阴衰、阴阳失交，心神不安，神不守舍。病位在心，与肝、脾、肾密切相关。其病机以血虚、阴虚、气虚导致心失所养，或火郁、痰热、瘀血导致心神不安为主。

第七节　痴　　呆

一、填空题

1. 髓减脑消　神机失用

2. 心脾不足　肝肾亏虚　活血通窍　平肝泻火　精神调摄　智能训练

二、判断题

1. ×　　2. √

三、选择题

［A 型题］

1. A　2. D　3. C　4. B　5. D　6. C

［B 型题］

7. D　8. A

［X 型题］

9. ACDE　　10. ABCDE

四、名词解释

痴呆　痴呆是由髓减脑消、神机失用所导致的一种神志异常的疾病，临床以呆傻愚笨、智能低下、健忘为主要临床表现，重者可终日不语，或闭门独居，或口中喃喃，言辞颠倒，行为失常，忽笑忽哭，或不欲食，数日不知饥饿等。

五、问答题

1. 痴呆病位在脑，与心、肾、肝、脾均有关系。基本病机是脑髓不足、神机失用。或因精、气、血不足荣养，或因气、火、痰、瘀内阻扰神，而气滞、痰浊、血瘀之间可以相互转化，或相兼为病；气滞日久，可化热，甚或肝阳化风，上扰清窍；虚实之间可以相互转化。

2. 痴呆乃本虚标实之证，临床上多为虚实夹杂。虚为髓海失养、心脾不足、肝肾亏虚；实为气滞、痰浊、瘀血诸邪蒙蔽清窍。虚证者应补虚扶正、充髓养脑为主；实证者应开郁逐痰、活血通窍、平肝泻火为主。此外，在治疗的同时，还应重视精神调摄、智能训练和看护。

第八节 胃 痛

一、填空题

1. 虚实寒热 在气在血 夹杂证及脏腑

2. 脾胃纳运升降 气血瘀阻

二、判断题

1. × 2. ×

三、选择题

[A型题]

1. B 2. B 3. E 4. C 5. E 6. D

[B型题]

7. C 8. B

[X型题]

9. AD 10. BCE

四、名词解释

1. 胃痛 又称胃脘痛,是以上腹胃脘部近心窝处反复发生疼痛为主症的病症,多由外邪犯胃、情志不畅、脏腑功能失调所致。

2. 肝气犯胃 肝气犯胃是由肝郁气滞,横逆犯胃,气血壅滞而导致胃脘疼痛。临床主要表现为胃脘胀痛,攻撑连胁,每因情志因素而痛作,嗳气频繁,或有泛酸,大便不畅,舌苔薄白,脉弦。

五、问答题

1. 答:胃痛虚实的辨证要点是实证多痛剧,痛有定处,拒按,脉盛;虚证则痛缓无定处,喜按,脉虚。寒邪客胃、肝气犯胃、瘀血停胃、饮食积滞多为实证;脾胃虚寒、胃阴亏虚多为虚证。

2. 答:脾胃虚寒胃痛临床可见胃脘隐痛,喜温喜按,空腹痛甚,得食痛减,呕吐清水,畏寒肢冷,大便稀溏,舌质淡白,脉虚或细弱。辨证以胃痛隐隐、喜温喜按为其特点。胃阴亏损胃痛临床可见胃痛隐隐,烦渴思饮,消瘦便干,舌红少苔,脉细数或弦细。辨证以胃痛隐隐、烦渴思饮、舌红为其特点。

第九节 泄 泻

一、填空题

1. 实 腹痛隐隐而喜按

2. 祛邪 疏解 清化 消导

二、判断题

1. × 2. √

三、选择题

[A型题]

1. D 2. A 3. E 4. D 5. B 6. D

[B型题]

7. D 8. E

[X型题]

9. CE 10. AE

四、名词解释

1. 泄泻　泄泻是指大便次数增多，粪便稀薄，甚至泻出如水样的病证。

2. 五更泄　五更泄是由脾肾阳虚，寒湿内生，固摄无力而导致的泄泻。临床主要表现为黎明之前，脐下作痛，肠鸣即泻，泻后即安，或兼腹部畏寒，腰背怕冷，舌质淡，苔薄白，脉沉细。

五、问答题

1. 答：泄泻、痢疾和霍乱三者均有腹痛及排便异常。而泄泻主要以排便次数增多、粪便质稀为主要特征；痢疾以腹痛、里急后重、下利赤白脓血为特点；霍乱则以上吐下泻为主，起病时先突然腹痛，继则吐泻交作，泻物多为黄色粪水，或如米泔，部分患者出现面色苍白，目眶凹陷，汗出肢冷等津竭阳亡危候。

2. 答：在辨证时，首先要区别寒热虚实。一般情况下，粪便清稀的多属寒；粪便黄褐秽臭，肛门灼热的多属热。病势急骤，腹部胀痛拒按，泻后痛减的多属实；病程长，腹痛隐隐而喜按的多属虚。泄泻的病变过程中有时较为复杂，往往出现虚实兼夹，寒热互见，故临证时应全面分析。

第十节　便　　秘

一、填空题

1. 大便秘结不通　排便间隔时间延长　虽有便意　排便困难

2. 肝气郁滞　热结肠胃　肺脾气虚　阴血不足　阳气虚衰

二、判断题

1. √　2. ×

三、选择题

［A 型题］

1. E　2. B　3. D　4. D　5. D　6. E

［B 型题］

7. D　8. B

［X 型题］

9. ABCDE　10. AE

四、名词解释

1. 便秘　便秘是指大便秘结不通，或排便间隔时间延长，或虽有便意，但排便困难为主要临床表现的一类病证，也称“阳结”“阴结”及“脾约”。

2. 气滞便秘　气滞便秘是由情志失和，气机郁滞，传导失常而导致的便秘。临床主要表现为大便秘结，欲便不得，嗳气频作，胸胁痞满，甚则腹中胀痛，肠鸣矢气，纳食减少，苔薄腻，脉弦。

五、问答题

1. 答：便秘的治疗以“通”便为原则，但“通”便不能单纯用通下之法，应针对不同的原因采用不同的治疗方法。属气滞的，宜顺气导滞；属燥热的，宜清热润下；属气虚的，宜益气健中；属血虚的，宜养血润燥；属阴虚的，宜滋阴润肠；属阳虚的，宜温阳通便。

2. 答：便秘的病因主要有肠胃积热、气机郁滞、气血阴亏、阳虚寒凝等。本病病位在大肠，涉及肝、脾胃、肺、肾诸脏。素体阳盛，或饮酒过多，或过食辛辣厚味，以致肠胃积热；或热病之后，余热留恋，津液耗伤；或肺热下移，导致肠道失润，形成热结便秘。忧虑思虑，情志不舒，或久坐少动，致气机郁滞，通降失常，传导失职，糟粕内停，形成气滞便秘。病后、产后及年老体弱之人，气血亏虚，或劳倦内伤、房劳过度，辛香燥热，损伤气血阴精，气虚则大肠传导无力，阴血亏虚则肠道干涩，形成虚损便秘。素体阳虚或年老体弱，命门火衰，温煦无权，不能蒸化津液、温润肠道，阴寒内生，凝结肠道，导致传导失职，糟粕不行，形成虚寒便秘。

第十一节 胁 痛

一、填空题

1. 气滞 血瘀

2. 疏肝理气 通络止痛 活血祛瘀 通络止痛 清利湿热 疏肝利胆 滋养肝阴 柔肝止痛

二、判断题

1. × 2. √

三、选择题

［A 型题］

1. A 2. A 3. E 4. D 5. B 6. D

［B 型题］

7. D 8. B

［X 型题］

9. AE 10. AB

四、名词解释

胁痛 胁痛是以一侧或两侧胁肋疼痛为主要表现的病证。其主要为肝胆疏泄失调、气机郁结所致，与肝胆关系密切。

五、问答题

1. 答：胸痛中的肝郁气滞证与胁痛中的肝气郁结证病机基本相同，但胸痛以胸部疼痛为主，可涉及胁肋，常伴有胸闷不畅，心悸少眠，而胁痛是指以一侧或双侧胁肋胀痛为主要表现的病证，常伴有口苦、目眩等。发病部位的不同是两者的主要区别。

2. 答：一般胀痛多属气郁，疼痛游走无定。刺痛多属血瘀，痛有定所。隐痛多属阴虚，其痛绵绵。湿热胁痛，多疼痛剧烈，且伴有口苦。本证以实证为多见，实证又以气滞、血瘀、湿热为主，其中，以气滞为先，即“不通则痛”。虚证多属阴血亏损，肝失所养，即“不荣则痛”。

第十二节 黄 疸

一、填空题

1. 湿 利小便

2. 淡 腻 濡缓 沉迟

二、判断题

√

三、选择题

［A 型题］

1. C 2. D

［B 型题］

3. A 4. B 5. D

［X 型题］

6. ABDE 7. BDE

四、名词解释

急黄　急黄是黄疸中的一种危重病证。多因湿热热毒炽盛，热毒迫使胆汁外溢肌肤，故见发病急骤，黄疸迅速加深，鲜明如橘子色，严重者常兼见高热烦渴，胁痛腹满，神昏谵语，衄血、便血、肌肤出现瘀斑。治疗以清热解毒、凉血开窍的犀角散或清热解毒地黄汤为主。

五、问答题

答：阴黄瘀血内阻型的证候特点是阴黄日久，面色晦暗，胁下癥积胀痛，痛有定处，按之硬，痛而拒按，形体日渐消瘦，体倦乏力，或纳呆便溏，舌质黯紫，或有瘀斑，脉涩或细弦。由于黄疸日久不愈，气滞不行，瘀血内结，故面色晦暗，胁下癥积有块，痛有定处，痛而拒按；久病脾阳受损，气血生化乏源，故形体日见消瘦，体倦乏力，或纳呆便溏。舌质黯紫，或有瘀斑，脉涩，均为瘀血内停之象。

第十三节　中　风

一、填空题

1. 中经络　中脏腑

2. 阴阳失调　气血逆乱　心　肝　肾

二、判断题

1. √　　2. ×

三、选择题

[A 型题]

1. C　　2. D　　3. C　　4. A

[B 型题]

5. B　　6. C

[X 型题]

7. ADE

四、名词解释

卒中　卒中又名中风，是一种以突然出现口眼㖞斜，言语不利，半身不遂，甚则猝然昏倒，不省人事为特征的病证。因病起急骤，症见多端，变化迅速，与自然界中风性善行数变的特性相似，故古代医学家以此取象比类，称为中风。又因其发病突然，也称之为“卒中”。

五、问答题

答：中风的病机要点：风(肝风、外风)、火(肝火、心火)、痰(湿痰、风痰)、气(气虚、气逆)、血(瘀血)、虚(阴虚、气虚)等因素相互影响，在一定条件下突然发病，致阴阳失调，气血逆乱，这是中风常见的发病因素及主要病机，其中肝肾阴虚为病机的根本。

第十四节　眩　晕

一、填空题

1. 补气养血　燥湿化痰，健脾和胃

2. 肝肾阴虚　气血不足　风　火　痰　瘀　标本兼顾

二、判断题

√

三、选择题

［A 型题］

1. B　2. C

［B 型题］

3. C　4. A

［X 型题］

5. BCDE　6. ACDE　7. BCE

四、名词解释

眩晕　眩是眼花，晕是头晕，两者同时出现，统称眩晕，亦称“眩冒”。眩晕中有病情程度的不同，轻者闭目自止，重者旋转不定，不能站立，或伴有恶心、呕吐、出汗，甚则昏倒等症状。

五、问答题

1. 答：肾精不足型眩晕的证候：眩晕，耳鸣，有空虚感，腰膝酸软，精神萎靡，神疲健忘，遗精。偏于阴虚者，伴五心烦热，舌红苔少，脉细数；偏于阳虚者，伴见畏寒肢冷，阳痿早泄，舌质淡，脉沉细。治法：①偏阴虚者，宜滋阴补肾；②偏阳虚者，宜温阳补肾。方药：①滋阴补肾用左归丸（熟地黄、山茱萸、怀山药、枸杞子、菟丝子、鹿角胶、龟板胶、川牛膝）；②温阳补肾用右归丸（熟地黄、山茱萸、怀山药、枸杞子、菟丝子、鹿角胶、杜仲、附子、肉桂、当归）。

2. 答：肝阳上亢型眩晕的证候：眩晕耳鸣，头痛且胀，每因恼怒而剧，急躁易怒，面色潮红，失眠多梦，口苦，舌红苔黄，脉弦滑；治法：平肝潜阳；方药：天麻钩藤饮加减（天麻、钩藤、石决明、川牛膝、桑寄生、杜仲、栀子、黄芩、益母草、朱茯神、首乌藤）。

第十五节　头　痛

一、填空题

1. 平肝潜阳　活血化瘀

2. 前额　眉棱骨　白芷　葛根　知母

二、判断题

√

三、选择题

［A 型题］

1. E　2. C

［B 型题］

3. E　4. C

［X 型题］

5. ABC　6. ABC　7. ABC

四、名词解释

头风　头痛剧烈，经久不愈，呈发作性者，称为头风。

五、问答题

1. 答：风热头痛证候：头痛而胀，甚则胀痛如裂，面红目赤，发热恶风，口渴欲饮，舌质红，舌苔薄黄，脉浮数；其治法：疏风清热；方药：桑菊饮加减（桑叶、菊花、连翘、薄荷、桔梗、杏仁、芦根、甘草、白芷、蔓荆子、川芎）。

2. 答：瘀血头痛证候：头痛如针刺，痛处固定不移，每当夜间加重，或有头部外伤史，舌质紫黯或有瘀点，脉细涩；其治法：活血化瘀；方药：通窍活血汤加减（赤芍、川芎、红花、桃仁、麝香、老葱、大枣、鲜姜、酒）。

第十六节 水 肿

一、填空题

1. 开鬼门 洁净府 去菀陈莝

2. 肺 脾 肾 阳水 阴水

二、判断题

1. × 2. √

三、选择题

［A 型题］

1. C 2. A 3. D 4. B

［B 型题］

5. C 6. B

［X 型题］

7. BCE 8. ABCDE

四、名词解释

阳水 水肿分型之一，指发病急骤，水肿从头面开始，继及四肢及胸腹，腰以上为剧，按之凹陷较容易恢复，常伴有外感风寒、风热、风湿等证的表现，称之为阳水。

五、问答题

答：阳水与阴水鉴别点：阳水发病急骤，水肿从头面开始，继及四肢及胸腹，腰以上为剧，按之凹陷较容易恢复，常伴有外感风寒、风热、风湿等证的表现。阴水发病缓慢，水肿迁延反复不愈，多从下肢开始，继及腹胸、上肢、头面，以下肢为甚，按之凹陷深而难复，常伴有脾肾阳虚之证。

第十七节 淋 证

一、填空题

实则清利 虚则补益

二、判断题

×

三、选择题

［A 型题］

1. D 2. B

［B 型题］

3. B 4. C

［X 型题］

5. ABCD

四、名词解释

气淋 淋证之一，有虚实两种表现。实证与肝气郁结、气滞不通有关，多见于郁怒之后，小便涩滞，淋沥不已，少腹胀满疼痛，苔薄白，脉沉弦。虚证多因中气不足所致，可见少腹坠胀明显，迫切作痛，尿有余沥，面白少华，舌淡苔白，脉虚细无力。

五、问答题

答:淋证的病因可归结为外感湿热、饮食不节、情志失调、禀赋不足或劳伤久病四个方面。淋证的基本病机为湿热蕴结下焦,肾与膀胱气化不利,病位在膀胱与肾,与肝、脾密切相关。

第十八节 遗 精

一、填空题

1. 梦遗 滑精
2. 肾失封藏 精关不固

二、判断题

√

三、选择题

[A 型题]

1. D 2. D

[B 型题]

3. B 4. C

[X 型题]

5. ABCDE

四、名词解释

遗精 指不因性生活而精液自行频繁泄出为特征的疾病。临床上可因证候的轻重而有梦遗和滑精之分,有做梦而遗精的叫作"梦遗";没有做梦而遗精,甚至清醒时精液自行流出的叫作"滑精"。

五、问答题

答:阴虚火旺遗精病的主要表现有梦中遗精,性欲亢进,易举易泄,少寐多梦,头晕目眩,心中烦热,小便短黄有热感,舌红苔薄黄,脉弦细数。治法为滋阴清火,安神固精。方药为知柏地黄丸(知母、黄柏、熟地黄、山茱萸、丹皮、茯苓、泽泻、山药)加减治疗。

第十九节 郁 证

一、填空题

1. 虚实
2. 精神

二、判断题

1. × 2. ×

三、选择题

[A 型题]

1. B 2. B 3. C 4. C 5. B 6. E

[B 型题]

7. B 8. D

[X 型题]

9. ACE 10. ABE

四、名词解释

梅核气 梅核气由于肝郁乘脾,脾失健运,聚湿生痰,痰气郁结于胸膈之上而致的病证,临床表现为自觉咽中不适,如有物梗阻,吐之不出,咽之不下。

五、问答题

1. 答:郁证是由情志所伤,气机郁滞所致的一类疾病,以心情抑郁,情绪不宁,胸部满闷,胁肋胀痛,或易怒善哭,或咽如有异物感等为主要临床表现的一类病证。其主要病机是肝失疏泄、脾失健运、心失所养,脏腑阴阳气血失调。

2. 答:郁证肝气郁结临床表现为精神抑郁,情绪不宁,善太息,胸胁胀痛,痛无定处,脘闷嗳气,不思饮食,大便不调,舌苔薄腻,脉弦。治以疏肝理气解郁。常用方剂柴胡疏肝散,组方是柴胡、香附、枳壳、川芎、芍药、甘草加减。

第二十节 血 证

一、填空题

1. 火与气 火热熏灼 迫血妄行 气虚不摄 血溢脉外

2. 急则治其标 缓则治其本

3. 感受外邪 情志过极 饮食不节 劳倦过度 瘀血内阻

二、判断题

1. √ 2. × 3. × 4. √

三、选择题

[A 型题]

1. D 2. D 3. A 4. B 5. D 6. A

[B 型题]

7. E 8. B

[X 型题]

9. ABC 10. ABCDE

四、名词解释

1. 血证 血证是指凡血液不循常道,上溢于口鼻诸窍,下泄于前后二阴,或渗出于肌肤的病证。

2. 溺血 溺血即尿血,是指小便中混有血液,或伴有血块夹杂而下的病证。

五、问答题

1. 答:咯血与吐血虽均由口出,但咯血是血由肺来,经气道随咳嗽而出,血色多鲜红,且常混有痰液,咯血前多有咳嗽、胸闷等症状,一般无黑便;而吐血是血由胃而来,经呕吐而出,血色紫黯,常夹有食物残渣,吐血常一般有胃脘部不适或胃痛、恶心等症状,且常伴黑便。

2. 答:血证的病因有以下几点:①热伤血络:指火热损伤血络,迫血妄行,导致血溢脉外而出血。且火热有实热和虚热之分,实热是指外感热邪、内蕴积热、气郁化火、心肝火盛等,而虚火则指由于热病、久病伤阴所引起的阴虚发热。②气不摄血:指久病或过于思虑劳倦,损伤中气,导致气虚不能统摄血液,血不循常道而出血。③瘀血内阻:瘀血阻滞于脉络内,血脉流行不畅,血不循经而出血。

3. 答:胃热炽盛齿衄表现为血色鲜红,牙龈肿痛,头痛,口臭,大便秘结,舌红,苔黄,脉洪数等一派实热证表现,而阴虚火旺齿衄表现为血色淡红,肿痛不甚,齿摇不坚,舌红,苔少,脉细数等一派虚证表现。

第二十一节 消 渴

一、填空题

肺燥 口渴多饮

二、判断题

√

三、选择题

[A型题]

1. B 2. D

[B型题]

3. A 4. B

[X型题]

5. ABCDE

四、名词解释

下消 下消是消渴的一种,多由肾水亏竭,蒸化失常所致。症见尿频尿多、混浊如脂如膏,或尿有甜味,头晕耳鸣,腰膝酸软,皮肤干燥瘙痒,口干舌燥等表现。

五、问答题

答:消渴是由于阴津亏耗、燥热偏盛、五脏虚弱引起的常见病症,以口干多饮、多食、多尿、乏力,或伴体重减轻甚至消瘦为主要临床表现。以肺燥为主,口渴多饮为主要表现的为上消;以胃热为主,多食善饥为主要表现的为中消;以肾虚为主,小便频数而量多为主要表现的为下消。

第二十二节 痰 饮

一、填空题

1. 痰饮 悬饮 支饮 溢饮
2. 温脾化饮 苓桂术甘汤合小半夏加茯苓汤

二、判断题

1. × 2. ×

三、选择题

[A型题]

1. D 2. E 3. D 4. C 5. C 6. D

[B型题]

7. A 8. D

[X型题]

9. BE 10. AD

四、名词解释

1. 痰饮 是指体内水液输布、运化失常,停积于某些部位的一类病证。广义痰饮包括痰饮、悬饮、支饮、溢饮,狭义痰饮仅指饮停胃肠之证。

2. 悬饮 水流胁下者为悬饮,症见胸胁饱满,咳唾引痛,喘促不能平卧,或肺痨病史。

五、问答题

1. 答:痰饮病以阳虚阴盛、本虚标实为特点,必须据饮停部位及临床特征辨类型、辨标本的主次及病邪的兼夹。以温化为治则，健脾、温肾为其正治。水饮壅盛，祛饮以治标；阳微气衰，温阳治本。在表者，温散发汗；在里者，温化利水。正虚者补之；邪实者攻之。邪实正虚，当消补兼施；饮热相杂，当温清并用。水饮去后仍当温补脾肾，扶正固本，以杜水饮生成之源。

2. 答：悬饮的证型分类为邪犯胸肺证、饮停胸胁证、络气不和证、阴虚内热证。邪犯胸肺证的治法为和解宣利，代表方柴枳半夏汤；饮停胸胁证治法泻肺祛饮，代表方椒目瓜蒌汤合十枣汤或控涎丹；络气不和证治法理气和络，代表方香附旋覆花汤；阴虚内热证治法滋阴清热，代表方沙参麦冬汤合泻白散。

第二十三节　汗　　证

一、填空题

1. 阴阳失调　腠理不固

2. 益气固表　玉屏风散

二、判断题

1. √　　2. ×

三、选择题

［A 型题］

1. A　　2. E　　3. D　　4. E　　5. C　　6. B

［B 型题］

7. B　　8. E

［X 型题］

9. ABCD　　10. ABDE

四、名词解释

1. 汗证　是阴阳失调，腠理不固而致汗液外泄失常的病证。

2. 脱汗　是指危重病人大汗淋漓，或汗出如油如珠，并伴亡阳或亡阴危证。

五、问答题

1. 答：汗证据临床症状特点常分为自汗、盗汗、战汗、脱汗、黄汗。白昼时时汗出，动则益甚者，常伴有气虚不固的症状称为自汗；寐中汗出，醒来自止者，常伴有阴虚内热的症状称为盗汗；外感病中，全身战栗而汗出为战汗；危重病人，大汗淋漓，或汗出如油如珠，并伴亡阳或亡阴危证为脱汗；汗出色黄如柏汁，染衣着色为黄汗。

2. 答：肺卫不固型自汗辨证要点：汗出恶风，稍劳汗出尤甚，易于感冒，体倦乏力，面色少华，苔薄白，脉细弱；治法为益气固表，代表方玉屏风散。

阴虚火旺型盗汗的辨证要点：夜寐盗汗或有自汗，五心烦热，或兼午后潮热，两颧色红，口渴，舌红少苔，脉细数；治法滋阴降火，代表方当归六黄汤。

第二十四节　肥　　胖

一、填空题

1. 气虚阳衰　痰湿瘀滞

2. 清胃泻火、佐以消导　小承气汤合保和丸

二、判断题

1. √　　2. ×

三、选择题

［A 型题］

1. A　2. C　3. B　4. D　5. C　6. E

［B 型题］

7. A　8. B

［X 型题］

9. BCDE　10. ABCDE

四、名词解释

肥胖　指由于多种原因导致体内膏脂堆积过多，体重异常增加，并伴有头晕乏力、神疲懒言、少动气短等症状的一类病证。

五、问答题

1. 答：本病应辨标本虚实、脏腑病位、舌象变化，以补虚泻实为原则。治本用补益脾肾，治标常用祛湿化痰，结合行气、利水、消导、通腑、化瘀等法。

2. 答：肥胖病胃热滞脾证的辨证要点：多食善饥，体胖腹胀，胃灼痛嘈杂，面红心烦，口干苦，舌红苔黄腻，脉弦滑；治法：清胃泻火，佐以消导；代表方：小承气汤合保和丸。

第二十五节　内伤发热

一、填空题

1. 低热　高热　缓　长

2. 血瘀　湿聚　血虚　阴虚

二、判断题

1. ×　2. √

三、选择题

［A 型题］

1. C　2. E　3. C　4. C　5. D　6. B

［B 型题］

7. D　8. A

［X 型题］

9. ACDE　10. ABCDE

四、名词解释

1. 内伤发热　内伤发热指因气血阴阳失衡、脏腑功能失调所导致的以发热为主要表现的病证。

2. 外感发热　外感发热为感受外邪所致，多表现为起病较急，病程较短，发热时多伴有恶寒，并常伴头痛、鼻塞、流涕、喷嚏、脉浮等。

五、问答题

1. 内伤发热各个证型发热的临床特征为：阴虚发热是午后潮热或夜间发热，手足心热。气虚发热常在劳累后发作或加重。血虚发热多为低热，伴血虚症状和体征。肝郁发热多潮热、轰热或午后低热，常随情绪波动而起伏。瘀血发热午后或夜间发热，或自觉身体局部发热，伴瘀血的症状和体征。湿郁发热则身热不扬，午后为甚，热势缠绵。

2. 内伤发热由内因而致，其一般特点是：发热缓慢，病程较长或反复发作，发热而不恶寒，多为低热，或发热时作时止，或发有定时，或见高热，或五心烦热，或自觉发热而体温不高。因内伤发热主要由于气、血、内湿的郁遏壅滞或气、血、阴、阳的虚损失调所致，故常伴有气郁、血瘀、湿郁或气虚、血虚、阴虚、阳虚的症状。而外感发热为感受外邪所致，多表现为起病较急，病程较短，发热时多伴有恶寒，并常伴头痛、鼻塞、流涕、喷嚏、脉浮等。

第二十六节　痹　　证

一、填空题

1. 风　寒　湿　热　痰　瘀　虚

2. 防风汤

二、判断题

×

三、选择题

［A 型题］

1. C　2. A

［B 型题］

3. B　　4. C

［X 型题］

5. ABD

四、名词解释

行痹　为痹证的一种，指风寒湿邪侵袭肢节经络，其中以风邪偏盛者，表现为肢体关节疼痛，游走不定，称为行痹。

五、问答题

答：一般风邪盛者，表现为肢体关节疼痛，游走不定，称为行痹；寒邪盛者，表现为疼痛明显，痛有定处，遇寒加重，称为痛痹；湿邪盛者，表现为酸痛重着，关节漫肿，称为着痹。

第二十七节　腰　　痛

一、填空题

1. 肾虚

2. 定处　拒按　身痛逐瘀汤

二、判断题

√

三、选择题

［A 型题］

1. E　　2. A　　3. C　　4. B

［B 型题］

5. C　　6. A　　7. B

［X 型题］

8. ABCDE

四、名词解释

腰痛　是指以腰脊或脊旁部位疼痛为主要表现的病证。

五、问答题

答:寒湿腰痛与湿热腰痛鉴别:寒湿腰痛证多见腰部冷痛重着,转侧不利,静卧痛不减,遇寒冷和阴雨天加重,苔白腻,脉沉而迟缓。此为寒湿痹阻经络,气血运行不畅。治宜散寒化湿,温经通络,选甘姜苓术汤加味治疗。湿热腰痛证多见腰部坠胀疼痛,痛处重着而伴有热感,暑湿阴雨天气症状加重,而活动后或可减轻,身体困重,小便短赤,苔黄腻,脉濡数。此为湿热壅遏,筋脉弛缓,经气不通。治宜清热利湿,舒筋止痛,选三妙散加味治疗。

第二十八节　痿　　证

一、填空题

1. 筋脉肌肉　五脏受损

2. 下肢痿弱无力　下肢与上肢

二、判断题

√

三、选择题

[A 型题]

1. B　　2. B

[B 型题]

3. A　　4. C

[X 型题]

5. ABCDE

四、名词解释

痿证　痿证是指以肢体筋脉弛缓,软弱无力,不能随意运动,甚则肌肉萎缩为主要临床表现的一种病证。临床上以下肢痿弱无力较为多见,亦可见到下肢与上肢,左侧与右侧皆痿弱不用。

五、问答题

答:痿证治疗,虚证宜扶正补虚为主,实证宜祛邪和络,虚实兼夹者当兼顾治之。临床无论选方用药还是针灸推拿等,均应重视补益脾胃这一原则。由于脾胃为后天之本,气血生化之源,脾胃受损,运化功能失常,气血津液生化不足,肌肉筋脉失养,则肢体痿弱不用,故脾胃虚弱者,应健脾益气;或清胃火、祛湿热,或益胃养阴,以调理脾胃。虽然强调重视脾胃,但临床治疗仍宜辨证论治。若肝肾亏虚者,宜滋养肝肾,酌加健脾益气之品;肺热伤津者,宜清热润燥,可加养胃阴、清胃火之品,胃火清则肺金肃;湿热浸淫者,宜清热利湿,酌加健脾之品而有利于化湿;瘀阻脉络者,宜活血化瘀,酌加益气养血通络之品,利于痿证恢复。

第二章　其他常见病证

第一节　月经不调

一、填空题

1. 脾气虚证　肾气虚证　阴虚血热证　阳盛血热证　肝郁血热证

2. 脾气虚证　补中益气汤加减

3. 肾虚证　血虚证　虚寒证　实寒证　气滞证　痰湿证

4. 虚寒证　温经汤(《金匮要略》)加减

5. 肝郁证　肾虚证　脾虚证

二、判断题

1. ×　2. ×　3. √　4. √　5. ×　6. √　7. √　8. ×

三、选择题

[A 型题]

1. B　2. E　3. B　4. A　5. B　6. A

[B 型题]

7. B　8. E　9. D　10. B　11. E　12. A

[X 型题]

13. ABCD　14. ABD　15. ABCDE　16. BC　17. ADE　18. ACD

四、名词解释

1. 月经先期　月经周期提前 7 天以上,甚至 10 余天一行,连续 3 个周期以上者,称为“月经先期”。

2. 月经不调　凡是月经的周期、经期、经量、经色、经质等方面发生异常现象者,称为“月经不调”。

3. 月经后期　月经周期延后 7 天以上,甚至 3 ~ 5 个月一行,连续出现 3 个周期以上者,称为“月经后期”。

4. 月经先后无定期　月经周期时或提前、时或延后 7 天以上,并连续出现 3 个月经周期以上者,称为“月经先后无定期”。

五、问答题

1. 一般而言,月经提前,伴见量多、色淡、质稀者属气虚,其中兼有神疲肢倦、气短懒言等为脾气虚,兼有腰膝酸软、头晕耳鸣等为肾气虚;伴见量多或少、经色深红、质稠者属血热,其中兼有面红口干、尿黄便结等为阳盛血热,兼有两颧潮红、手足心热者为阴虚血热,兼有烦躁易怒、口苦咽干为肝郁血热。本病的治疗原则重在益气固冲,清热调经。

2. 一般而言,月经后期,伴见月经色淡质稀,量少,头晕耳鸣,腰膝酸软等属肾虚;伴见量少,色淡红,质清稀,头晕眼花,心悸少寐等属血虚;伴见色淡量少,质稀,小腹隐痛,喜温喜按等属虚寒;伴见经色黯而量少,夹血块,小腹冷痛拒按,得热痛减等属实寒;伴见色黯红或有血块,量少,小腹胀痛,情志抑郁等属气滞;伴见量少色淡,经血夹杂黏液,脘闷呕恶,形体肥胖等属痰湿。本病的治疗原则重在调理冲任、疏通胞脉以调经,虚者补之,实者泻之,寒者温之,滞者行之,痰者化之。

3. 虚寒型月经后期见经期延后,量少,色淡质稀,小腹隐痛,喜温喜按,腰酸无力,小便清长,大便稀溏,舌淡,苔白,脉沉迟无力。而实寒型月经后期见经期延后,量少,色黯有血块,小腹冷痛较剧,得热痛减,畏寒肢冷,面色青白,舌质淡黯,苔薄白,脉沉紧。虚寒型的治法是温阳散寒,养血调经;方选温经汤(《金匮要略》)加减。实寒型的治法为温经散寒,活血调经;方选温经汤(《妇人大全良方》)加减。

4. 一般而言,月经先后无定期,伴见经量或多或少,色黯红,有血块,少腹胀甚连及胸胁,精神抑郁等属肝郁;伴见量少,色淡,质稀,头晕耳鸣,腰膝酸软等属肾虚;伴见经量或多或少,色淡红,质稀,气短神疲,纳少便溏等属脾虚。本病的治疗原则重在疏肝补肾,调和冲任。

第二节 闭 经

一、填空题

1. 气血虚弱 肾气亏虚 气滞血瘀 寒凝血瘀 痰湿阻滞

2. 理气活血 祛瘀通经 血府逐瘀汤加减

二、判断题

1. √ 2. × 3. × 4. √

三、选择题

[A 型题]

1. C 2. A 3. B

[B 型题]

4. B 5. E

[X 型题]

6. ACD 7. CDE

四、名词解释

闭经 闭经分为原发性闭经和继发性闭经。原发性闭经是指女子年逾16周岁,虽有第二性征发育但无月经来潮,或年逾14岁,尚无第二性征发育及月经。继发性闭经是指月经周期建立后,在正常绝经年龄前,月经来潮后停止3个周期或6个月以上。

五、问答题

1. 闭经分为气血虚弱、肾气亏虚、气滞血瘀、寒凝血瘀、痰湿阻滞五个证型。它们分别选用的方剂是:人参养荣汤、加减苁蓉菟丝子丸、血府逐瘀汤、温经汤(《金匮要略》)、丹溪治湿痰方。

2. 气血虚弱型闭经是因素体气血不足,或饮食劳倦,或忧思伤脾,气血化源不足,营血亏虚;或产后大出血、久病大病、小产堕胎,屡伤气血,致使血海空虚不能满溢,无血可下而致闭经。肾气亏虚型闭经是因先天不足,精气未充,天癸匮乏,冲任不充;或房劳多产,久则肾气亏损,精血匮乏,冲任失养,血海空虚而闭经。

第三节 痛 经

一、填空题

1. 清热除湿 祛瘀止痛 清热调血汤加减

2. 实 虚 实 虚 胞宫 冲任气血

二、判断题

1. √ 2. ×

三、选择题

[A 型题]

1. C 2. B

[B 型题]

3. A 4. B

[X 型题]

5. ABCDE 6. AD

四、名词解释

痛经 妇女正值经期或经行前后，出现周期性小腹疼痛，或痛引腰骶，甚至剧痛晕厥者，称为痛经，又称“经行腹痛”。

五、问答题

1. 根据疼痛发生的时间、部位、性质以及疼痛的程度，辨别寒、热、虚、实，以及在气、在血。一般而言，痛在经前、经行之初多属实，痛在月经将净或经后多属虚；疼痛剧烈、拒按多属实，隐隐作痛、喜按多属虚；刺痛多属血瘀，胀痛多属气滞；冷痛，得热痛减多属寒；灼痛，得热痛增多属热。本病多因气滞血瘀、寒凝血瘀、湿热蕴结，导致胞宫气血运行不畅，不通则痛；或肝肾亏虚、气血虚弱，致胞宫失于濡养，不荣则痛所致。痛经的治疗，以止痛为核心，以调理胞宫、冲任气血为主。经期重在调血止痛以治标，平素辨证求因以治本。

2. 痛经分为五个证型：气滞血瘀型，治法为理气活血、化瘀止痛，主方为膈下逐瘀汤。寒凝血瘀型，治法为温经散寒、化瘀止痛，主方为少腹逐瘀汤。湿热蕴结型，治法为清热除湿、祛瘀止痛，主方为清热调血汤加减。气血虚弱型，治法为益气养血、调经止痛，主方为圣愈汤。肝肾亏虚型，治法为补养肝肾、调经止痛，主方为调肝汤。

第四节 崩 漏

一、填空题

1. 血热证 血瘀证 肾虚证 脾虚证

2. 化瘀止血 理气止痛 逐瘀止崩汤加减

二、判断题

1. × 2. √

三、选择题

[A型题]

1. B 2. C

[B型题]

3. A 4. E

[X型题]

5. ABC 6. ABC

四、名词解释

崩漏 崩漏是指经血非时暴下不止或淋漓不尽，前者谓之崩中，后者谓之漏下。崩与漏出血情况虽不同，然二者常相互转化，交替出现，且病因病机相似，故概称崩漏，是月经周期、经期、经量严重紊乱的月经病。

五、问答题

1. 崩漏的发病机制是冲任损伤、二脉不固，不能制约经血。临床上常见证型有血热证、血瘀证、肾虚证、脾虚证。血热妄行之实热证用清热固经汤加减，虚热证用上下相资汤加减；血瘀证用逐瘀止崩汤加减；肾虚之肾阳虚用右归丸加减，肾阴虚用左归丸加减；脾虚证用固本止崩汤加减。

2. 诊治崩漏，应根据出血的量、色、质的变化，参合全身症状及舌脉的变化，辨其寒、热、虚、实。一般而言，经血非时暴下，色红质稠，多属实热；淋漓漏下，色紫质稠，多属阴虚有热；经血淋漓不断，或突然下血，小腹疼痛拒按，多属瘀滞；经血淋漓，色淡质稀，小腹喜温喜按，多属虚属寒。临床治疗崩漏，应根据其病情缓急和出血时间长短的不同，本着“急则治其标，缓则治其本”的原则。

第五节 带 下 病

一、填空题

1. 色、质、气味 局部及全身

2. 温肾助阳 涩精止带 内补丸加减 清热利湿止带 止带方加减 清热解毒 除湿止带 五味消毒饮加减

3. 脾虚证 肾阳虚证 阴虚夹湿证 湿热下注证 湿毒蕴结证

4. 阴中干涩痒痛 阴部萎缩

5. 滋补肝肾 养精益血 左归丸加减 补血益精 活血化瘀 小营煎加减

6. 阴液不足,不能渗润阴道

二、判断题

1. × 2. √ 3. × 4. × 5. √ 6. √

三、选择题

[A 型题]

1. D 2. D 3. E 4. E 5. E 6. C

[B 型题]

7. A 8. B 9. C 10. A

[X 型题]

11. ABCE 12. ABCD 13. ABCDE 14. BD

四、名词解释

1. 带下过多 是指带下量明显增多,色、质、气味异常,或伴有局部及全身症状者。

2. 带下过少 是指带下量明显减少,甚或全无,阴中干涩痒痛,甚至阴部萎缩者。

五、问答题

1. 脾虚证带下过多的主症是带下量多,色白,质稀薄,无臭,绵绵不断,纳少便溏,体倦乏力,舌淡,苔白腻,脉缓弱。治则:健脾益气,除湿止带。方药:完带汤加减(人参、白术、山药、柴胡、白芍、陈皮、苍术、黑芥穗、车前子、甘草)。

2. 带下过少临床常见肝肾亏损证、血瘀津亏证。肝肾亏损证宜滋补肝肾,养精益血,方用左归丸加减;血瘀津亏证宜补血益精,活血化瘀,方用小营煎加减。

第六节 妊娠恶阻

一、填空题

1. 恶心呕吐 头晕厌食 食入即吐

2. 健脾和胃 降逆止呕 香砂六君子汤加减 抑肝和胃 降逆止呕 橘皮竹茹汤加味

3. 冲气上逆 胃失和降

二、判断题

1. × 2. √ 3. ×

三、选择题

[A 型题]

1. D 2. C 3. A

[B型题]

4. D 5. B

[X型题]

6. BD 7. ABCDE

四、名词解释

妊娠恶阻 妊娠早期出现严重的恶心呕吐,头晕厌食,甚至食入即吐者,称为妊娠恶阻。

五、问答题

妊娠恶阻临床上常见脾胃虚弱证、肝胃不和证。脾胃虚弱证宜健脾和胃,降逆止呕,方用香砂六君子汤加减;肝胃不和证宜抑肝和胃,降逆止呕,方用橘皮竹茹汤加味。

第七节 恶露不尽

一、填空题

1. 气虚不摄 血热妄行 血瘀阻滞
2. 活血化瘀止血 生化汤加味

二、判断题

1. × 2. √

三、选择题

[A型题]

1. B 2. E

[B型题]

3. B 4. A

[X型题]

5. ACD 6. CE

四、名词解释

恶露不尽 产后恶露持续3周以上仍淋漓不尽,甚或夹有鲜血,称为恶露不尽,又称"恶露不绝"。

五、问答题

答:恶露不尽的辨证要点有:从恶露的量、色、质、气味等辨别寒、热、虚、实。恶露量多,色淡,质稀,无臭味,多为气虚;量多,色红,质稠而臭秽,多为血热;量少,色紫暗有块,多属血瘀。

第八节 缺 乳

一、填空题

1. 气血虚弱 肝郁气滞
2. 补气养血通乳 通乳丹 疏肝解郁通络 下乳涌泉散

二、判断题

√

三、选择题

[A型题]

1. B

[B型题]

2. C 3. D

［X型题］

4. ABCDE

四、名词解释

缺乳　指产后哺乳期内乳汁量少或无乳可下。

五、问答题

1. 答：缺乳的辨证要点当辨虚实。乳房柔软不胀，乳汁清稀者，多属虚证；乳房胀硬而痛，乳汁浓稠者，多属实证。

2. 答：肝郁气滞所致缺乳的病因病机有：素性抑郁，或产后为情志所伤，肝气郁结，气机不畅，经脉涩滞，乳络不通，阻碍乳汁排泄，而致缺乳。

第九节　疳　　积

一、填空题

1. 5岁　3岁

2. 健脾益气　消食导滞　肥儿丸加减

二、判断题

×

三、选择题

［A型题］

1. D　　2. E

［B型题］

3. C　　4. D

［X型题］

5. ABCDE

四、名词解释

1. 疳症　疳，干也，是指由喂养不当或病后失调，以致脾胃虚损，运化失健，脏腑失养，气液耗伤而形成的一种慢性病证。

2. 积症　积者，滞也，指乳食停积，滞而不通，脾胃受损而引起的一种脾胃病证。

五、问答题

答：疳与积各自的临床特征有：疳症临床以形体消瘦，面黄发枯，精神萎靡，饮食异常，大便不调等为特征。积症临床以不思乳食，食而不化，腹部腹满，大便不调为特征。

第十节　瘾　　疹

一、填空题

1. 瘙痒性风团　发无定处　忽起忽消　消退后不留痕迹

2. 疏风清热凉血　消风散

二、判断题

1. ×　　2. √

三、选择题

［A型题］

1. D

［B 型题］

2. A　3. D

［X 型题］

4. ABCE

四、名词解释

瘾疹　一种过敏性皮肤病，其特征是皮肤上出现瘙痒性风团，发无定处，忽起忽消，消退后不留痕迹。

五、问答题

1. 答：瘾疹的临床特点是：皮肤上出现瘙痒性风团，发无定处，忽起忽消，消退后不留痕迹。

2. 答：瘾疹可由禀性不耐，气血不足，血虚风动；或因风寒、风热之邪侵于肌表；或由先天禀赋不足，对某些鱼、虾、蛋等食物或药物敏感所致，皆可导致肠胃湿热，郁于肌肤，与气血相搏结，发生风团而发病。

第十一节　痈

一、填空题

1. 风热毒盛　湿热火毒　脓泄邪退

2. 祛风清热　行气活血　仙方活命饮加减

二、判断题

1. √　2. ×

三、选择题

［A 型题］

1. A

［B 型题］

2. B　3. A

［X 型题］

4. BCDE

四、名词解释

痈　一种发生于皮肉之间的急性化脓性疾病。

五、问答题

1. 答：痈的临床特点是：局部光软无头，红肿胀痛，病变范围为 6 ~ 10cm，起病迅速，易肿、易脓、易溃、易敛。

2. 答：痈多因外感六淫之邪，或过食肥甘厚味，湿热火毒内生，或外伤邪毒导致经络阻隔，营卫不和，气血凝滞所致。

第十二节　湿　疮

一、填空题

1. 反复发作　对称分布　多形损害　剧烈瘙痒　易成慢性　全身各部均可发生

2. 健脾利湿　除湿胃苓汤合参苓白术散加减

二、判断题

1. ×　2. √

三、选择题

［A型题］

1. A

［B型题］

2. A　3. C

［X型题］

4. BCD

四、名词解释

湿疮　一种有明显渗出倾向的过敏性炎症性皮肤病。

五、问答题

1. 答:湿疮的临床特点是:反复发作,对称分布,多形损害,剧烈瘙痒,易成慢性,全身各部均可发生。

2. 答:湿疮可由禀赋不耐,风湿热邪客于肌肤所致;或饮食失节、嗜酒或过食辛辣荤腥动风之品致脾失健运,湿热内生,内外两邪相搏而成,最终导致湿热蕴阻肌肤而发病。

第三章　肿　　瘤

一、填空题

1. 攻　养　疗　调
2. 湿聚　热毒　虚　实
3. 个体化治疗　辨病辨证　整体观念　防重于治

二、判断题

1. √　　2. ×　　3. ×

三、选择题

［A型题］

1. E　　2. C　　3. B

［B型题］

4. C　　5. B　　6. A

［X型题］

7. ABCDE　　8. ACD　　9. ACE　　10. ABCDE

四、名词解释

肿瘤　是细胞增殖和分化异常的一类疾病。机体中正常细胞,在不同的始动与促进因素长期作用下所产生的非人体需要的过度增生与异常分化所形成的新生物称为肿瘤。

五、问答题

1.“正气存内,邪不可干”“邪之所凑,其气必虚”。正气虚弱是肿瘤发生发展的内因基础。正气虚弱,不能抵御邪气的侵袭,导致诸邪乘虚而入,留滞体内,致使气血脏腑功能失调,滋生肿瘤。故恶性肿瘤病人多有气血两虚、脾虚、肾虚等证。由于病邪日久,耗伤精血,元气亏虚,形体羸弱,易于再感邪气,正衰邪盛,机体抵抗能力低下,癌瘤更易扩散,致使正气更虚,互为因果,恶性循环。

2. 中医治疗肿瘤,注重整体观念。各种肿瘤其发病机制不同,个体素质有异,邪正关系、病机变化纷繁复杂,必须着眼全体,标本兼顾,因人、因地、因时制宜,早期治疗,善治未病。常用的治疗方法包括扶正和祛邪两方面。“扶正以祛邪，祛邪以安正”，在具体运用过程中要权衡轻重缓急，确定先攻后补、先补后攻或攻补兼施，辨证论治。扶正方能达到祛邪的目的，祛邪也是为了正气恢复，故祛邪务须时时顾护正气，从而邪去正安，病情康复。

3. 恶性肿瘤系邪毒痼结机体，非攻不克，借有毒之品峻猛之性，在正气未衰情况下攻邪取效，“邪去则正安”。此类药物一般有效剂量和中毒剂量接近，临床需要极为慎重选择药物和剂量、用药方式，适可而止，必要时利用炮制、复方等方法减毒增效。

40检